Handboek traumatisch hersenletsel

Onder redactie van
J. van der Naalt
B. Jacobs

Handboek traumatisch hersenletsel

Derde, geheel herziene druk

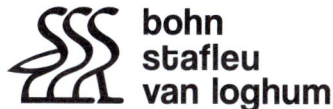

Houten 2022

Redactie
J. van der Naalt
Groningen, Nederland

B. Jacobs
Groningen, Nederland

ISBN 978-90-368-2658-7   ISBN 978-90-368-2659-4   (eBook)
https://doi.org/10.1007/978-90-368-2659-4

© Bohn Stafleu van Loghum is een imprint van Springer Media B.V., onderdeel van Springer Nature 1984, 2003, 2022

Alle rechten voorbehouden. Niets uit deze uitgave mag worden verveelvoudigd, opgeslagen in een geautomatiseerd gegevensbestand, of openbaar gemaakt, in enige vorm of op enige wijze, hetzij elektronisch, mechanisch, door fotokopieën of opnamen, hetzij op enige andere manier, zonder voorafgaande schriftelijke toestemming van de uitgever.

Voor zover het maken van kopieën uit deze uitgave is toegestaan op grond van artikel 16b Auteurswet j° het Besluit van 20 juni 1974, Stb. 351, zoals gewijzigd bij het Besluit van 23 augustus 1985, Stb. 471 en artikel 17 Auteurswet, dient men de daarvoor wettelijk verschuldigde vergoedingen te voldoen aan de Stichting Reprorecht (Postbus 3060, 2130 KB Hoofddorp). Voor het overnemen van (een) gedeelte(n) uit deze uitgave in bloemlezingen, readers en andere compilatiewerken (artikel 16 Auteurswet) dient men zich tot de uitgever te wenden.

Samensteller(s) en uitgever zijn zich volledig bewust van hun taak een betrouwbare uitgave te verzorgen. Niettemin kunnen zij geen aansprakelijkheid aanvaarden voor drukfouten en andere onjuistheden die eventueel in deze uitgave voorkomen. De uitgever blijft onpartijdig met betrekking tot juridische aanspraken op geografische aanwijzingen en gebiedsbeschrijvingen in de gepubliceerde landkaarten en institutionele adressen.

NUR 871
Basisontwerp omslag: Studio Bassa, Culemborg
Automatische opmaak: Scientific Publishing Services (P) Ltd., Chennai, India

Bohn Stafleu van Loghum
Walmolen 1
Postbus 246
3990 GA Houten
www.bsl.nl

Voorwoord

De afgelopen jaren is er in toenemende mate aandacht voor het optreden van traumatisch hoofd-/hersenletsel (THL). Dit betreft jongeren als gevolg van een verkeersongeval of tijdens sport, maar ook ouderen op een e-bike of na een val in huis. Een ongeval kan iedereen overkomen. De gevolgen van THL worden soms niet (tijdig) herkend, maar kunnen wel levenslang van invloed zijn op het dagelijkse functioneren. Voor een patiënt en diens omgeving gaat 'de wereld op zijn kop' in enkele seconden.

Het uitgangspunt van het *Handboek traumatisch hersenletsel* is om een overzicht te geven van de huidige kennis en actuele ontwikkelingen op het gebied van THL. Het is in eerste instantie bedoeld als een beknopt leerboek maar kan ook zeker gebruikt worden als naslagwerk voor in de dagelijkse praktijk. In deze derde druk is er meer aandacht voor de protocollaire behandeling van THL en de beschikbare richtlijnen dan in eerdere versies. Ook recente ontwikkelingen op het gebied van wetenschappelijk onderzoek worden belicht.

Dit handboek bouwt voort op het boek *Traumatische hersenletsels* voor het eerst verschenen in 1984. De toenmalige auteurs Jan Minderhoud en Ed van Zomeren legden hiermee in Nederland de basis voor het aandachtsgebied neurotraumatologie. De huidige uitgave is volledig gereviseerd met bijdragen van diverse experts uit het gehele land.

Er zijn in deze uitgave veel illustraties opgenomen, onder meer om de verscheidenheid aan letsels en de toegenomen rol van beeldvorming met CT en MRI bij de diagnostiek van THL weer te geven. Daarnaast komen de behandeling van de gevolgen op lange termijn als ook praktische aspecten zoals de juridische consequenties en gevolgen voor werk en inkomen aan de orde.

We hopen hiermee een aansprekend Nederlandstalig boek met veel actuele informatie uit te brengen voor diverse hulpverleners die op enigerlei wijze betrokken zijn bij de zorg voor patiënten die een THL hebben opgelopen.

Joukje van der Naalt
Bram Jacobs
Groningen, september 2021

Verantwoording afbeeldingen

Diverse afbeeldingen in dit boek zijn speciaal voor deze uitgave vervaardigd. De getoonde afbeeldingen van beeldvormend onderzoek zijn gebaseerd op CT- en MRI-scans die in de regel zijn gemaakt in de ziekenhuizen van de verschillende auteurs.

Foto's van patiënten waarop deze herkenbaar in beeld zijn, zijn afgedrukt met schriftelijke toestemming van de betreffende patiënten.

De volgende afbeeldingen zijn met toestemming van de uitgever van de vermelde werken in dit boek opgenomen:
- Figuren 5.1a, 5.2b, 5.3 en 5.4 komen van de website 'The Neurosurgical Atlas' (▶ https://www.neurosurgicalatlas.com/) van Aaron Cohen-Gadol, MD, Carmel, Indiana, Verenigde Staten. Figures 5.1a, 5.2, 5.3 and 5.4 *are used with permission from The Neurosurgical Atlas by Aaron Cohen-Gadol, MD.*
- Figuren 3.1 t/m 3.4, 4.1 en 4.2 zijn reeds eerder gepubliceerd in de tijdschriften 'Nervus' en/of 'Quintesse' van Prelum Uitgevers B.V. te Houten.
- Portretfoto Bram Jacobs, achterzijde omslag: © Rob Kleinjans, fotograaf

Inhoud

1	**Basisconcepten en epidemiologie**	1
	J. van der Naalt en B. Jacobs	
2	**Spoedeisende hulp en acute fase**	17
	K. Jellema	
3	**Licht traumatisch hoofd-/hersenletsel**	35
	B. Jacobs en J. van der Naalt	
4	**Middelzwaar en ernstig traumatisch hoofd-/hersenletsel**	55
	B. Jacobs en J. van der Naalt	
5	**Neurochirurgische behandeling**	75
	R. D. Singh en W. C. Peul	
6	**Behandeling op de intensive care**	93
	M. J. H. Aries	
7	**Sport**	109
	J. van der Naalt en B. Jacobs	
8	**Kinderen met traumatisch hoofd-/hersenletsel**	125
	M. Hunfeld en Z. Metting	
9	**Beeldvormend onderzoek**	141
	F. J. A. Meijer en A. W. A. van der Eerden	
10	**Langdurige bewustzijnsstoornissen**	161
	W. S. van Erp	
11	**Neuropsychologie**	177
	J. M. Spikman	
12	**Neurorevalidatie**	193
	G. M. Ribbers	
13	**Langetermijngevolgen en neurodegeneratie**	209
	E. G. B. Vijverberg	

| 14 | **Werk en inkomen** | 223 |

H. S. Miedema, J. M. van Velzen en C. A. M. van Bennekom

| 15 | **Juridische aspecten en letselschade** | 241 |

M. J. de Vries

Bijlagen

Bijlage I Anatomie en fysiologie – enkele begrippen 252
Bijlage II Patiëntenwijzer 259
Register 261

Redactie en auteurs

Redacteuren

Prof. dr. J. van der Naalt
Neuroloog en hoogleraar Neurotraumatologie, Universitair Medisch Centrum Groningen, Groningen

Dr. B. Jacobs
Neuroloog, Universitair Medisch Centrum Groningen, Groningen

Auteurs

Dr. M. J. H. Aries
Neuroloog-intensivist, School of Mental Health and Neurosciences, Maastricht Universitair Medisch Centrum, Maastricht

Prof. dr. C. A. M. van Bennekom
Revalidatiearts, Heliomare Revalidatiecentrum, Wijk aan Zee, en hoogleraar Revalidatie en arbeid, Amsterdam Universitair Medisch Centrum, locatie AMC, Amsterdam

Drs. A. W. A. van der Eerden
Radioloog, Erasmus Medisch Centrum, Rotterdam

Dr. W. S. van Erp
Specialist Ouderengeneeskunde, Accolade Zorg, Bosch en Duin; Libra Revalidatie & Audiologie, Tilburg, en postdoctoraal onderzoeker, Radboud Universitair Medisch Centrum, Nijmegen

Drs. M. Hunfeld
Neuroloog-kinderneuroloog, Erasmus Medisch Centrum, Rotterdam

Dr. B. Jacobs
Neuroloog, Universitair Medisch Centrum Groningen, Groningen

Dr. K. Jellema
Neuroloog, Haaglanden Medisch Centrum, Den Haag

Dr. F. J. A. Meijer
Radioloog, Radboud Universitair Medisch Centrum, Nijmegen

Dr. Z. Metting
Neuroloog-kinderneuroloog, Ommelander Ziekenhuis Groningen, Scheemda

Dr. H. S. Miedema
Arts Maatschappij en Gezondheid, lector Arbeid en Gezondheid, Kenniscentrum Zorginnovatie, Hogeschool Rotterdam, Rotterdam

Prof. dr. J. van der Naalt
Neuroloog en hoogleraar Neurotraumatologie, Universitair Medisch Centrum Groningen, Groningen

Prof. dr. W. C. Peul
Hoofd Neurochirurgie, Universitair Neurochirurgisch Centrum Holland (UNCH), LUMC, HMC en HAGA, Leiden - Den Haag

Drs. R. D. Singh
Arts in opleiding tot neurochirurg, Universitair Neurochirurgisch Centrum Holland (UNCH), LUMC, HMC en HAGA, Leiden - Den Haag

Prof. dr. J. M. Spikman
Klinisch neuropsycholoog en hoogleraar Medische neuropsychologie, Universitair Medisch Centrum Groningen, Groningen

Prof. dr. G. M. Ribbers
Revalidatiearts en hoogleraar
Revalidatiegeneeskunde, Erasmus Medisch
Centrum, Rotterdam

Dr. J. M. van Velzen
Senior onderzoeker, Heliomare Research &
Development, Wijk aan Zee, en senior
(gast-)onderzoeker, afdeling Public and
Occupational Health, Amsterdam Universitair
Medisch Centrum, Amsterdam

Dr. E. G. B. Vijverberg
Neuroloog, Amsterdam Universitair Medisch
Centrum, Amsterdam

Mr. M. J. de Vries
Letselschadeadvocaat, VYVRE Letselschade
Advocaten, Groningen

Basisconcepten en epidemiologie

J. van der Naalt en B. Jacobs

Samenvatting

Dit inleidende hoofdstuk bevat informatie over veelvoorkomende algemene begrippen en actuele epidemiologische aspecten van traumatisch hoofd-/hersenletsel (THL) waarover in de overige hoofdstukken van dit handboek meer specifieke kennis te vinden is. Gestandaardiseerd neurologisch onderzoek is de basis voor de indeling naar ernst van THL. Deze klinische classificatie is van belang voor verschillende (behandel)protocollen en richtlijnen voor aanvullende CT-diagnostiek en voor opname- en ontslagcriteria. Er is daarnaast een relatie met de prognose. De opvang op de spoedeisende hulp en behandeling op *intensive care* en afdeling zijn gericht op het in kaart brengen van primaire hersenschade en voorkomen van secundaire schade. Zowel biomechanische factoren als de daarop volgende pathofysiologische processen die hersenschade veroorzaken, komen aan de orde. THL kan resulteren in een verstoord herstelpatroon met langetermijnproblemen wat betreft cognitie en gedrag, en fysieke beperkingen die van invloed zijn op het dagelijks functioneren en de kwaliteit van leven.

1.1 Epidemiologie – 3

1.2 Definities – 4
1.2.1 Glasgow Coma Schaal – 4
1.2.2 Posttraumatische amnesie (PTA) – 5

1.3 Pathofysiologie – 7
1.3.1 Lokale beschadigingen – 7
1.3.2 Diffuse beschadigingen – 8

© Bohn Stafleu van Loghum is een imprint van Springer Media B.V., onderdeel van Springer Nature 2022
J. van der Naalt en B. Jacobs (Red.), *Handboek traumatisch hersenletsel*,
https://doi.org/10.1007/978-90-368-2659-4_1

1.4	Diagnostisch onderzoek in de acute fase	– 9
1.4.1	Pupilreacties – 9	
1.4.2	Oculocefale en oculovestibulaire reacties – 10	
1.4.3	Vitale functies – 11	
1.5	Traumazorg in de acute fase – 11	
1.6	Ketenzorg – 13	
1.7	Langetermijnuitkomst – 13	
1.8	Ontwikkelingen – 15	
	Verder lezen – 16	

1.1 Epidemiologie

Traumatisch hoofd-/hersenletsel (THL) is wereldwijd een van de meest frequente neurologische aandoeningen en daarnaast een van de meest voorkomende oorzaken van invaliditeit en mortaliteit. De incidentie van opgenomen patiënten wordt geschat op 300 per 100.000 patiënten per jaar, maar het voorkomen van THL is waarschijnlijk vele malen hoger omdat niet alle ongevalsslachtoffers een spoedeisende hulp (SEH) bezoeken en gegevens vanuit de Nederlandse huisartsenpraktijken niet worden meegenomen. Ongeveer de helft van alle mensen zal gedurende het leven een THL oplopen. In Nederland lopen per jaar 85.000 patiënten een THL op, van wie 30.000 personen de SEH bezoeken. De ernst van een THL wordt uitgedrukt met de Glasgow Coma Schaal (GCS) (▶ par. 1.2). Het merendeel (85 %) van de patiënten heeft een licht THL; middelzwaar en ernstig THL komt bij respectievelijk 5 en 10 % van de patiënten voor. Bij mannen treedt een THL tweemaal zo vaak op als bij vrouwen.

Jongeren van 15–24 jaar en ouderen vanaf 70 jaar zijn de belangrijkste risicogroepen. Ongeveer één op de acht patiënten is jonger dan 5 jaar. In deze leeftijdsgroep zijn valpartijen of toegebracht letsel de belangrijkste oorzaken van THL (THL bij kinderen wordt apart besproken in ▶ H. 8). Daarnaast is een val van hoogte in huis, bijvoorbeeld de trap, een frequente oorzaak bij ouderen.

Andere oorzaken zijn een ongeval op het werk of door geweld (◘ fig. 1.1). Bij 5–8 % van alle patiënten met THL is sprake van een sportletsel (zie ▶ H. 7). Een opmerkelijke ontwikkeling is de veranderende samenstelling van de THL-populatie met een toename van het percentage ouderen. Momenteel is één op de vier patiënten ouder dan 60 jaar en de verwachting is dat dit percentage zal oplopen tot 40 % in 2050. Met deze demografische ontwikkeling verandert ook het meest voorkomende traumamechanisme van THL. Was THL voorheen vooral een aandoening van jonge mannen in het verkeer, nu is met het toenemende aantal ouderen een val (al dan niet van hoogte) de meest frequente

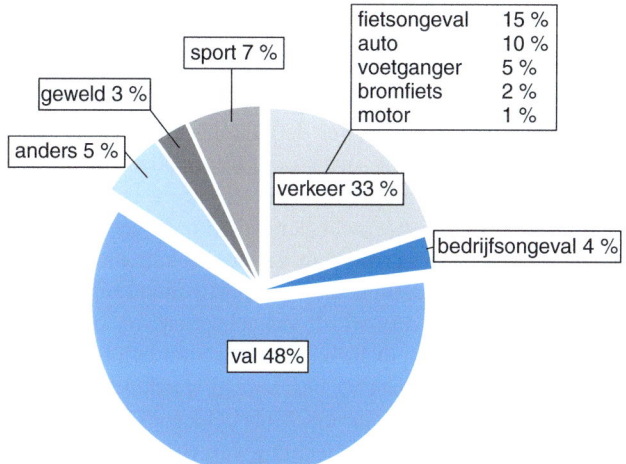

◘ **Figuur 1.1** Oorzaken van traumatisch letsel. (Bron: VeiligheidNL, Traumatisch hersenletsel ongevalscijfers 2013)

oorzaak. Mede hierdoor treedt een verschuiving op van hoogenergetische ongevallen met meer diffuse (hersen)schade naar laagenergetische ongevallen met meer lokale (hersen)schade (Maas et al. 2017; Roozenbeek et al. 2013).

1.2 Definities

THL wordt gedefinieerd als een mechanische impact op het hoofd, al dan niet in combinatie met bewusteloosheid en/of de aanwezigheid van posttraumatische amnesie (PTA). Bij ontbreken van bewusteloosheid of PTA is sprake van een (geïsoleerd) hoofdtrauma (trauma capitis). In Nederland zijn lang de termen *commotio cerebri* en *contusio cerebri* gebruikt. De term *hersenschudding* wordt alleen nog gebruikt bij patiënten met een licht THL zonder afwijkingen op de CT-scan.

De indeling naar ernst van traumatisch hersenletsel vindt plaats op basis van de GCS-score en de duur van de PTA. Er zijn drie categorieën van oplopende klinische ernst, variërend van licht, middelzwaar tot ernstig THL.

1.2.1 Glasgow Coma Schaal

De classificatie naar ernst van traumatisch hersenletsel wordt vastgelegd met behulp van de GCS-score; in Nederland spreekt men ook wel van de EMV-score (Teasdale en Jennett 1974). Tijdens afname van de GCS worden verschillende prikkels toegediend om het niveau van bewustzijn te bepalen waarbij de reactie van de ogen (E), de motorische reactie/bewegingsreactie (M) en de verbale reactie (V) systematisch worden vastgelegd (zie ◘ tab. 1.1). De somscore van deze verschillende domeinen geeft de ernst van het traumatisch hersenletsel weer. De GCS-score wordt bij voorkeur bepaald na stabilisatie van vitale functies tijdens opvang op de SEH.

Bij een somscore van 13–15 op de GCS is sprake van een licht THL: de duur van de PTA mag niet langer zijn dan 24 uur. Bij een somscore van 9–12 is sprake van een middelzwaar THL: de PTA varieert van 1 tot 7 dagen. De patiënt heeft dan een verlaagd bewustzijn en kan vaak alleen maar enkele woorden uiten. Bij neurologisch onderzoek kunnen focale uitvalsverschijnselen aanwezig zijn. Bij een somscore van 8 of lager is sprake van een ernstig THL. Er is dan per definitie sprake van coma met de volgende kenmerken: het niet openen van de ogen op (pijn)prikkels, het niet uitvoeren van opdrachten en slechts het maken van geluid(en) (GCS-score 1-5-2 of lager).

Bij het afnemen van de GCS is het wel belangrijk om dit gefaseerd en systematisch te doen. Na een eerste spontane observatie van de patiënt kan een verbale opdracht worden gegeven om het onnodig toedienen van een (pijn)prikkel bij een wakkere patiënt te voorkomen. De meest optimale score wordt vastgelegd en wat betreft de M-score is dit de beste score aan de armen. Een (pijn)prikkel aan de voet kan bij aanwezigheid van een pathologische voetzoolreflex ten onrechte beschouwd worden als een M-score. Ook het vastleggen van een aanwezig links-rechtsverschil is belangrijk. Medicatie zoals sederende middelen en spierrelaxantia kunnen de bepaling van de GCS-score negatief beïnvloeden. Het belangrijkste onderscheid tussen *strekken* (M-score 2) en *pathologisch buigen* (M-score 3) is de flexie in de elleboog bij M-score 3; beide responsen kennen een adductie/endorotatie van de schouder (◘ fig. 1.2). Soms is een interpositie van de duim tussen

Tabel 1.1 Glasgow Coma Schaal (GCS)

	score	reactie	opmerking
E-score	1	geen	* onbetrouwbaar bij aangezichtsletsel
	2	op (pijn)prikkels	
	3	op aanspreken	
	4	spontaan	
M-score	1	geen	* de M-score is alleen betrouwbaar aan de armen, niet aan de benen vanwege spinale reacties
	2	strekkrampen	
	3	abnormaal buigen	* M-score 5 is aanwezig bij passeren contralaterale arm over de *midline*, of bij centrale pijnprikkels over de kin
	4	terugtrekken	
	5	lokaliseren	
	6	opdrachten uitvoeren	
V-score	1	geen	* onbetrouwbaar bij afasie
	2	onverstaanbaar (geluid)	* V-score is 1 of *t* bij intubatie
	3	inadequaat (woorden)	* bij V-score 4 is de patiënt nog in posttraumatische amnesie (PTA)
	4	verward (zinnen)	
	5	helder, georiënteerd	
somscore 3–15			

de vingers te zien. Deze trias ontbreekt bij een terugtrekreactie (M-score 4), die gezien moet worden als het begin van een doelgerichte motorische respons. Een instructie voor het afnemen van de GCS is te vinden op ▶ www.glasgowcomascale.org.

1.2.2 Posttraumatische amnesie (PTA)

Naast de GCS-score kan ook de duur van de PTA worden meegenomen in het beoordelen van de ernst van een THL. Wanneer het na een ongeval niet mogelijk is om nieuwe informatie en gebeurtenissen op te slaan in het geheugen, is sprake van PTA. De duur van de PTA kan variëren van enkele minuten tot meerdere dagen of zelfs weken. Een patiënt is gedurende deze fase gedesoriënteerd, maakt een verwarde indruk en is in sommige gevallen motorisch en verbaal onrustig. Bij de patiënt bestaat vaak geen herinnering aan deze periode. Er kunnen wel geïsoleerde herinneringen (*islands of memory*) na het ongeval bestaan; deze zijn vaak gekoppeld aan sterke emoties of pijn. Hierdoor kan de patiënt het idee hebben dat het ongeval bewust is meegemaakt, terwijl er bij navraag geen directe herinneringen zijn aan bijvoorbeeld de opvang op de SEH of de uren daarna.

De duur van de PTA hangt samen met de ernst van het hersenletsel en de restverschijnselen die later kunnen optreden. Vaak kan een patiënt zich ook de gebeurtenissen voorafgaand aan het ongeval niet herinneren; dit heet retrograde amnesie (RA) (◘ fig. 1.3). De duur van deze amnesie is zeer wisselend en kan variëren van uren tot

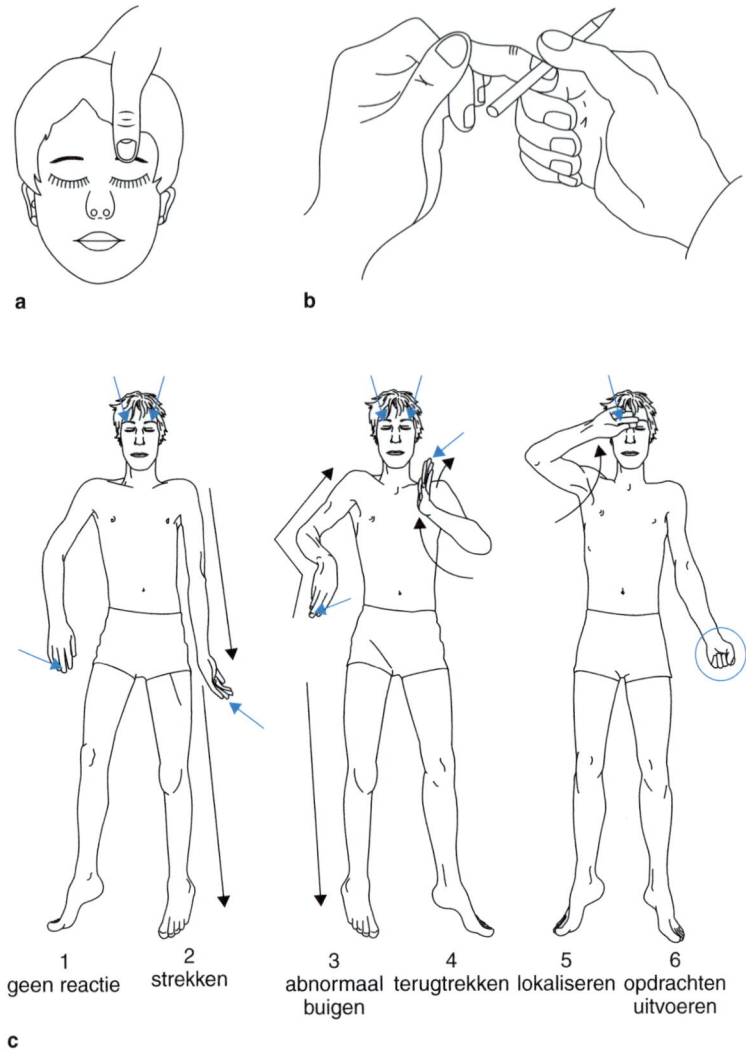

◘ **Figuur 1.2** Bepalen van de Glasgow Coma Schaal (GCS)-score. (**a**) Toedienen van een supra-orbitale pijnprikkel of (**b**) op het nagelbed. (**c**) Klinische presentatie van de motorische scores. Blauwe pijlen geven de locatie van de pijnprikkels weer

◘ **Figuur 1.3** De verschillende fasen van geheugenstoornissen rondom een traumatisch hersenletsel

dagen en neemt na verloop van tijd af omdat dit geen echte inprentingsstoornis is, maar een opdiepingsprobleem. De duur van de PTA is geassocieerd met de mate van herstel (zie ▶ H. 3). Het is belangrijk om de PTA op een gestructureerde manier te bepalen. Hiervoor zijn diverse PTA-lijsten beschikbaar (zie hiervoor ▶ par. 2.1.2).

1.3 Pathofysiologie

De impact van het trauma op de schedel kan zowel primaire als secondaire schade veroorzaken. Primaire schade betreft de weefselschade die direct optreedt door het ongeval. Hierbij treedt er een cascade aan reacties op celniveau op met het vrijkomen van excitatoire neurotransmitters, waaronder glutamaat, en een activatie van microgliacellen om de ontstane hersenschade te beperken en een bijkomende ontstekingsreactie tegen te gaan. Glutamaat komt in grote hoeveelheden vrij, onder meer door de beschadiging van presynaptische zenuwuiteinden. Dit extracellulaire glutamaat zorgt voor een suprafysiologische influx van calcium de zenuwcellen in. Het intracellulaire calcium initieert vervolgens diverse processen die tot sterfte van de neuronen kunnen leiden. Belangrijke elementen hierbij zijn het ontstaan van stikstofoxide (NO), de afbraak van lysosomen, het vrijkomen van vrije zuurstofradicalen (leidend tot oxidatieve stress) en cytochroom-c uit de mitochondriën en uiteindelijk het op gang komen van de caspase-afhankelijke celsterfte. Hierbij komen er diverse *biomarkers* van celschade vrij (zie ▶ H. 2 en 7).

Secundaire schade ontstaat in de uren tot dagen na het ongeval ten gevolge van intracraniële complicaties en/of door extracraniële problemen. Met name de preventie en behandeling van secundaire schade staat voorop bij de eerste opvang van patiënten met THL op de SEH (zie ▶ H. 2) en bij opname in het ziekenhuis en intensive care (IC) (zie ▶ H. 6). Een voorbeeld van secundaire schade is de toename van intracraniële afwijkingen en/of hersenoedeem in de uren na het ongeval, terwijl het optreden van hypotensie en shock door een miltruptuur een voorbeeld is van de extracraniële problemen die de aanwezige primaire hersenschade verder kunnen verergeren.

1.3.1 Lokale beschadigingen

De inwerking van de externe krachten op het hoofd bestaan uit lineaire acceleratie-deceleratie bewegingen en roterende krachten. Hierdoor ontstaat zowel focale als diffuse hersenschade of een combinatie daarvan. Door deze impact op de schedel kunnen in de hersenen lokale beschadigingen ontstaan ter plaatse van het schedel(dak), de hersenvliezen of het hersenparenchym. Dit kan resulteren in een schedelfractuur, een epi- of subduraal hematoom of intracerebrale contusiehaarden (zie hiervoor ▶ H. 5 en 9). Door de acceleratie-deceleratie beweging van de hersenen kan schade ontstaan ter plaatse van het contactoppervlak van de hersenen met de schedel (coupletsel), maar ook in de structuren diagonaal daartegenover (contrecoupletsel) (zie ◘ fig. 1.4). Door het directe contact van de hersenen met de schedel(basis) ontstaan voornamelijk beschadigingen aan de basis van de hersenkwabben in de frontale en temporale gebieden. Ook kan dit resulteren in een schedelbasisfractuur met klinische verschijnselen zoals liquorverlies, een *Battle's sign* of brilhematoom (Eng.: *raccoon eyes* (zie ▶ H. 2)), of (geïsoleerde) hersenzenuwuitval (zie ▶ H. 4).

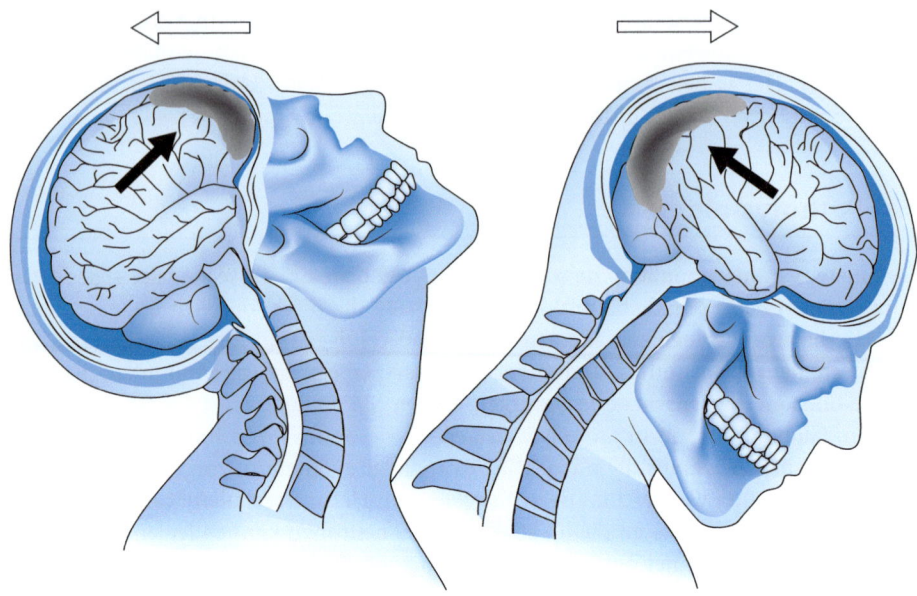

 Figuur 1.4 Lineaire versnelling van het hoofd (open pijlen) met het optreden van het coup-contre-coupeffect (dichte pijlen) ter plaatse van het contactoppervlak van de hersenen met de schedel

1.3.2 Diffuse beschadigingen

Daarnaast ontstaan er door optredende roterende krachten ook meer diffuse beschadigingen in de hersenen, waarbij een verscheuring van de zenuwbanen (axonen) leidt tot het ontstaan van axonale schade met bijkomende microhemorragieën die het gevolg zijn van letsel aan de kleine bloedvaten. De ernst hiervan hangt samen met de impact van letsel: hoe hoger de snelheid tijdens het ongeval, hoe meer verspreid de axonale schade door het brein aanwezig is.

Axonale schade wordt (radiologisch) geclassificeerd met behulp van de Adams-gradering, waarbij graad 1 alleen microhemorragieën in de subcorticale gebieden – overgang cortex naar witte stof – laat zien. Bij graad 2 zijn ook microhemorragieën in de dieper gelegen structuren zoals corpus callosum aanwezig en bij graad 3 ook in de hersenstam (Adams et al. 1989) (zie ▶ box 4.3 en ▶ H. 9). Het klinische beeld van diffuse axonale schade *(Diffuse Axonal Injury, (DAI))* is in de regel kenmerkend en bestaat uit een comateus toestandsbeeld direct na het ongeval met een M-score van 2 (strekken) of 3 (abnormaal buigen). Daarnaast kan er ook alleen geïsoleerd traumatische axonale schade in de subcorticale gebieden aanwezig zijn, zoals het geval kan zijn bij licht THL. Het heeft dan ook de voorkeur te spreken over TAI *(Traumatic Axonal Injury)* om aan te geven dat er variabiliteit is in de mate en de ernst van traumatische axonale schade. Op de CT-scan direct na het ongeval zijn vaak geen afwijkingen aantoonbaar en kan de radiologische diagnose van TAI (maar ook afwijkingen in de basale frontotemporale gebieden) beter gesteld worden met behulp van een MRI-scan. Uit onderzoek blijkt dat de MRI bij een kwart van de patiënten met licht THL toch afwijkingen laat zien (Yuh et al. 2013). De rol van beeldvorming met CT en MRI bij het inschatten van de prognose komt uitvoerig aan de orde in ▶ H. 3 en 4.

1.4 Diagnostisch onderzoek in de acute fase

- **Gegevens ongeval**

Via de (hetero)anamnese moeten gegevens worden verzameld over de toedracht van het ongeval (ongevalsmechanisme). Ook gegevens over eventuele intoxicaties (alcohol, drugs) of bijkomende hypoxie/verdrinking zijn belangrijk omdat hierbij het bewustzijnsniveau kan zijn beïnvloed. Dit geldt ook voor een doorgemaakt insult of aanwezige metabole problemen, zoals een doorgemaakte hypoglykemie bij diabetes mellitus. Laagenergetische trauma's betreffen een val van stahoogte of directe impact door een voorwerp; hoogenergetische trauma's zijn ondermeer verkeersongevallen (met auto, motor, (brom)fiets, scooter) met een gecombineerde snelheid van > 30 km/uur of waarbij personen uit het voertuig zijn geslingerd, voetgangers die door een voertuig geraakt zijn, of een val van meer dan drie meter hoog.

- **Neurologisch onderzoek**

Om de diagnose THL en het bijbehorende neurologische toestandsbeeld zo goed mogelijk te kunnen (vast)stellen, worden bij het neurologisch lichamelijk onderzoek naast de GCS-score en de pupilreacties ook de vitale functies (respiratoir en hemodynamisch) vastgelegd. Het functioneren van de hersenstam kan onderzocht worden met behulp van onder meer de corneareflex, de oculovestibulaire en de oculocefale reacties. Dit hersenstamonderzoek vindt in het algemeen plaats bij verminderd of niet-aanspreekbare patiënten met een middelzwaar en ernstig THL. De eerste opvang op de SEH komt verder in Hs 2 uitvoerig aan de orde.

1.4.1 Pupilreacties

Bij de diagnostiek van THL zijn de pupillen belangrijk omdat deze een indirecte maat zijn voor het optreden van verhoogde intracraniële druk. De diameter van de pupillen en de reacties op licht zijn hierbij belangrijk. Het voorste deel van de hersenstam is bij de pupilreacties betrokken doordat lichtprikkels via het traject van de nervus opticus en de oogspierkernen de nervus oculomotorius (IIIe hersenzenuw) aansturen, die de pupil vernauwt en daarnaast voor een belangrijk deel de oogspieren en het ooglid innerveert. Bij een lokale afwijking met massa-effect in een van beide hemisferen, en dan met name de temporaalkwab, treedt door compressie van de n. oculomotorius tegen het tentorium een verwijding van de ipsilaterale pupil op met een abductiestand van het oog. Bij toenemende intracraniële druk kan ook de contralaterale pupil wijd worden en niet meer op lichtprikkels reageren, met daarnaast strekken van de ledematen als teken van een tentorieel inklemmingsbeeld of herniatie (zie ook ▶ H. 5 en 9). Pas bij langer bestaande verhoogde intracraniële druk is ook een stuwingspapil met oedeem van de nervus opticus zichtbaar.

Wanneer aangezichtsletsel aanwezig is, kan het onderscheid tussen letsel van de oogzenuw door lokaal letsel (bijvoorbeeld n. opticus door een orbitafractuur) of intracranieel letsel (met n.oculomotorius-uitval) moeilijk zijn. Het toepassen van zowel de directe als de indirecte lichtreacties kan hierbij helpen (zie ◘ fig. 1.5a).

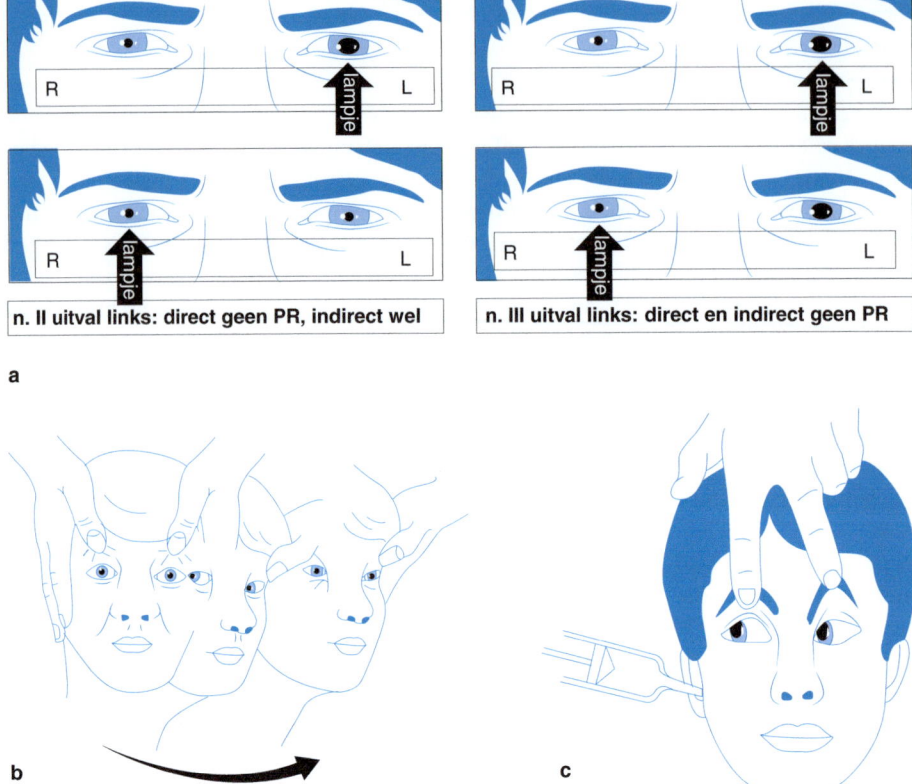

□ **Figuur 1.5** (**a**) Het opwekken van de pupilreacties bij uitval van de n. opticus links of n. oculomotorius links, met lichtstimulatie (lampje) in het aangedane oog (direct) of niet-aangedane oog (indirect). PR= pupilreacties (**b**) de oculocefale reactie en (**c**) de oculovestibulaire respons

1.4.2 Oculocefale en oculovestibulaire reacties

De oculocefale respons (OCR) en de oculovestibulaire reactie verlopen via de hersenstam, waarbij het evenwichtsorgaan wordt geprikkeld door respectievelijk het hoofd snel te draaien of door een calorische prikkel toe te dienen (zie □ fig. 1.5b en c). Deze reacties zijn aanwezig wanneer de hersenstam optimaal functioneert. Bij een intact bewustzijn is het door de OCR mogelijk de ogen willekeurig te fixeren, terwijl bij een gestoorde hersenstamfunctie de ogen meebewegen met de draaibeweging van het hoofd; dit heet het poppenogen (*doll's eye*)-fenomeen. De OCR is niet uitvoerbaar bij (verdenking op) traumatisch nekletsel.

De oculovestibulaire respons (OVR) kan worden opgewekt door koud (ijs)water te injecteren in de uitwendige gehoorgang. Hierbij treedt in de normale situatie door een onderprikkeling van het betreffende labyrint een langzame beweging van de ogen op naar de ipsilaterale zijde, gevolgd door een corrigerende nystagmus naar de contralaterale zijde. Wanneer de OVR afwijkend is treden geen oogbewegingen op. De OVR is niet mogelijk bij een hematotympanon of bij verdenking op letsel van het trommelvlies. Afwijkingen in deze hersenstamreflexen hangen vaak met elkaar samen en worden ook gebruikt als onderdeel van het vaststellen van de hersendood (zie ▶ par. 6.7).

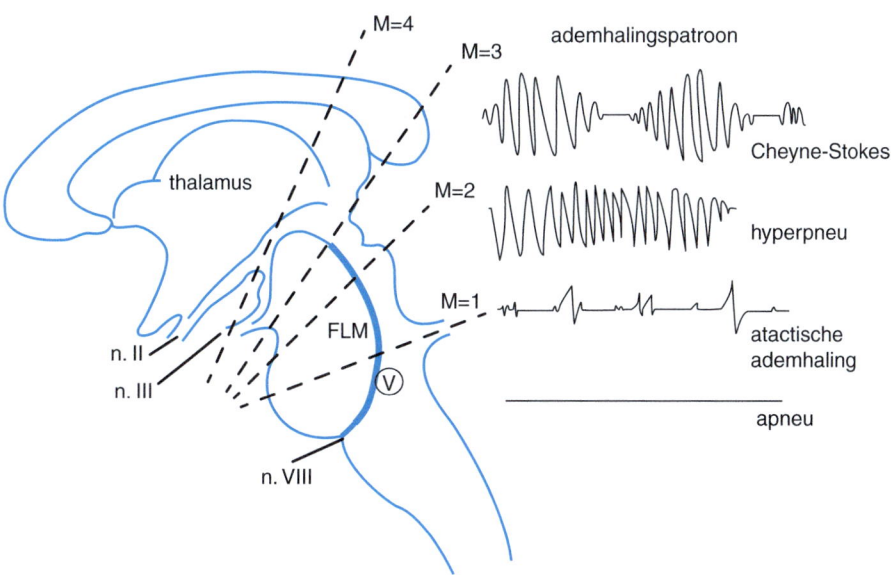

 Figuur 1.6 Plaatsbepaling van de klinische onderzoeksmethoden in de hersenstam van vasomotoriek en ademhaling. Schematische sagittale doorsnede door de hersenstam met daarin aangegeven de niveaus waarop de abnormale motoriekscores (M) ontstaan, het traject van de pupilreactie (n. II–III) en het traject van de oculocefale en oculovestibulare reacties (n.VIII - flm - n.III). Aan de rechterkant zijn de corresponderende ademhalingspatronen weergegeven. n. II = nervus opticus, n. III = nervus oculomotorius, n. VIII = nervus vestibulocochlearis, V = vestibulaire kernen, flm = fasciculus longitudinalis medialis

1.4.3 Vitale functies

Bij het onderzoek van patiënten in een comateuze toestand moeten naast de neurologische toestand ook de vitale functies zoals de bloeddruk, polsfrequentie en ademhaling worden vastgelegd. Het handhaven van de ademhaling en circulatie is een functie van de hersenstam. Bij compressie op de stam door intracraniële drukverhoging kan de Cushing-respons ontstaan (zie ook ▶ H. 5 en fig. 6.3). Hierbij treedt een bradycardie op in combinatie met hypertensie om de cerebrale circulatie op peil te houden. Daarnaast zijn er typische ademhalingspatronen te onderscheiden. De meest voorkomende pathologische ademhalingspatronen zijn de Cheyne-Stokes-ademhaling (met toe en afnemende ademhaling afgewisseld met een pauze/apneu), hyperpneu en atactisch ademen (met een totaal onregelmatig patroon van ademhaling) (zie fig. 1.6). Het verloop van het optreden van deze ademhalingspatronen in de tijd kan een indicatie geven van verslechtering van de neurologische toestand van een patiënt. Door aanwezige perifere factoren (longoedeem, aanwezige zuurstof-/kooldioxidespanning) is het echter niet altijd goed mogelijk deze patronen exact in de hersenstam te lokaliseren.

1.5 Traumazorg in de acute fase

Ongeveer 40 % van de patiënten met licht THL wordt na beoordeling op de SEH opgenomen in het ziekenhuis. De indicaties hiervoor worden beschreven in ▶ H. 2. Alle patiënten met middelzwaar of ernstig THL worden voor de bewaking van vitale systemische en neurologisch functies in het ziekenhuis opgenomen, vaak op de IC (zie ▶ H. 4 en 6). Bij licht THL varieert een opname meestal van één tot enkele dagen, terwijl dit bij middelzwaar tot ernstig THL varieert van één tot enkele weken. De belangrijkste indicatie voor een opname is een kortdurende observatie bij de aanwezigheid van PTA of CT-afwijkingen (bij licht THL) en bewaking om secundaire complicaties te voorkomen (door intracraniële drukverhoging of suboptimale cerebrale bloeddoorstroming (bij middelzwaar en ernstig THL)) (zie ▶ H. 3 en 4). Soms is neurochirurgisch ingrijpen nodig (▶ H. 5). Uiteindelijk overlijdt één op de drie patiënten met ernstig THL (Bossers et al. 2020).

> **Box 1.1 Traumazorg in Nederland**
> Om de (keten)zorg voor traumapatiënten in Nederland te optimaliseren zijn eindjaren '90 van de vorige eeuw elf traumacentra aangewezen om in hun directe regio diverse taken te vervullen (LBT 2015). Zo zijn in elke traumaregio de ziekenhuizen ingedeeld naar het niveau (*level*) van te leveren traumazorg, waarbij een *level 3*-ziekenhuis alleen geïsoleerde niet-levensbedreigende letsels behandelt, en een *level 1*-ziekenhuis de behandeling van meervoudig ernstig gewonde patiënten verzorgt en neurochirurgische faciliteiten heeft. Alle regionale traumacentra zijn een *level 1*-ziekenhuis van waaruit een Medisch Mobiel Team (MMT) opereert als aanvulling op de prehospitale zorg, geleverd door de ambulancediensten, met name in de eigen regio. Voor het transport van het MMT beschikken vier centra over een helikopter (Amsterdam UMC, Erasmus MC te Rotterdam, Radboud UMC te Nijmegen en UMC Groningen), waardoor deze MMT's ook eenvoudiger buiten de eigen traumaregio kunnen worden ingezet. Het MMT bestaat uit een arts (anesthesioloog of traumachirurg), een gespecialiseerd verpleegkundige en een chauffeur/piloot. Het MMT wordt niet alleen ingezet bij ongevalsslachtoffers, maar kan ook het ambulancepersoneel ondersteunen bij de diagnostiek en behandeling van patiënten in acuut levensgevaar anderszins.
> Het oprichten van de traumacentra heeft uiteindelijk mede geleid tot het opzetten van de Landelijke Traumaregistratie (LTR), met als doel de kwaliteit van de traumazorg in Nederland te meten en hierdoor ook te verbeteren (jaarrapporten te raadplegen via de website van het Landelijk Netwerk Acute Zorg (LNAZ): ▶ www.lnaz.nl/trauma). Met behulp van de gegevens uit deze registratie kunnen bijvoorbeeld de mortaliteit, de functionele uitkomst (gemeten middels de *Glasgow Outcome Scale*, zie ▶ box 1.2) en *Patient Related Outcome Measures* worden gerelateerd aan de letselernst en per traumacentrum worden geanalyseerd. De letselernst wordt onder meer weergegeven middels de *Injury Severity Score (ISS)* en de *Revised Trauma Score (RTS)*. De ISS is een score voor de totale anatomische ernst van het letsel. Ernstig gewonde patiënten hebben per definitie een ISS $\geq$ 16. De RTS is een maat voor de fysiologische toestand van de patiënt als gevolg van het letsel en combineert een drietal vitale parameters: de systolische bloeddruk, de ademfrequentie en het bewustzijn (weergegeven door de Glasgow Coma Schaal, zie ▶ par. 1.2.1). Uit het meest recente jaarrapport van de LTR over 2019 (LNAZ 2020) blijkt onder andere dat in Nederland de ziekenhuismortaliteit van opgenomen traumapatiënten laag is met 3 %, dat ruim een kwart van alle traumapatiënten ouder is dan 80 jaar en dat ruim 4.500 van de traumapatiënten ernstig gewond (ISS $\geq$ 16) is. Verder komt naar voren dat patiënten met een ernstig THL een zichtbaar verhoogde kans hebben om te overlijden (mortaliteit tot wel 39 %).

De totale directe medische kosten van patiënten met THL die worden opgenomen in het ziekenhuis, bedragen ruim 114 miljoen euro per jaar. Ruim de helft daarvan komt voor rekening van patiënten met een leeftijd van 55 jaar en ouder (Scholten et al. 2014). Gebaseerd op meer recente gegevens bedragen de gemiddelde kosten voor patiënten opgenomen in het ziekenhuis met een licht THL ongeveer 7.800 euro en voor ernstig THL 26.000 euro per jaar (Van Dijck et al. 2020).

1.6 Ketenzorg

Van de patiënten met licht THL komt uiteindelijk het overgrote deel weer thuis, al dan niet met beperkingen. Uit vervolgonderzoek blijkt dat klachten lang aanwezig kunnen blijven. Een half jaar na een ongeval heeft meer dan de helft van de patiënten met licht THL nog klachten en één op de vier heeft de activiteiten en/of werk/studie nog niet op het oude niveau hervat (Van der Naalt et al. 2017). Van de patiënten met middelzwaar tot ernstig THL keert uiteindelijk ongeveer 90 % weer terug naar de thuissituatie, vaak na een periode van (poli)klinische revalidatie (zie ◘ fig. 1.7) (zie ook ▶ H. 12). Een jaar na het ongeval heeft één op de drie patiënten met middelzwaar dan wel ernstig THL het werk op het oude niveau hervat.

1.7 Langetermijnuitkomst

Meer dan de helft van de opgenomen patiënten met THL heeft na een jaar nog cognitieve klachten van geheugen en concentratie naast mentale vermoeibaarheid (Benedictus et al. 2010). Gedragsveranderingen kunnen variëren van prikkelbaarheid, afgenomen flexibiliteit tot ontremd gedrag (Timmer et al. 2020). De presentatie van deze restverschijnselen is meer uitgesproken naarmate de ernst van het hersenletsel groter is (in ▶ H. 11 en 12 wordt hier verder op ingegaan). Factoren die van invloed zijn op het uiteindelijke herstel zijn verschillend voor licht en middelzwaar/ernstig THL. Het blijkt dat ongeveer de helft van de patiënten met licht THL binnen zes maanden na ontslag uit het ziekenhuis een specialist bezoekt vanwege aanhoudende klachten (De Koning et al. 2017). Bij licht THL zijn naast ongevalsfactoren ook de pre-existente mentale voorgeschiedenis met stemmingsproblematiek en persoonlijkheidsfactoren zoals *coping* van invloed op het herstelpatroon en de uiteindelijke uitkomst (zie ook ▶ H. 3). Bij middelzwaar en ernstig THL zijn vooral factoren in de eerste uren na het ongeval (hypoxie, hypotensie) en de ernst van het hersenletsel gebaseerd op de initiële GCS-score, de pupilreacties en aanwezige CT-afwijkingen bepalend voor het uiteindelijke herstel (zie ook ▶ H. 4).

Na THL kunnen restverschijnselen aanwezig zijn op fysiek gebied en ook in cognitie en gedrag die het functioneren thuis, op school en op het werk beïnvloeden. De gevolgen voor werk en inkomen worden besproken in ▶ H. 14 en juridische aspecten komen in ▶ H. 15 aan de orde. De verzuimkosten als gevolg van traumatisch hersenletsel bedragen in Nederland 113 miljoen euro per jaar. Het oplopen van een THL is geassocieerd met een hoger risico op het later optreden van een neurodegeneratieve ziekte (dit wordt behandeld in ▶ H. 13).

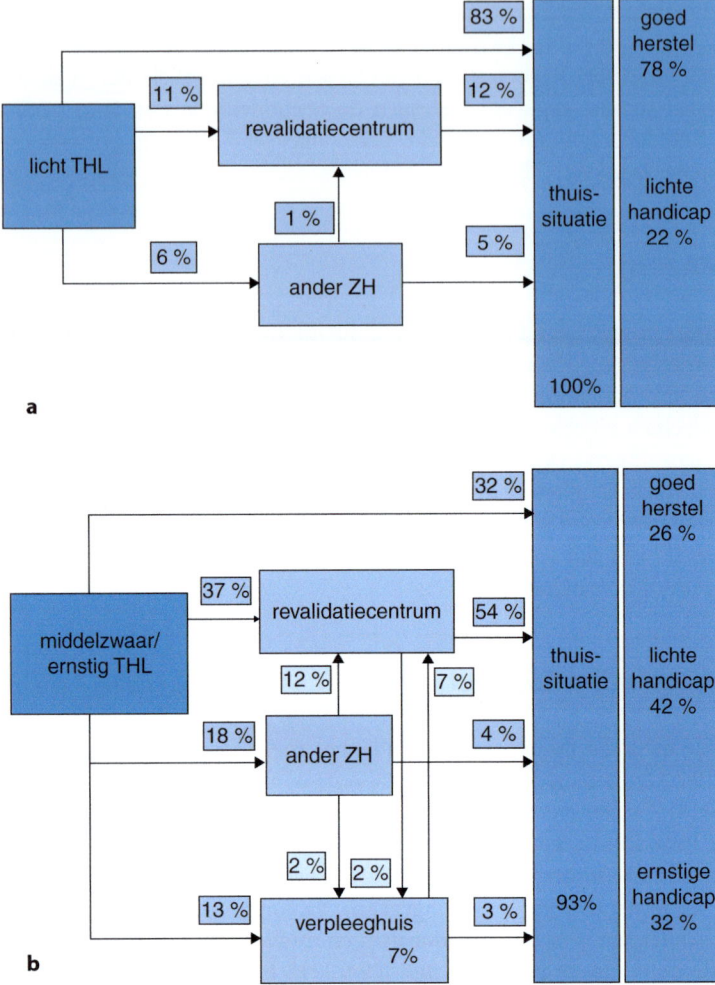

◘ **Figuur 1.7** Opnamepatronen voor licht (**a**) en middelzwaar tot ernstig traumatisch hersenletsel (**b**). (Bron: gegevens Universitair Medisch Centrum Groningen van 2000–2010)

Box 1.2 Bepaling van de uitkomst

De functionele uitkomst van patiënten kan op verschillende manieren bepaald worden, maar meestal gebeurt dit met behulp van de GOSE (Glasgow *Outcome Scale Extended*) als uitkomstmaat (◘ tab. 1.2). Dit is een beoordelingsinstrument dat de uitkomst vastlegt in acht graderingen (Wilson et al. 1998). Oorspronkelijk kende deze schaal vijf graderingen (de GOS); dit is later uitgebreid om meer differentiatie aan te brengen in de hoogste uitkomstgradering en beperkingen die van invloed zijn op het dagelijkse functioneren in meer detail te beschrijven. Deze eenvoudige uitkomstschaal wordt internationaal gebruikt om de functionele uitkomst weer te geven, maar eventuele aanwezige beperkingen wat betreft cognitie, gedrag en sociaal functioneren worden niet in voldoende detail weergegeven.

Tegenwoordig worden naast functionele uitkomst ook andere maten van herstel zoals de kwaliteit van leven vastgelegd met behulp van specifieke meetinstrumenten. In de revalidatiegeneeskunde worden specifieke instrumenten gebruikt die ook de gevolgen voor het dagelijks functioneren en maatschappelijke participatie vastleggen, zoals de Rancho Los Amigos-meetschaal (zie ▶ H. 12). Ook het vastleggen van specifieke neuropsychologische kenmerken wat betreft stemming en gedrag, en waarnemingen door de omgeving, kan waardevolle informatie geven die van invloed kan zijn op het functioneren.

In het algemeen kan de definitieve uitkomst bij licht THL na zes maanden worden vastgesteld en bij middelzwaar tot ernstig THL na twaalf maanden. Het herstel is het meest uitgesproken in de eerste maanden na het ongeval, maar ook in het tweede jaar kan nog herstel optreden. Hierbij is dan meer sprake van aanpassingen aan aanwezige beperkingen dan van daadwerkelijk functioneel herstel.

Tabel 1.2 Glasgow Coma Scale Extended (GOSE)

score GOSE		score GOS
8	goed herstel	5 goed herstel
7	goed herstel: enkele klachten die niet van invloed zijn op werk en studie maar dit wel zijn op andere aspecten van het dagelijks leven	
6	lichte handicap: functioneren op eerder niveau is mogelijk met enige aanpassingen; werk/studie niet volledig hervat (op oude niveau)	4 lichte handicap
5	lichte handicap: terugkeer naar eerdere activiteiten niet mogelijk; werk/studie hervat op lager niveau	
4	ernstige handicap: wel ADL-onafhankelijk	3 ernstige handicap
3	ernstige handicap: ADL-afhankelijk	
2	vegetatieve toestand	2 vegetatieve toestand
1	overleden	1 overleden

ADL = activities of daily living

1.8 Ontwikkelingen

Het is te verwachten dat nieuwe ontwikkelingen het mogelijk maken om de diagnose THL eerder en sensitiever te stellen met behulp van *biomarkers* en beeldvorming. Toch blijft klinische beoordeling van de patiënt met THL belangrijk. Met de toenemende vergrijzing is aandacht voor oudere patiënten met bijkomende comorbiditeit en medicatiegebruik (zoals antitrombotica) nodig. Met de intreden van de elektrische fiets (*e-bike*), vooral populair onder de oudere verkeersdeelnemer, is de ernst van THL onder fietsers toegenomen. Deze verandering heeft als gevolg dat in de groep van ouderen meer intracraniële afwijkingen op de CT-scan van het hoofd worden gezien, wat leidt tot meer ziekenhuisopnames en intensievere zorg.

De toegenomen kennis op het gebied van THL biedt mogelijkheden voor het ontwikkelen van interventies in de acute fase, gericht op het voorkomen van secundaire schade, en in de chronische fase, gericht op neuropsychologische revalidatie en begeleiding van aanwezige restverschijnselen zoals cognitieve klachten, fysieke beperkingen en gedrag. In de desbetreffende hoofdstukken zullen al deze aspecten uitgebreid aan de orde komen.

Verder lezen

NHG-Standaard 'Hoofdtrauma' M105 (versie 1.0), Nederlands Huisartsen Genootschap, februari 2015 (▶ https://richtlijnen.nhg.org/standaarden/hoofdtrauma).
Richtlijn 'Licht traumatisch hoofd-/hersenletsel', Nederlandse Vereniging voor Neurologie 2010/2017 (▶ https://richtlijnendatabase.nl/richtlijn/licht_traumatisch_hoofd_hersenletsel_lth/licht_traumatisch_hoofd_hersenletsel_-_startpagina.html#algemeen).
Website Landelijk Netwerk Acute Zorg (LNAZ): ▶ https://www.lnaz.nl/trauma.
Zorgstandaard Traumatisch Hersenletsel, Hersenstichting Nederland, 2014.

Literatuur

Adams JH, Doyle D, Ford I, Gennarelli TA, Graham DI, McLellan DR. Diffuse axonal injury in head injury: definition, diagnosis and grading. Histopathology. 1989;15(1):49–59.
Benedictus MR, Spikman JM, Van der Naalt J. Cognitive and behavioral impairment in traumatic brain injury related to outcome and return to work. Arch Phys Med Rehab. 2010;91(9):1436–41.
Bossers SM, Boer C, Bloemers FW, Van Lieshout EMM, Den Hartog D, Hoogerwerf N et al. BRAIN-PROTECT Collaborators. Epidemiology, prehospital characteristics and outcomes of severe traumatic brain injury in The Netherlands: The BRAIN-PROTECT Study. Prehosp Emerg Care. 2020 Nov 3:1–12.
De Koning ME, Scheenen ME, Van der Horn HJ, Hageman G, Roks G, Yilmaz T, et al. Outpatient follow-up after mild traumatic brain injury: results of the UPFRONT-study. Brain Inj. 2017;31(8):1102–8.
Landelijke Beraadsgroep Traumachirurgie (LBT). Visiedocument Traumazorg in Nederland, 2015, te raadplegen via: ▶ https://www.lnaz.nl/cms/15434_Visiedocument_LBTC_Traumazorg_in_Nederland_2.pdf.
Landelijk Netwerk Acute Zorg (LNAZ). Landelijke Traumaregistratie 2015–2019 – Rapportage Nederland, 2020, te raadplegen via: ▶ https://www.lnaz.nl/cms/files/rapportage_landelijk_2020_-_v2.pdf.
Maas AIR, Menon DK, the CENTER-TBI investigators. Traumatic brain injury: integrated approach to improve prevention, clinical care and research. Lancet Neurol Commissioned Issue. 2017:1–66.
Roozenbeek B, Maas AI, Menon DK. Changing patterns in the epidemiology of traumatic brain injury. Nat Rev Neurol. 2013;9(4):231–6.
Scholten AC, Haagsma JA, Panneman MJ, Van Beeck EF, Polinder S. Traumatic brain injury in the Netherlands: incidence, costs and disability-adjusted life years. PLoS One. 2014;9(10):e110905.
Teasdale G, Jennett B. Assessment of coma and impaired consciousness. A practical scale. Lancet. 1974 Jul 13;2(7872):81–4.
Timmer ML, Jacobs B, Schonherr MC, Spikman JM, Van der Naalt J. The spectrum of long-term behavioral disturbances and provided care after traumatic brain injury. Front Neurol. 2020 Apr 7;11:246.
Traumatisch hersenletsel ongevalscijfers VeiligheidNL- februari 2013 SWOV.
Van der Naalt J, Timmerman ME, De Koning ME, Van der Horn HJ, Scheenen ME, Jacobs B, et al. Early predictors of outcome after mild traumatic brain injury (UPFRONT): an observational cohort study. Lancet Neurol. 2017;16(7):532–40.
Van Dijck JTJM, Mostert CQB, Greeven APA, Kompanje EJO, Peul WC, De Ruiter GCW, et al. Functional outcome, in-hospital healthcare consumption and in-hospital costs for hospitalised traumatic brain injury patients: a Dutch prospective multicentre study. Acta Neurochir (Wien). 2020;162(7):1607–18.
Wilson JT, Pettigrew LE, Teasdale GM. Structured interviews for the Glasgow Outcome Scale and the extended Glasgow Outcome Scale: guidelines for their use. J Neurotrauma. 1998;15(8):573–85.
Yuh EL, Mukherjee P, Lingsma HF, Yue JK, Ferguson AR, Gordon WA et al. TRACK-TBI Investigators. Magnetic resonance imaging improves 3-month outcome prediction in mild traumatic brain injury. Ann Neurol. 2013;73(2):224–35.

Spoedeisende hulp en acute fase

K. Jellema

Samenvatting

Bij patiënten met traumatisch hoofd-hersenletsel (THL) vindt beoordeling en behandeling in de acute fase plaats volgens de gestandaardiseerde *Advanced Trauma Life Support (ATLS)*-methode. Het is belangrijk dat (intra-)craniële traumatische afwijkingen tijdig worden geïdentificeerd en secundaire schade wordt voorkomen. Voor patiënten met THL zijn adequate respiratoire en hemodynamische parameters zeer belangrijk. Monitoring van de vitale parameters, inclusief de Glasgow Coma Schaal (GCS)-score en pupilreacties, zijn derhalve onderdeel van de eerste opvang. De kans op een traumatische (intra)craniële afwijking is afhankelijk van de ernst van het THL. Er zijn diverse beslisregels ontwikkeld voor het laten maken van een CT-scan. Indien er sprake is van een intracraniële traumatische bloeding is het tijdelijk staken van antitrombotica aangewezen. Mogelijke complicaties die in de acute fase kunnen optreden zijn onrust, liquorlekkage en epilepsie. Hyperosmolaire therapie met mannitol of hypertoon zout speelt een belangrijke rol in de acute behandeling van eventueel verhoogde intracraniële druk.

■ **Leeswijzer**

In dit hoofdstuk staat de opvang op de spoedeisende hulp en de eerste beoordeling en behandeling van patiënten met traumatisch hoofd-/hersenletsel (THL) centraal. Het belang van de CT-scan van hoofd/hersenen komt aan bod, hetgeen in ▶ H. 9 nog verder wordt uitgewerkt. De opname-indicaties en eerste behandeling van met name patiënten met licht en middelzwaar THL worden besproken. Voor patiënten met ernstig THL is dit terug te vinden in ▶ H. 6. Voor de neurochirurgische behandeling van patiënten met THL wordt verwezen naar ▶ H. 5. Specifieke aspecten van belang voor kinderen met THL kunnen worden gevonden in ▶ H. 8.

© Bohn Stafleu van Loghum is een imprint van Springer Media B.V., onderdeel van Springer Nature 2022
J. van der Naalt en B. Jacobs (Red.), *Handboek traumatisch hersenletsel*,
https://doi.org/10.1007/978-90-368-2659-4_2

2.1		Eerste opvang van patiënten met traumatisch hersenletsel – 19
2.1.1		Primary survey – 20
2.1.2		Secondary en tertiary survey – 22
2.2		Indicaties voor CT-scan hoofd/hersenen – 24
2.3		Opname- en ontslagcriteria – 25
2.4		Beleid tijdens opname – 26
2.4.1		Onrust – 26
2.4.2		Liquorlekkage – 27
2.4.3		Epilepsie – 27
2.5		Beleid antitrombotica – 28
2.5.1		Risico op intracraniële afwijkingen – 28
2.5.2		Opnamebeleid en instructie bij ontslag – 28
2.5.3		Couperen van antitrombotica – 29
2.5.4		Hervatten van antitrombotica – 29
2.6		Acute therapie bij verhoogde intracraniële druk – 30
		Verder lezen – 32

Spoedeisende hulp en acute fase

2.1 Eerste opvang van patiënten met traumatisch hersenletsel

Patiënten met traumatisch hoofd-/hersenletsel (THL) worden in het ziekenhuis op de Spoedeisende Hulp (SEH) volgens een gestandaardiseerde 'ABCDE'-methode opgevangen conform de *Advanced Trauma Life Support* (ATLS) (toegelicht in ▶ Box 2.1) (American College of Surgeons 2018).

Bij een niet-ernstig gewonde patiënt duurt de eerste beoordeling van de ABCDE niet langer dan enkele minuten. Als er een afwijking wordt gevonden in een van de domeinen, is het van belang om een behandeling te initiëren die gericht is op herstel van de vitale functies. Na deze behandeling vindt een nieuwe evaluatie plaats. Ook als er een plotselinge verandering van het klinische beeld is, wordt de ABCDE weer vanaf het begin doorlopen. Een voorbeeld is het stoppen met huilen van een kind met een trauma. Pas als de ABCDE twee keer zonder problemen is doorlopen, kan gesproken worden van een 'stabiele' patiënt.

Box 2.1 Advanced Trauma Life Support (ATLS)

Sinds eind jaren '70 van de vorige eeuw is de internationale standaard voor de opvang van traumapatiënten de *Advanced Trauma Life Support* (ATLS) (American College of Surgeons 2018). Deze methode is initieel ontwikkeld door James K. Styner, een orthopedisch chirurg die met zijn gezin een ongeval had gekregen met zijn privévliegtuigje in een veld in Nebraska, Verenigde Staten. De traumaopvang in het ziekenhuis waar hij en zijn gezin werden behandeld, vond hij onder de maat. Styner gaf aan dat de opvang die hij zelf op de ongevalslocatie had kunnen bieden, beter was dan de opvang die hij en zijn familie in het ziekenhuis hadden gekregen.

Samen met een aantal chirurgen bedacht hij een nieuwe methode voor de opvang van patiënten met een trauma, die de basis zou vormen voor de huidige ATLS-systematiek. Deze methode is tegenwoordig de belangrijkste standaard voor de opvang van traumapatiënten.

De ATLS-methodiek gaat uit van drie eenvoudige basisprincipes:
1. Behandel de ernstigste bedreiging eerst: 'treat first what kills first'.
2. Het ontbreken van een diagnose mag er niet toe leiden dat een geïndiceerde behandeling vertraging oploopt.
3. Een gedetailleerde anamnese is niet essentieel om een patiënt met acute problemen te evalueren.

Vanuit de ATLS-principes is de ABCDE-methode ontwikkeld.
De letters ABCDE staan voor het volgende:

Airway *with cervical spine protection*	(Luchtweg met bescherming van de cervicale wervelkolom)
Breathing	(Ademhaling)
Circulation, *stop the bleeding*	(Circulatie)
Disability *or neurologic status*	(Neurologische status)
Exposure and **E**nvironment	(Ontkleden van de patiënt en (omgevings)temperatuur)

2.1.1 Primary survey

De evaluatie van de patiënt wordt onderverdeeld in een 'primary survey' (initiële evaluatie), 'secondary survey' en later nog 'tertiary survey' (hoewel dit laatste geen officieel onderdeel uitmaakt van de ATLS-methodiek). Tijdens de *primary survey*, volgens de ABCDE-methode, wordt alleen gekeken naar zaken die direct levensbedreigend zijn en dus meteen moeten worden behandeld. In deze fase is een uitgebreide anamnese niet nodig en vaak ook niet mogelijk. Vanzelfsprekend begint de opvang van patiënten al voor de aankomst in het ziekenhuis, dus prehospitaal op de plaats van ongeval. De belangrijkste principes zijn ook hier het voorkomen van verdere schade en het voorkomen van secundaire achteruitgang. Alle patiënten krijgen 12–15 liter/minuut zuurstof via een *non-rebreathing* masker. Een systolische bloeddruk lager dan 90 mmHg dient te worden voorkomen middels isotone oplossingen per intraveneus infuus.

Airway (A)

Bij de A van *Airway* wordt beoordeeld of er sprake is van een obstructie van de ademweg. Inspectie van de mond is van belang om na te gaan of er braaksel, losse gebitselementen of kauwgum e.d. aanwezig zijn. Inspectie van het aangezicht wordt verricht om fracturen te detecteren. Ook is het belangrijk om te luisteren naar een stridor. Bij de beoordeling van de A moet er aandacht te zijn voor de cervicale wervelkolom en mogelijk letsel daarvan (Kokke et al. 2015).

De ATLS-criteria gaan ervan uit dat de cervicale wervelkolom wordt geïmmobiliseerd bij aanwezigheid van een aantal eenvoudig vast te stellen criteria (NEXUS-criteria of criteria volgens de Canadian C-spine Rule), zoals pijn aan de cervicale wervelkolom, neurologische uitvalsverschijnselen, intoxicatie, afleidende pijn (elders in het lichaam), hoogenergetisch ongevalsmechanisme en inadequate communicatie met de patiënt (bijvoorbeeld bij een verlaagd bewustzijn). Deze immobilisatie kan op verschillende manieren plaatsvinden, waarbij de meest bekende methode een nekkraag is. Een belangrijk (neurologisch) nadeel is dat bij een te strakke kraag de intracraniële druk kan stijgen door belemmering van de veneuze afvloed. Tegenwoordig wordt er steeds vaker gebruik gemaakt van een *HeadHugger* (❍ fig. 2.1). Bij een Glasgow Coma Schaal (GCS)-score van 8 of lager (dat wil zeggen coma), passend bij een ernstig THL, dient er een 'definitieve ademweg' te worden verkregen door plaatsing van een endotracheale *tube*. Intubatie is voorbehouden aan een ter zake kundige arts, onder meer omdat het risico op traumatisch cervicaal letsel bij patiënten met THL verhoogd is. Intubatie wordt derhalve verricht onder adequate stabilisatie van de nek, zeker tot radiologische zekerheid is verkregen over (in)stabiliteit van de cervicale wervelkolom.

Breathing (B)

De B van *Breathing* wordt beoordeeld als de A is afgerond en veilig is. Elke traumapatient krijgt standaard 12–15 liter/min. 100 % zuurstof toegediend via een *non-rebreathing* masker. Het veiligstellen van de A betekent namelijk nog niet dat er sprake is van adequate gaswisseling (oxygenatie en ventilatie). Inspectie van de thorax maakt duidelijk of er letsel aanwezig is en of de ademexcursies normaal zijn; de diepte en frequentie van de ademhaling en de symmetrie van de ademexcursies dient te worden beoordeeld. Auscultatie en percussie kunnen een (spannings)pneumothorax of haemathorax aan het licht brengen. Indien hier sprake van is, moet dit zo snel mogelijk behandeld worden.

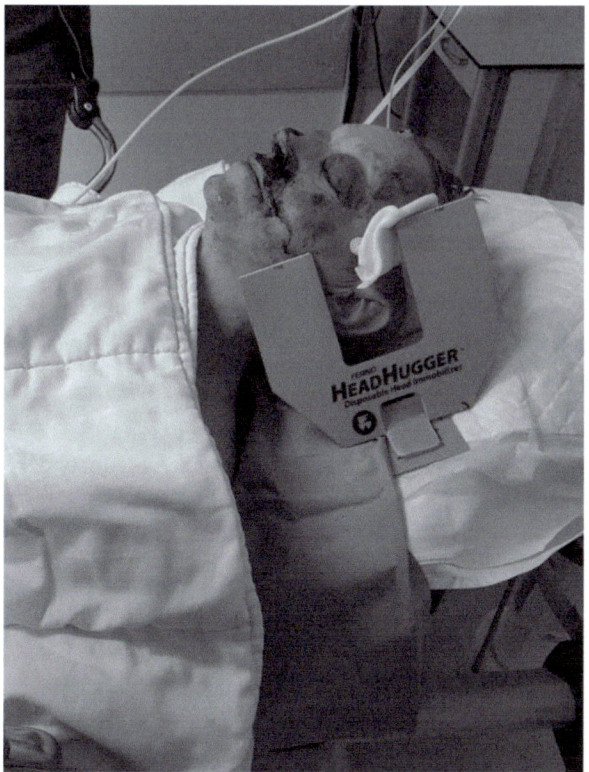

◘ **Figuur 2.1** Traumapatiënt met stabilisatie van de cervicale wervelkolom middels een *HeadHugger*

Het meten van de zuurstofsaturatie behoort ook tijdens de B te worden gestart. Het streven is om hypoxie te voorkomen. Het advies is om de zuurstofsaturatie boven de 90 % te houden en normocapnie na te streven (pCO_2 tussen 4,5–5,5 kPa).

Circulation (C)

Tijdens de beoordeling van de C van *Circulation* wordt beoordeeld of er sprake is van bloedverlies, zowel uitwendig als inwendig, al dan niet resulterend in shock. Een verminderd bewustzijn kan een uiting zijn van verminderde cerebrale perfusie. De huidkleur kan snel informatie geven over de aanwezigheid van massaal bloedverlies. Meten van de bloeddruk is essentieel. De pols, liefst gemeten aan een centrale arterie zoals de arteria carotis, wordt beoordeeld op frequentie en of deze krachtig en regulair is. Met het ezelsbruggetje 'blood on the floor and four places more' (borst, buik, bekken, lange pijpbeenderen) kan snel beoordeeld worden of er sprake is van bloedverlies. De belangrijkste plaatsen voor een interne bloeding zijn de borstholte, abdomen, retroperitoneum, bekken of lange pijpbeenderen en dan met name de femora. Er worden minimaal twee goedlopende infusen geplaatst. Tijdens de plaatsing van het infuus wordt er direct bloed afgenomen voor de bepaling van onder meer hematologische parameters (Hb, Ht), stolling(sstoornissen), bloedgas, kruisbloed en in voorkomende gevallen een zwangerschapstest.

Shock is een hemodynamisch probleem dat meestal wordt veroorzaakt door massaal bloedverlies (hypovolemische of hemorragische shock). Een minder vaak voorkomende oorzaak van shock betreft de neurogene shock. Dit ontstaat door acuut letsel van het ruggenmerg (in ieder geval boven niveau Th6). Het letsel zorgt voor acuut autonoom tonusverlies (sympathisch zenuwstelsel) en leidt tot een verlaagde bloeddruk en opvallend genoeg vaak ook tot een bradycardie. Dit in tegenstelling tot de tachycardie, zoals wordt gezien bij patiënten met shock veroorzaakt door massaal bloedverlies. Bij dit letsel, c.q. neurogene shock, zien patiënten niet bleek, zoals wel het geval is bij patiënten met een hypovolemische shock.

Neurogene shock is niet hetzelfde als spinale shock. Spinale shock wordt niet veroorzaakt door problemen in de hemodynamiek, maar wordt gekenmerkt door neurologische verschijnselen, zoals een hypotone paralyse van de extremiteiten. Patiënten hebben initieel areflexie, die na dagen tot weken verandert in hyperreflexie.

Een belangrijke voorspeller voor een slechte uitkomst na THL is een verlaagde bloeddruk (zie ▶ par. 4.3.2). Voorkom daarom een systolische bloeddruk lager dan 90 mmHg. Initiële behandeling van hypotensie wordt geadviseerd middels intraveneuze toediening van isotone vloeistoffen.

Disability (D)

Bij de D van *Disability* wordt het neurologisch toestandsbeeld kort beoordeeld. De uitgebreide neurologische beoordeling vindt niet in de *primary survey*, maar in de *secondary survey* plaats. Een snelle beoordeling van het bewustzijn met de GCS (zie ▶ H. 1), de reacties en grootte van de pupillen, eventuele motorische lateralisatie en van de aanwezigheid van traumatisch myelumletsel is in dit stadium voldoende. De bepaling van *bedside* glucose behoort ook bij de D ('Don't ever forget about glucose!'). Tijdens de *secondary survey* wordt uitgebreider gekeken of er sprake is van bijvoorbeeld oogbolmotoriekstoornissen of subtielere overige neurologische uitval of letsels.

Environment en Exposure (E)

Ten slotte wordt tijdens de E van *Exposure* of ook wel *Environment* de patiënt geheel ontkleed voor de beoordeling van de huid op (brand)wonden, petechiën of andere levensbedreigende aandoeningen (ook aan de rugzijde). Van belang is de patiënt snel weer toe te dekken, voordat deze afkoelt. Intraveneuze vloeistoffen dienen te worden verwarmd voordat ze aan de patiënt worden toegediend. Temperatuurmeting hoort ook in de E thuis, evenals het uitvragen en behandelen van pijn.

2.1.2 Secondary en tertiary survey

Tijdens de *secondary survey* worden een uitgebreide anamnese afgenomen en de medische voorgeschiedenis in kaart gebracht. Vaak wordt het acroniem AMPLE (*Allergy, Medication, Past, Last meal, Event*; allergieën, medicatie, medische voorgeschiedenis, laatste maaltijd, ongevalsbeschrijving) gebruikt, zodat niets wordt vergeten.

Patiënten worden vervolgens letterlijk van top tot teen nagekeken. Een volledig neurologisch onderzoek, voor zover mogelijk, hoort hier ook bij. De beoordeling van het bewustzijn wordt gedaan met behulp van de GCS. Daarna volgt onderzoek van de oriëntatie in plaats, tijd en persoon en het geheugen door bijvoorbeeld een drie-woordentest.

Er dient vooral te worden gelet op het voorkomen van een anterograde amnesie, omdat de aanwezigheid van een persisterende posttraumatische amnesie (PTA) een risicofactor is op het ontwikkelen van een intracraniële traumatische complicatie en de duur een relatie heeft met de prognose (zie ▶ H. 1 en ▶ par. 3.4). PTA bestaat uit een combinatie van verwardheid, desoriëntatie in tijd en plaats en vooral anterograde en retrograde amnesie. Patiënten blijven bijvoorbeeld steeds vragen waar ze zijn, of blijven vragen wat er is gebeurd. Het is een kernsymptoom en vaak aanwezig na traumatisch hersenletsel, bij 50–75 % na licht THL, en gaat frequent samen met motorische onrust.

Er zijn diverse meetinstrumenten ontwikkeld voor het vaststellen van een posttraumatische amnesie, zoals de Galveston Orientation and Amnesia Test (GOAT), de Westmead PTA-schaal of de Nijmegen PTA-schaal (Jacobs et al. 2012). Deze worden echter beperkt in de dagelijkse praktijk op de SEH gebruikt.

Vervolgens dient neuro-oftalmologisch onderzoek te worden verricht, waarbij wordt gekeken naar de pupilgroottes, maar ook lichtreactie en de oogbewegingen. In het gelaat wordt de mimiek beoordeeld. Zijn er aanwijzingen voor een fractuur, zoals tekenen van liquorlekkage (zie ▶ par. 2.4)? Is er een *Battle's sign* (retro-auriculair hematoom als teken van een mastoïdfractuur, ◘ fig. 2.2a), bril- of monoclehematoom (*raccoon eyes* als teken van een voorste schedelbasisfractuur, ◘ fig. 2.2b), of zijn er palpabele afwijkingen in het gelaat of op de schedel?

Aan de extremiteiten wordt beoordeeld of er lateralisatieverschijnselen zijn in de motoriek, sensibiliteit of de reflexen. Tijdens de *secondary survey* wordt onder andere beoordeeld of er afwijkingen in het neurologisch onderzoek zijn die passen bij een traumatische plexuslesie of traumatische neuropathie.

Ten slotte vindt vaak, meestal een dag later, een *tertiary survey* plaats. Hierbij kunnen tot dan toe onopgemerkte problemen aan het licht komen. Denk hierbij aan handletsel dat niet is gevonden tijdens de *primary* en *secondary survey*, vanwege afleidend letsel elders.

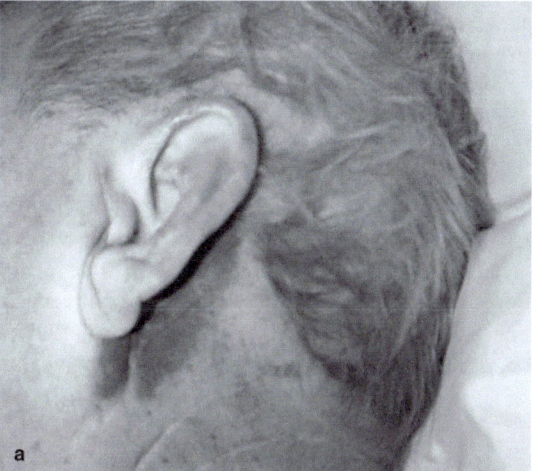 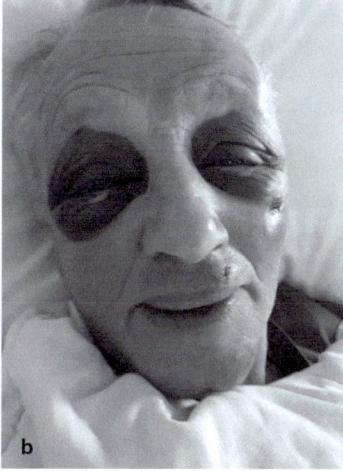

◘ **Figuur 2.2** (a) Traumapatiënt met een retro-auriculair hematoom of *Battle's sign*, teken van een mastoïdfractuur. (b) Traumapatiënt met een brilhematoom als teken van een voorste schedelbasisfractuur

2.2 Indicaties voor CT-scan hoofd/hersenen

Patiënten met THL worden ingedeeld in de categorieën licht, middelzwaar en ernstig (zie ▶ H. 1). Dit onderscheid is van belang, omdat het zowel een inschatting geeft van het risico op (intra)craniële traumatische afwijkingen en secundaire achteruitgang als ook een inschatting geeft van de prognose. Patiënten met een licht THL hebben meestal geen afwijkingen op de CT-scan van hoofd/hersenen; de kans op een (intra)craniële traumatische afwijking in deze groep ligt tussen de 5 en 10 % (zie ▶ par. 9.3). De kans op een traumatische afwijking waarbij een neurochirurgische ingreep moet plaatsvinden, is kleiner dan 1 %.

De kans dat een patiënt met middelzwaar of ernstig THL een (intra)craniële traumatische afwijking heeft is veel hoger: 60 % respectievelijk > 80 % (zie ▶ par. 9.3). Bij patiënten met middelzwaar THL of ernstig THL is er daarom ook geen beslisregel noodzakelijk voor het maken van een CT-scan van hoofd/hersenen. Bij deze patiënten wordt altijd een CT-scan verricht.

Niet bij elke patiënt met licht THL hoeft een CT-scan van de hersenen te worden verricht. Het maken van een CT-scan bij deze categorie patiënten leidt tot stralenbelasting, kosten en tot verlenging van het diagnostisch proces wat kan leiden tot overmatige drukte op de SEH. Er zijn verschillende studies verricht om de criteria te selecteren die een relatief groot risico op (intra)craniële afwijkingen voorspellen en daarmee een indicatie vormen voor een CT-scan. Op basis van deze studies zijn de afgelopen jaren verschillende internationale beslisregels ontwikkeld. De belangrijkste hiervan zijn de New Orleans Criteria en de Canadian CT Head Rule (Haydel et al. 2000; Stiell et al. 2001). Omdat deze studies alleen patiënten includeerden met doorgemaakt bewustzijnsverlies en/of PTA is hierna nog de Nederlandse CHIP-studie verricht, die ook CT-beslisregels bevat voor patiënten die met een GCS-score van 15 binnenkomen op de SEH (Smits et al. 2007). Hierop is de landelijke richtlijn 'Licht traumatisch hoofd/hersenletsel' gebaseerd (NVN 2010/2017); er wordt op dit moment gewerkt aan een revisie. De belangrijke risicofactoren voor het optreden van traumatische intracraniële afwijkingen staan in ◘ tab. 2.1 (Smits et al. 2007).

Na de introductie van de richtlijn 'Licht traumatisch hoofd/hersenletsel' met daarin de CHIP-beslisregel werd er een duidelijke toename van het aantal verrichte CT-scans gezien, zonder dat er een duidelijke toename was van het aantal intracraniële afwijkingen (Van den Brand et al. 2014). Er is in 2017 een aanvulling in de landelijke richtlijn opgenomen dat er in bepaalde gevallen kan worden afgezien van beeldvormende diagnostiek. Daarbij gaat het om situaties waar er sprake is geweest van een lage energieoverdracht (bijvoorbeeld een gebroken val uit zittende houding waarbij het hoofd geen vol contact met de vloer maakt), er mag geen andere risicofactor aanwezig zijn en de leeftijd van de patiënt onder de 60 jaar is. Voor kinderen zijn er aparte criteria voor het verrichten van een CT-scan van hoofd/hersenen (zie ▶ H. 8). Beeldvormende diagnostiek op de SEH bestaat uit een CT-scan van de hersenen. Er is geen rol meer voor een conventionele schedelfoto. Deze heeft een veel te lage sensitiviteit voor het vaststellen van intracraniële afwijkingen.

Als er een verdenking is op traumatische afwijkingen van de wervelkolom wordt een CT-scan van de wervelkolom gemaakt. Bij verdenking op een traumatische myelopathie bestaat een indicatie voor een aanvullende MRI-scan van het ruggenmerg. Een MRI is veel gevoeliger voor detectie van een myelopathie, maar ook voor traumatische discusherniaties, wekedelenletsels en bloedingen dan een CT-scan.

Tabel 2.1 Risicofactoren voor traumatische (intra)craniële afwijkingen

tekenen van een schedel(basis)fractuur

Glasgow Coma Schaal (GCS)-score van 13 of 14 bij presentatie

persisterende posttraumatische amnesie

(persisterend) braken

hogere leeftijd[a]

doorgemaakt bewustzijnsverlies

neurologische uitvalsverschijnselen

val van hoogte

gebruik van (orale) anticoagulantia of trombocytenaggregatieremmers (geldt niet voor monotherapie acetylsalicylzuur)

daling van het bewustzijn binnen één uur na binnenkomst op de SEH

aanrijding als fietser of voetganger door een auto

uit de auto geslingerd

posttraumatische epileptische aanval

[a]*In de diverse CT-beslisregels worden verschillende afkapwaarden voor leeftijd gehanteerd, zoals 40, 60 of 65 jaar.*

In de landelijke richtlijn 'Initiële radiodiagnostiek bij traumapatiënten' worden duidelijke adviezen gegeven over de indicatie van een *total body* CT-scan (NVvR 2019). Kortgezegd wordt dit geadviseerd bij patiënten met potentieel meervoudig letsel die wel stabiel genoeg moeten zijn om de CT-scan te kunnen ondergaan. Als patiënten niet stabiel zijn, dient primair diagnostiek te worden verricht gericht op het aantonen van de oorzaak van de instabiliteit; denk hierbij aan röntgenfoto's van thorax en bekken, en een echo van het abdomen.

2.3 Opname- en ontslagcriteria

In de Nederlandse richtlijn 'Licht traumatisch hoofd/hersenletsel' worden duidelijke indicaties voor opname van de patiënt gegeven (NVN 2010/2017). Patiënten met middelzwaar en ernstig THL worden sowieso opgenomen, omdat de kans op klinische verslechtering of andere complicaties bij hen zeer groot is. De redenen voor opname zijn voor een groot deel vergelijkbaar met de risicofactoren op intracraniële letsels. Enkele aanvullende indicaties voor opname zijn:
– nieuwe klinisch significante afwijkingen op de CT-scan van het hoofd;
– een GCS-score lager dan 15;
– nieuwe focale neurologische uitval na het trauma.

Een patiënt kan ook worden opgenomen voor klinische observatie indien het niet lukt om een CT-scan van de hersenen te vervaardigen, bijvoorbeeld vanwege logistieke of andere redenen. Ook wanneer er verontrustende tekenen zijn voor de behandelend arts, kan dat een reden voor opname zijn. Voorbeelden hiervan zijn tekenen van een intoxicatie, zoals met alcohol. Vanzelfsprekend kan ander letsel dan THL ook een reden voor opname zijn. Bij kinderen is er daarbij ook een indicatie tot opname als er aanwijzingen zijn voor een kindercontusie (bij kinderen jonger dan 6 jaar) (zie hiervoor ▶ par. 8.4).

Op de SEH zijn er frequente controles van de vitale functies en GCS noodzakelijk om klinische achteruitgang, bijvoorbeeld ten gevolge van intracraniële bloedingen, snel te detecteren. Controles zijn elk half uur nodig, in ieder geval gedurende de eerste twee uur van het verblijf op de SEH. De controles kunnen stoppen als het neurologisch onderzoek en de CT-scan van de hersenen normaal zijn en ook als er geen indicatie bestaat voor een CT-scan.

Een maximale score op de GCS, het ontbreken van uitvalsverschijnselen bij neurologisch onderzoek en het ontbreken van afwijkingen op de CT-hersenen vormen een indicatie om een patiënt met licht THL te ontslaan naar huis. In het verleden werd ook een wekadvies voor de thuissituatie (uit te voeren door gezinsleden of huisgenoten) gegeven als vervanger voor een klinische opname. Dit was een typisch Nederlandse strategie. Uit onderzoek is gebleken dat het opvolgen van het wekadvies te wensen overliet: slechts bij 7 % van de patiënten werd het volledige wekadvies nageleefd, bij 55 % maar gedeeltelijk. Een mogelijke verklaring voor deze lage percentages is dat er weinig schriftelijke informatie werd meegegeven (De Louw et al. 1994). Mede op grond van deze gegevens wordt in Nederland het wekadvies tegenwoordig niet meer gegeven aan volwassenen; bij kinderen onder de 6 jaar wordt het wekadvies nog wel geadviseerd om tijdig een eventuele kindercontusie (zie ▶ par. 8.2.3) te ontdekken.

Onderzoek naar de effectiviteit van klinische observatie ten opzichte van het maken van een CT-scan heeft aangetoond dat een CT-scan zeker niet slechter was dan klinische observatie en daarbij ook kosteneffectief was (Af Geijerstam et al. 2006). Het verrichten van een CT-scan van de hersenen is tot een derde goedkoper dan klinische observatie in het ziekenhuis (Af Geijerstam et al. 2004; Norlund et al. 2006). Dit alles heeft er mede toe geleid om patiënten naar huis te ontslaan als er bij het neurologisch onderzoek en bij het aanvullend onderzoek middels CT-scan van de hersenen geen afwijkingen zijn.

2.4 Beleid tijdens opname

Tijdens de opname van een patiënt met licht en middelzwaar THL worden controles van de vitale functies zoals de hart- en ademhalingsfrequentie, de zuurstofsaturatie, de bloeddruk en temperatuur bijgehouden. Naast de GCS-score worden ook frequent de pupilgrootte en -reacties beoordeeld. Tevens wordt gekeken of er lateralisatie in bijvoorbeeld de motoriek ontstaat. Het is van groot belang dat de klinische afdeling waar een patiënt met THL wordt opgenomen, ervaring heeft met deze neurologische controles. Indien er achteruitgang is van een van deze parameters is overleg met de behandelend arts nodig voor herevaluatie; ook is het een indicatie voor eventuele nieuwe beeldvorming van de hersenen. Patiënten met ernstig THL worden opgenomen op de intensive care (zie hiervoor ▶ H. 6).

2.4.1 Onrust

Patiënten met THL kunnen om meerdere redenen onrustig zijn: als gevolg van aanwezige traumatische intracraniële afwijkingen, bijvoorbeeld bij frontale contusiehaarden (zie ◘ fig. 3.1 en 4.2), maar ook door een persisterende PTA, intoxicaties, een volle blaas en vanwege pijn. Het is van belang de oorzaak van de onrust op te sporen en deze weg te nemen. Niet-farmacologische interventies hebben de voorkeur voor onrustige patiënten met THL. Denk hierbij onder andere aan het creëren van een rustige omgeving, handhaven van een dag-nachtritme, maatregelen die de oriëntatie van patiënten bevorderen (klok en kalender op de kamer), het betrekken van naasten zoals partners en kinderen bij de zorg (*rooming-in*) en valpreventieve maatregelen. Fixatie wordt zo veel mogelijk afgeraden, omdat dit veelal leidt tot toename van de onrust.

Belangrijk is adequate pijnstilling, via de WHO-pijnladder. Dit kan een groot deel van de onrust wegnemen. Sedatie middels benzodiazepinen wordt afgeraden, omdat dan het klinische beeld niet goed kan worden gevolgd. Mocht de onrust echter worden veroorzaakt door (alcohol)onttrekkingsverschijnselen, dan zijn benzodiazepines wel geïndiceerd. Medicamenteuze behandeling van onrust bij patiënten met THL kan bestaan uit haloperidol of atypische antipsychotica zoals risperidon en olanzapine. Als er veel agitatie is, kan clonidine helpen.

2.4.2 Liquorlekkage

Na een trauma van het hoofd wordt bij 1–3 % van de patiënten een liquorlekkage gevonden. Dit ontstaat na een schedel(basis)fractuur, waarbij er ook een scheur in de dura mater is ontstaan. Het meest voorkomend is een fractuur van de sinus frontalis, gevolgd door een fractuur in de sinus sphenoidalis. Initieel hoeft dit door patiënten niet te worden opgemerkt, maar patiënten kunnen last krijgen van helder, kleurloos vochtverlies in de keel of uit de neus (rinorroe). Ook kan er vochtverlies uit het oor ontstaan (otorroe). Omdat de liquorlekkage vaak vanzelf stopt, is in de meeste gevallen geen behandeling geïndiceerd. Soms is het niet duidelijk of het vochtverlies komt door liquorroe of dat het ander vocht betreft. Het aantonen van bèta-2-transferrine in het opgevangen vocht is bewijzend voor een liquorlek.

Patiënten hoeven geen profylactische antibiotica te krijgen. Enige tijd platte bedrust, bijvoorbeeld 24 uur, kan het herstel van liquorlekkage mogelijk bespoedigen. Wel is langdurige liquorroe een risicofactor voor het optreden van meningitis. Bij langdurige liquorroe is er een indicatie voor het sluiten van de dura (Phang et al. 2016).

2.4.3 Epilepsie

Patiënten met traumatische intracraniële afwijkingen kunnen ook een epileptische aanval krijgen, maar het profylactisch geven van anti-epileptica is niet zinvol (zie ▶ par. 4.2.3 en 4.3.6). Als een epileptische aanval is ontstaan binnen een week na het optreden van de afwijkingen, spreken we van een vroegsymptomatische epileptische aanval. Een eenmalige aanval behoeft geen behandeling. Meerdere insulten kunnen wel aanleiding geven tot behandeling, en zeker een status epilepticus is een belangrijke reden voor behandeling. Couperen van een epileptische aanval kan middels benzodiazepinen, zoals midazolam. Als er geen intraveneuze toegangsweg is, kan dit buccaal, nasaal of intramusculair worden gegeven. Als er wel een intraveneuze toegangsweg is, kan midazolam of eventueel lorazepam worden gegeven. Midazolam kan worden herhaald bij continueren van de epileptische aanval.

Als er een voortdurende convulsieve status epilepticus bestaat, kan worden gekozen uit behandeling middels levetiracetam (20–60 mg/kg), valproïnezuur (20–40 mg/kg) of fenytoïne (20 mg/kg). Fenytoïne kan hartritmestoornissen veroorzaken; het is daarom belangrijk om te kiezen voor een niet te snelle infusiesnelheid. Soms is ook deze behandeling niet toereikend en kan worden gestart met midazolam 0,05–1 mg/kg/uur via continue intraveneuze infusie na een bolus van 0,2 mg/kg, propofol (bolus 2–3 mg/kg en continue infusie 2–5 mg/kg/uur) of thiopental (bolus 3–5 mg/kg en continue infusie 3–7 mg/kg/uur). De behandeling van een status epilepticus met continue toediening van medicatie dient bij voorkeur te gebeuren onder EEG-bewaking.

2.5 Beleid antitrombotica

2.5.1 Risico op intracraniële afwijkingen

Er is veel geschreven over orale antistolling en het risico op intracraniële traumatische afwijkingen. Er is op dit moment meer literatuur beschikbaar over vitamine K-antagonisten (acenocoumarol, fenprocoumon) dan over de directe orale anticoagulantia (DOAC) (Fuller et al. 2019), maar het belangrijkste lijkt dat zowel vitamine K-antagonisten als DOAC's een risicofactor vormen voor het optreden van intracraniële traumatische complicaties (Alrajhi et al. 2015; Nishijima et al. 2013) en ook zorgen voor een toename van de mortaliteit. Zo bleek uit een meta-analyse uit 2012 een *odds ratio* op overlijden bij gebruik van orale anticoagulantia van 1,3 (Batchelor et al. 2012). Het verhoogd risico op intracraniële traumatische complicaties wordt echter niet in elke studie gevonden, vooral niet in recente studies met patiënten met licht THL (Uccella et al. 2018).

Het risico van acetylsalicylzuur monotherapie wordt in de Nederlandse richtlijn niet beschouwd als een risicofactor voor het optreden van intracraniële afwijkingen (NVN 2010/2017). Combinatiebehandeling met een andere trombocytenaggregatieremmer (zoals dipyridamol) of middelen als clopidogrel of ticagrelor worden wel beschouwd als risicofactor. Deze middelen werden onderzocht in een meta-analyse, waarbij het de *odds ratio* op een traumatische intracraniële afwijking als gevolg van het gebruik van trombocytenaggregatieremmers 1,9 bedroeg (Van den Brand et al. 2017). Er was echter een hoge mate van heterogeniteit en een hoge kans op diverse vormen van bias in de studies die werden geïncludeerd in deze meta-analyse.

2.5.2 Opnamebeleid en instructie bij ontslag

Als patiënten bij een normaal neurologisch onderzoek en op de CT-scan van hoofd/hersenen geen traumatische afwijkingen hebben, is de vraag of het zinvol is om patiënten die orale anticoagulantia gebruiken, op te nemen. In een tweetal meta-analyses is dit onderzocht, waarbij een laag risico op late complicaties werd gerapporteerd (Chauny et al. 2016; Verschoof et al. 2018). De eerste meta-analyse onderzocht het risico op verlate intracraniële bloedingen bij patiënten met licht THL bij gebruik van orale antistolling. Er werd een risico van 0,13 % (analyse van 1594 patiënten) op een late complicatie na een eerste normale CT-scan gevonden (Chauny et al. 2016). De tweede meta-analyse liet een vergelijkbaar laag risico van 0,2 % zien op secundaire achteruitgang binnen 24 uur na een normale eerste CT-scan (Verschoof et al. 2018). Het lijkt derhalve niet zinvol om patiënten met orale anticoagulantia standaard op te nemen als de CT-scan van hoofd/hersenen normaal is.

Het is belangrijk om patiënten die orale anticoagulantia gebruiken en/of hun naasten bij ontslag vanaf de SEH of van de afdeling te instrueren zich te melden bij veranderingen in het klinische beeld, omdat in de tweede meta-analyse vijf van de zeven patiënten met een secundaire bloeding na een normale eerste CT-scan van hoofd/hersenen retrospectief op de eerste CT-scan toch een intracraniële afwijking bleken te hebben (Verschoof et al. 2018).

2.5.3 Couperen van antitrombotica

Als er geen afwijkingen worden gevonden op de CT-scan van hoofd/hersenen lijkt het niet zinnig de orale antistolling te couperen, gezien het lage risico op secundaire achteruitgang na een eerste normale CT-scan. Soms wordt geadviseerd gedurende 24 uur de medicatie over te slaan, zeker als er sprake is van een doorgeschoten INR. Het beleid is anders als de CT-scan wel afwijkingen laat zien. Patiënten die vitamine K-antagonisten gebruiken, worden behandeld met vierfactorenconcentraat en vitamine K (NIV 2015). Belangrijk is om bij patiënten die fenprocoumon gebruiken, de vitamine K langer door te doseren, gezien de langere halfwaardetijd (meestal is drie dagen doordoseren van de vitamine K voldoende). Dabigatran (DOAC) kan effectief worden gecoupeerd met idarucizumab (Pollack et al. 2017). Het lijkt zinnig om idarucizumab toe te passen bij patiënten met traumatische intracraniële afwijkingen bij gebruik van dabigatran, maar er zijn tot op heden geen klinische trials verricht die deze strategie ondersteunen. Voor de overige DOAC's is andexanet-alfa een goede kandidaat om de antistollende werking van de factor-Xa-remmers (rivaroxaban, apixaban en edoxaban) te couperen (Connolly et al. 2019). Vanzelfsprekend wordt het gebruik van de stollingbeïnvloedende medicatie – zowel vitamine K-antagonisten als DOAC's – (tijdelijk) gestaakt.

Bij patiënten die trombocytenaggregatieremmers gebruiken, hangt het beleid af van onder andere de grootte van de bloeding, de klinische toestand van de patiënt, welk medicijn wordt gebruikt en waarvoor het wordt gebruikt. Acetylsalicylzuur kan over het algemeen worden gecontinueerd. Bij patiënten met meer dan één trombocytenaggregatieremmer of trombocytenaggregatieremmers anders dan acetylsalicylzuur wordt geadviseerd deze middelen te staken. Het geven van een trombocytentransfusie lijkt in meerdere studies geen positief effect te hebben op de groei van intracraniële traumatische bloedingen. Er zijn echter recente aanwijzingen dat bij het gebruik van specifiek clopidogrel een trombocytentransfusie mogelijk wel zinvol zou kunnen zijn (Jehan et al. 2019). In één retrospectieve studie gaf desmopressine minder hematoomgroei bij patiënten met een traumatische bloeding bij gebruik van een trombocytenaggregatieremmer dan bij patiënten bij wie deze middelen niet werden gecoupeerd (Barletta et al. 2020). Het wachten is op een goede prospectieve studie om deze bevinding te toetsen.

2.5.4 Hervatten van antitrombotica

Het hervatten van trombocytenaggregatieremmers of orale anticoagulantia hangt van verschillende factoren af: onder andere de indicatie voor deze middelen en de mate van traumatische hemorragische complicaties. In het algemeen kan worden gesteld dat bij geringe afwijkingen na een week kan worden herstart, maar bij uitgebreide (intracerebrale) afwijkingen langer kan worden gewacht, bijvoorbeeld twee weken of langer. De duur van staken hangt af van de aandoening waarvoor het antitromboticum wordt gebruikt: staken is bij atriumfibrilleren bijvoorbeeld meestal langer mogelijk dan bij cardiale kunstkleppen. Veelal wordt voorafgaand aan het herstarten van antitrombotica een controle CT-scan gemaakt. Bij significante afname of zelfs het verdwijnen van de traumatische hemorragische afwijkingen kan de medicatie vervolgens worden herstart.

2.6 Acute therapie bij verhoogde intracraniële druk

Als de CT-scan van hoofd/hersenen afwijkingen laat zien, dan hangt het beleid sterk af van de gevonden afwijkingen, maar ook van de medische voorgeschiedenis, medicatie, aanwezigheid van andere letsels en het pre-existent functioneren van de patiënt.

De diagnostiek rond patiënten met THL is erop gericht om vroegtijdig (intra)craniële afwijkingen te detecteren, met name de neurochirurgisch te behandelen afwijkingen. Indien er een afwijking wordt gevonden, zoals een subduraal of epiduraal hematoom, een intraparenchymateuze contusiehaard met massawerking of een schedelfractuur met verplaatsing (impressiefractuur), dan is overleg met een neurochirurgisch centrum c.q. neurochirurg aangewezen (zie hiervoor ▶ H. 5 en 9).

Hyperosmolaire behandeling kan gegeven worden vóór ICP-monitoring, als er tekenen zijn voor inklemming (herniatie) (zie ▶ par. 9.3.2) of neurologische achteruitgang verdacht voor intracraniële drukverhoging (Braintrauma Foundation 2016). In de richtlijn van de *Braintrauma Foundation* wordt geconcludeerd dat hoewel hyperosmolaire behandeling de intracraniële druk verlaagt, er onvoldoende bewijs is voor een effect op de klinische uitkomst. Dientengevolge kunnen er geen specifieke aanbevelingen worden gedaan over het gebruik van een van de beschikbare middelen (hypertoon zout of mannitol) (Braintrauma Foundation 2016).

Bij patiënten met een acuut verhoogde intracraniële druk door traumatische afwijkingen is mannitol (bijvoorbeeld 400 ml, 15–20 %) of hypertoon zout (bolus van bijv. 150 mL of 3–5 ml/kg NaCl 3 %) te gebruiken om de druk te verlagen. Er zijn verscheidene voor- en nadelen van mannitol ten opzichte van hypertoon zout. Mannitol geeft veel minder vochtbelasting dan hypertoon zout, maar wel een toename van de diurese (hetgeen niet wenselijk is bij traumapatiënten in shock), en kan *rebound* verhoging van de intracraniële druk geven. Hypertoon zout geeft een forse zoutbelasting, de bovengrens van het serum natrium bedraagt 160 mmol/L. Mannitol geeft een verhoging van de osmolaliteit; het is belangrijk om deze niet hoger te laten oplopen dan 320 mOsm/L.

Bij patiënten met een verhoogde intracraniële druk door een ruimte-innemende traumatische afwijking kan tijdelijke hyperventilatie worden toegepast om de intracraniële druk te verlagen. Dit dient slechts kortdurend in afwachting van een operatie te worden gegeven, omdat langdurige hyperventilatie door vasoconstrictie uiteindelijk verminderde perfusie van de hersenen geeft, en hierdoor juist een toename van schade aan de hersenen.

In 2013 is de meest recente *Cochrane*-review verschenen, die acute mannitolbehandeling bij patiënten met THL beschrijft. De auteurs concludeerden dat er tot op heden ook onvoldoende bewijs is betreffende de prehospitale toediening van mannitol (Wakai et al. 2013; Burgess et al. 2016).

Box 2.2 *Biomarkers*
Er wordt heden veel onderzoek verricht om te evalueren wat de waarde is van *biomarkers*, en dan met name uit bloed(serum), als screeningsinstrument om een CT-scan van hoofd/hersenen bij patiënten met licht THL wel of niet te verrichten, of om vast te stellen of er überhaupt sprake is (geweest) van traumatisch *hersen*letsel (zie ook ▶ par. 7.8). De voordelen van biomarkers kunnen zijn dat het niet nodig is om een CT-scan te verrichten. Daarvoor is het noodzakelijk dat biomarkers snel bepaald kunnen worden, in ieder geval sneller dan de tijd die het kost om een CT-scan van hoofd/hersenen te maken en te beoordelen. Vanzelfsprekend dienen biomarkers een zeer hoge sensitiviteit te hebben, en vooral een zeer hoge negatief voorspellende waarde voor het aanwezig zijn van traumatische (intra)craniële complicaties. Idealiter dienen verder de kosten lager te zijn dan van een CT-scan. Veel belangstelling is initieel uitgegaan naar het gliale eiwit S100B, waar in de jaren '90 van de vorige eeuw veel onderzoek naar is verricht (Undén et al. 2013). In de Scandinavische richtlijn voor licht en middelzwaar THL is S100B opgenomen in de beslisregel om wel of geen CT-scan te maken (Undén et al. 2010).
Niet alleen S100B, maar ook andere biomarkers zoals NSE (neuronspecifiek enolase), UCH-L1 (ubiquitin C-terminal hydrolase isozyme L1) en GFAP (Glial Fibrillary Acidic Protein) staan inmiddels al enige tijd in de belangstelling (Papa et al. 2012; Thelin et al. 2016; Zongo et al. 2012). In een review werden de bovengenoemde biomarkers tegen het licht gehouden. S100B heeft een sensitiviteit voor de aanwezigheid van intracraniële complicaties van 83–100 %, met een specificiteit van 12–77 %. Voor UCH-L1 werd er een sensitiviteit van 100 % gevonden en een specificiteit van 21–39 %; GFAP had een sensitiviteit van 67–100 %, met een specificiteit van 0–89 %; NSE tot slot had een een sensitiviteit van 56–100 % en een specificiteit van 7–77 % (Mondello et al. 2018). Hoewel de auteurs van deze studie concludeerden dat er op dat moment alleen voor S100B voldoende bewijs was om te kunnen gebruiken in CT-beslisregels, laat recent onderzoek echter zien dat voor GFAP een vergelijkbare rol als voor S100B is weggelegd (Gill et al. 2018; Papa et al. 2016). Een combinatie van GFAP en UCH-L1 toonde zelfs een sensitiviteit van 100 % en specificiteit van 37–39 % voor het identificeren van LTH-patiënten met (intra)craniële traumatische afwijkingen (Welch et al. 2016).
Op dit moment is een snelle bepaling aan het bed van de patiënt, een zogeheten *point-of-care testing* (POCT)-methode, alleen nog mogelijk in onderzoekssetting. De toepassing van deze POCT-methode samen met de ontwikkeling van steeds gevoeliger *assays* om diverse biomarkers te detecteren, laat zien dat GFAP gevoeliger is dan S100B om CT-afwijkingen te detecteren (Okonkwo et al. 2020). Het combineren van diverse biomarkers is nog niet aantoonbaar beter dan het bepalen van GFAP alleen (Czeiter et al. 2020). De verwachting is dat in de toekomst op basis van bovengenoemde ontwikkelingen de richtlijnen en CT-beslisregels aangepast zullen worden.
Genoemde biomarkers worden in onderzoeksverband ook beoordeeld op hun vermogen om niet alleen een inschatting te maken van de prognose bij licht, maar ook bij middelzwaar en ernstig THL. Tot op heden heeft dit echter nog niet geleid tot invoering in de klinische praktijk (Mercier et al. 2017).

Verder lezen

Advanced Trauma Life Support, student course manual, tenth edition, 2018. American college of surgeons.

Foks KA, Van den Brand CL, Lingsma HF, et al. External validation of computed tomography decision rules for minor head injury: prospective, multicentre cohort study in the Netherlands. BMJ. 2018;362:k3527.

Landelijke richtlijn 'Antitrombotisch beleid', Nederlandse Internisten Vereniging (NIV), te raadplegen via: ▶ https://internisten.nl/files/Richtlijn%20Antitrombotisch%20beleid_def.pdf.

Landelijke richtlijn 'Epilepsie', Nederlandse Vereniging voor Neurologie (NVN), te raadplegen via: ▶ https://epilepsie.neurologie.nl/cmssite7/index.php.

Landelijke richtlijn 'Initiële radiodiagnostiek bij traumapatiënten', Nederlandse Vereniging voor Radiologie (NVvR), te raadplegen via: ▶ https://richtlijnendatabase.nl/richtlijn/initi_le_radiodiagnostiek_bij_traumapati_nten/total_body_ct.html.

Landelijke richtlijn 'Licht traumatisch hoofd-/hersenletsel', Nederlandse Vereniging voor Neurologie (NVN), te raadplegen via: ▶ https://richtlijnendatabase.nl/richtlijn/licht_traumatisch_hoofd_hersenletsel_lth/licht_traumatisch_hoofd_hersenletsel_-_startpagina.html.

Richtlijn Braintrauma Foundation (versie 2016), te raadplegen via: ▶ www.braintrauma.org/.

Richtlijnen geraadpleegd d.d. 18-12-2020.

Literatuur

Af Geijerstam JL, Britton M, Marké LA. Mild head injury: observation or computed tomography? Economic aspects by literature review and decision analysis. Emerg Med J. 2004;21(1):54–8.

Af Geijerstam JL, Oredsson S, Britton M; OCTOPUS Study Investigators. Medical outcome after immediate computed tomography or admission for observation in patients with mild head injury: randomised controlled trial. BMJ. 2006;333(7566):465. Epub 2006 Aug 8.

Alrajhi KN, Perry JJ, Forster AJ. Intracranial bleeds after minor and minimal head injury in patients on warfarin. J Emerg Med. 2015;48:137–42.

American college of surgeons. Advanced trauma life support, student course manual. 10th ed. Chicago: American college of surgeons; 2018.

Barletta JF, Abdul-Rahman D, Hall ST, et al. The role of desmopressin on hematoma expansion in patients with mild traumatic brain injury prescribed pre-injury antiplatelet medication. Neurocrit Care. 2020;33(2):405–13.

Batchelor JS, Grayson A. A meta-analysis to determine the effect of anticoagulation on mortality in patients with blunt head trauma. Br J Neurosurg. 2012;26:525–30.

Brain trauma foundation, American Association of Neurological Surgeons and the Congress of Neurological Surgeons. Guideline for the Management of Severe TBI, 4th edition; 2016. ▶ www.braintrauma.org/.

Burgess S, Abu-Laban RB, Slavik RS, Vu EN, Zed PJ. A systematic review of randomized controlled trials comparing hypertonic sodium solutions and mannitol for traumatic brain injury: Implications for emergency department management. Ann Pharmacother. 2016;50(4):291–300 Epub 2016 Jan 29.

Chauny JM, Marquis M, Bernard F, et al. Risk of delayed intracranial hemorrhage in anticoagulated patients with mild traumatic brain injury: Systematic review and meta-analysis. J Emergency Med. 2016;51(5):519–28 Epub 2016 Jul 26.

Connolly SJ, Crowther M, Eikelboom JW, et al. ANNEXA-4 Investigators. Full study report of andexanet alfa for bleeding associated with factor Xa inhibitors. N Engl J Med. 2019;380(14):1326–35. Epub 2019 Feb 7.

Czeiter E, Amrein K, Gravesteijn BY, et al. Blood biomarkers on admission in acute traumatic brain injury: relations to severity, CT findings and care path in the CENTER-TBI study. BioMedicine. 2020;56:102785.

De Louw A, Twijnstra A, Leffers P. Weinig uniformiteit en slechte therapietrouw bij het wekadvies na trauma capitis. Ned Tijdschr Geneesk. 1994;138(44):2197–9.

Fuller GW, Evans R, Preston L, Woods HB, Mason S. Should adults with mild head injury who are receiving direct oral anticoagulants undergo computed tomography scanning? A systematic review. Ann Emerg Med. 2019;73(1):66–75 Epub 2018 Sep 17.

Gill J, Latour L, Diaz-Arrastia R, et al. Glial fibrillary acidic protein elevations relate to neuroimaging abnormalities after mild TBI. Neurology. 2018;91(15):e1385–9 Epub 2018 Sep 12.

Haydel MJ, Preston CA, Mills TJ, Luber S, Blaudeau E, DeBlieux PM. Indications for computed tomography in patients with minor head injury. N Engl J Med. 2000;343(2):100–5.

Jacobs B, Van Ekert J, Vernooy LP, et al. Development and external validation of a new PTA assessment scale. BMC Neurol. 2012;12:69.

Jehan F, Zeeshan M, Kulvatunyou N, et al. Is there a need for platelet transfusion after traumatic brain injury in patients on P2Y12 inhibitors? J Surg Res. 2019;236:224–9 Epub 2018 Dec 20.

Kokke MC, Ham W, Leenen LPH. Een nieuw protocol, is de wervelkolom nog veilig? Ned Tijdschr Geneeskd. 2015;159:A8902.

Mercier E, Tardif PA, Emond M, et al. Characteristics of patients included and enrolled in studies on the prognostic value of serum biomarkers for prediction of postconcussion symptoms following a mild traumatic brain injury: a systematic review. BMJ Open. 2017;27;7(9):e017848.

Mondello S, Sorinola A, Czeiter E, et al. Blood-based protein biomarkers for the management of traumatic brain injuries in adults presenting to emergency departments with mild brain injury: A living systematic review and meta-analysis. J Neurotrauma. 2018.

Nederlandse Internisten Vereniging (NIV), richtlijn 'Antitrombotisch beleid'. 2015. ▶ https://internisten.nl/files/Richtlijn%20Antitrombotisch%20beleid_def.pdf.

Nederlandse Vereniging voor Neurologie (NVN), richtlijn 'Licht traumatisch hoofd-/hersenletsel', 2010 – addendum 2017. ▶ https://richtlijnendatabase.nl/richtlijn/licht_traumatisch_hoofd_hersenletsel_lth/licht_traumatisch_hoofd_hersenletsel_-_startpagina.html.

Nederlandse Vereniging voor Radiologie (NVvR), richtlijn 'Initiële radiodiagnostiek bij traumapatiënten'. 2019. ▶ https://richtlijnendatabase.nl/richtlijn/initi_le_radiodiagnostiek_bij_traumapati_nten/total_body_ct.html.

Nishijima DK, Offerman SR, Ballard DW, et al. Risk of traumatic intracranial hemorrhage in patients with head injury and preinjury warfarin or clopidogrel use. Acad Emerg Med. 2013;20:140–5.

Norlund A, Marké LA, Af Geijerstam JL, et al., for the OCTOPUS study investigators. Immediate computed tomography or admission for observation after mild head injury: cost comparison in randomised controlled trial. BMJ. 2006; 333(7566):469. Epub 2006 Aug 8.

Okonkwo DO, Puffer RC, Puccio AM, et al. Point-of-care platform blood biomarker testing of glial fibrillary acidic protein versus S100 calcium-binding protein B for prediction of traumatic brain injuries: a transforming research and clinical knowledge in traumatic brain injury study. J Neurotrauma. 2020;37:2460–7.

Papa L, Lewis LM, Silvestri S, et al. Serum levels of ubiquitin C-terminal hydrolase distinguish mild traumatic brain injury from trauma controls and are elevated in mild and moderate traumatic brain injury patients with intracranial lesions and neurosurgical intervention. J Trauma Acute Care Surg. 2012;72(5):1335–44.

Papa L, Brophy GM, Welch RD, et al. Time course and diagnostic accuracy of glial and neuronal blood biomarkers GFAP and UCH-L1 in a large cohort of trauma patients with and without mild traumatic brain injury. JAMA Neurol. 2016;73(5):551–60.

Phang SY, Whitehouse K, Lee L, Khalil H, McArdle P, Whitfield PC. Management of CSF leak in base of skull fractures in adults. Br J Neurosurg. 2016;30(6):596–604 Epub 2016 Sep 26.

Pollack CV Jr, Reilly PA, Van Ryn J, et al. Idarucizumab for Dabigatran reversal – Full cohort analysis. N Engl J Med. 2017;377(5):431–41 Epub 2017 Jul 11.

Smits M, Dippel DW, Steyerberg EW, et al. Predicting intracranial traumatic findings on computed tomography in patients with minor head injury: the CHIP prediction rule. Ann Intern Med. 2007;146(6):397–405.

Stiell IG, Wells GA, Vandemheen K, et al. The Canadian CT Head Rule for patients with minor head injury. Lancet. 2001;357(9266):1391–6.

Thelin EP, Jeppsson E, Frostell A, et al. Utility of neuron-specific enolase in traumatic brain injury; relations to S100B levels, outcome, and extracranial injury severity. Crit Care. 2016;20:285.

Uccella L, Zoia C, Bongetta D, et al. Are antiplatelet and anticoagulants drugs a risk factor for bleeding in mild traumatic brain injury? World Neurosurg. 2018;110:e339–45 Epub 2017 Nov 10.

Undén J, Ingebrigtsen T, Romner B; Scandinavian Neurotrauma Committee (SNC). Scandinavian guidelines for initial management of minimal, mild and moderate head injuries in adults: An evidence and consensus-based update. BMC Med. 2013;11:50.

Undén J, Romner B. Can low serum levels of S100B predict normal CT findings after minor head injury in adults? An evidence-based review and meta-analysis. J Head Trauma Rehabil. 2010;25(4):228–40.

Van den Brand CL, Rambach AH, Postma R, et al. Practice guideline 'Management of patients with mild traumatic head/brain injury' in the Netherlands. Ned Tijdschr Geneeskd. 2014;158:A6973.

Van den Brand CL, Tolido T, Rambach AH, Hunink MG, Patka P, Jellema K. Systematic review and meta-analysis: Is pre-injury antiplatelet therapy associated with traumatic intracranial hemorrhage? J Neurotrauma. 2017;34(1):1–7 Epub 2016 May 9.

Verschoof MA, Zuurbier CCM, De Beer F, Coutinho JM, Eggink EA, Van Geel BM. Evaluation of the yield of 24-h close observation in patients with mild traumatic brain injury on anticoagulation therapy: a retrospective multicenter study and meta-analysis. J Neurol. 2018;265(2):315–21 Epub 2017 Dec 13.

Wakai A, McCabe A, Roberts I, Schierhout G. Mannitol for acute traumatic brain injury. Cochrane Database Syst Rev. 2013;(8):CD001049.

Welch RD, Ayaz SI, Lewis LM, et al. Ability of serum Glial Fibrillary Acidic Protein, Ubiquitin C-Terminal Hydrolase-L1, and S100B to differentiate normal and abnormal head computed tomography findings in patients with suspected mild or moderate traumatic brain Injury. J Neurotrauma. 2016;33(2):203–14 Epub 2015 Dec 18.

Zongo D, Ribéreau-Gayon R, Masson F, et al. S100-B protein as a screening tool for the early assessment of minor head injury. Ann Emerg Med. 2012;59(3):209–18 Epub 2011 Sep 23.

Licht traumatisch hoofd-/hersenletsel

B. Jacobs en J. van der Naalt

Samenvatting

Licht traumatisch hoofd-/hersenletsel (THL) is een van de meest frequente neurologische aandoeningen in Nederland. In de acute fase is een belangrijke rol weggelegd voor de CT-scan om de aanwezigheid van traumatische (intra-)craniële afwijkingen aan te tonen. Zeker één op de vier patiënten met licht THL heeft langdurig last van posttraumatische klachten die onder meer het hervatten van werk of studie en andere dagelijkse activiteiten negatief beïnvloeden. Patiënten met een verhoogde kans op een ongunstige uitkomst dienen tijdig te worden geïdentificeerd, zodat zij adequaat kunnen worden begeleid. Enkele factoren geassocieerd met een suboptimaal functioneel herstel zijn: de ernst van het letsel, leeftijd, stemmingsklachten, opleidingsniveau, copingstijl, medische voorgeschiedenis en vroege posttraumatische klachten zoals nekpijn. Hierop zijn diverse prognostische modellen gebaseerd. In de chronische fase kan MRI-onderzoek van de hersenen en neuropsychologisch onderzoek worden overwogen. Een belangrijke rol in de behandeling van licht THL is weggelegd voor psycho-educatie.

- **Leeswijzer**

Licht traumatisch hoofd-/hersenletsel (THL) wordt in dit hoofdstuk uitvoerig besproken, waarbij herstel en prognose (▶ par. 3.3 en 3.4) een belangrijk onderdeel vormen. Licht THL komt ook uitgebreid aan bod: in ▶ H. 2 als het gaat om de acute fase, en in ▶ H. 9 wat de radiologische aspecten betreft. De neuropsychologische diagnostiek en behandeling worden behandeld in ▶ H. 11. Tot slot is licht THL bij kinderen onderdeel van ▶ H. 8.

© Bohn Stafleu van Loghum is een imprint van Springer Media B.V., onderdeel van Springer Nature 2022
J. van der Naalt en B. Jacobs (Red.), *Handboek traumatisch hersenletsel*,
https://doi.org/10.1007/978-90-368-2659-4_3

3.1 Epidemiologie en definities – 37

3.2 Acute fase – 37
3.2.1 Licht traumatisch hoofd-/hersenletsel bij de huisarts – 37
3.2.2 Licht traumatisch hoofd-/hersenletsel in het ziekenhuis – 38

3.3 Herstel(patroon) na licht traumatisch hoofd-/hersenletsel – 39
3.3.1 Postcommotioneel syndroom – 40
3.3.2 Invloed van klachten op gedrag – 40
3.3.3 Specifieke groepen – 40
3.3.4 Endocriene stoornissen als verklaring posttraumatische klachten – 42

3.4 Prognostische factoren – 42
3.4.1 Traumagerelateerde factoren – 43
3.4.2 Patiëntgerelateerde factoren – 43
3.4.3 Prognostische modellen – 45

3.5 Aanvullend onderzoek bij posttraumatische klachten – 45
3.5.1 MRI-scan – 45
3.5.2 Neuropsychologisch onderzoek – 46

3.6 Interventies en behandeling bij klachten – 47

3.7 Langetermijngevolgen – 51

Verder lezen – 51

3.1 Epidemiologie en definities

Licht traumatisch hoofd-/hersenletsel is de meest voorkomende vorm van traumatisch hoofd-/hersenletsel (THL) (zie ▶ H. 1). De classificatie 'licht' betreft hier het initiële klinische beeld, een Glasgow Coma Schaal (GCS)-score op de spoedeisende hulp (SEH) van 13–15, waardoor deze patiënten binnen de lichtste categorie van het THL-spectrum vallen. Niettemin kan ook licht THL gepaard gaan met diverse radiologische (intra)craniële traumatische afwijkingen, zoals een subduraal of epiduraal hematoom, traumatische subarachnoidale bloeding of (hemorragische) contusiehaard (zie ▶ H. 5 en ▶ par. 9.3), waarbij een neurochirurgische interventie soms noodzakelijk is (bij circa 1 % van alle patiënten met licht THL). Daarnaast kan het herstel na een licht THL tegenvallen, met langdurige posttraumatische klachten die interfereren met het dagelijks leven als gevolg (zie ▶ par. 3.3). De mortaliteit van licht THL is erg laag: ongeveer 1 % van de patiënten komt eraan te overlijden.

Er zijn voor de diagnose licht traumatisch *hersen*letsel nog enkele aanvullende criteria geformuleerd: het bewustzijnsverlies mag niet langer duren dan 30 minuten en de posttraumatische amnesie (PTA) niet langer dan 24 uur (zie hiervoor ▶ H. 1).

Het licht THL werd vroeger, overigens alleen in het Nederlandse taalgebied, aangeduid met de term *commotio cerebri* (hersenschudding). Vandaar ook de term 'postcommotioneel syndroom' om het complex van posttraumatische klachten in de chronisch fase na een licht THL aan te duiden (zie ▶ par. 3.3.1). De term 'hersenschudding' wordt gebruikt in de communicatie met patiënten wanneer er sprake is van een licht THL zonder afwijkingen op de CT-scan van hoofd/hersenen. Er kan bij een THL-patiënt ook sprake zijn van een *hoofd*trauma zonder klinische aanwijzingen voor *hersen*letsel, waarbij de patiënt geen posttraumatisch bewustzijnsverlies of PTA doormaakt en er geen sprake is van focale neurologische uitval. Dit beeld wordt ook wel aangeduid als *trauma capitis*.

3.2 Acute fase

3.2.1 Licht traumatisch hoofd-/hersenletsel bij de huisarts

Huisartsen krijgen te maken met alle vormen van THL bij alle leeftijden, in zowel de (sub)acute als de chronische fase. Toch zal de huisarts, alleen al gezien de incidentie, vooral worden geconfronteerd met (de gevolgen van) licht THL. Epidemiologische cijfers betreffende THL in de Nederlandse huisartsenpraktijk zijn zeldzaam. De (geschatte) incidentie is 22,1 per 1.000 persoonsjaren; voor de leeftijd 0–1 jaar is dit 123 per 1.000 persoonsjaren. Van de patiënten met THL in de huisartsenpraktijk is één derde jonger dan 15 jaar. In met name de (sub)acute fase wordt één op de tien van de patiënten die zich met (klachten van) een doorgemaakt THL presenteren bij de huisarts verwezen naar het ziekenhuis. Met andere woorden: van de patiënten die primair naar de huisarts gingen met een THL, werd 90 % behandeld in de eerste lijn, zonder verdere verwijzing. Een gecompliceerd beloop, denk hierbij aan neurochirurgische interventie, posttraumatische neurologische uitvalsverschijnselen en posttraumatische epilepsie, is een zeldzaamheid (0,16 per 1.000 persoonsjaren). De karakteristieken van de patiënten die dit betreft, lijken overigens erg goed op de tweedelijnsrisicofactoren voor traumatische (intra)craniële afwijkingen (zie hiervoor ▶ par. 2.2 en ◻ tab. 2.1). Uiteindelijk komt 0,2 % van de patiënten die primair door de huisarts werden gezien te overlijden (Gerritsen et al. 2018).

De huisartsenrichtlijn 'Hoofdtrauma' van het Nederlands Huisartsen Genootschap (NHG) is primair gericht op de acute fase van licht THL en bevat onder meer de criteria voor het verwijzen van patiënten met THL naar de tweede lijn, behandeladviezen, indicaties voor het wekadvies en adviezen ten aanzien van de voorlichting van patiënten (NHG 2015). De instructies van het wekadvies en uitleg voor de patiënt zijn ook terug te vinden op de website van de NHG: ▶ www.thuisarts.nl. De chronische fase na het THL blijft echter onderbelicht.

3.2.2 Licht traumatisch hoofd-/hersenletsel in het ziekenhuis

Patiënten met licht THL zijn traumapatiënten en dienen dus ook als zodanig op de SEH opgevangen te worden. Dit gebeurt vrijwel overal in Nederland volgens de systematiek van de *Advanced Trauma Life Support* (zie ▶ par. 2.1). Onderdeel van de initiële diagnostiek en behandeling op de SEH van patiënten met licht THL is het verrichten van een CT-scan van hoofd/hersenen om afwijkingen te identificeren die potentieel kunnen leiden tot verslechtering van het neurologisch toestandsbeeld (en eventueel een neurochirurgische operatie behoeven), of die het staken dan wel couperen van antitrombotica noodzakelijk maken (zie ▶ par. 2.2) (NVN 2010/2016). Bij patiënten met licht THL worden in 5–15 % (intra)craniële traumatische afwijkingen gevonden met CT; dit percentage loopt bij patiënten met een initiële GCS-score van 13 op tot ruim boven de 20 % (Jacobs et al. 2010). Recent wetenschappelijk onderzoek suggereert dat het binnen drie uur toedienen van tranexaminezuur – een medicijn dat de fibrinolyse remt en daardoor een bloeding kan beperken – bij patiënten met licht (en middelzwaar) THL en een aangetoonde intracraniële bloeding de kans op overlijden vermindert (CRASH-3 trial collaborators 2019). Er zijn echter verschillende kanttekeningen bij deze studie te plaatsen die op dit moment het geven van tranexaminezuur op de SEH aan deze groep THL-patiënten in de weg staan.

Bij de groep patiënten met alleen een hoofdtrauma worden in 3–5 % van de gevallen toch traumatische CT-afwijkingen gevonden (inclusief schedel(basis)fracturen), omdat deze patiënten bijvoorbeeld als risicofactor het gebruik van antitrombotica hadden. Enkele van deze groep patiënten zullen door de neurochirurg worden geopereerd (Foks et al. 2019; Smits et al. 2007).

Achteruitgang bij opgenomen patiënten met licht traumatisch hoofd-/hersenletsel

Patiënten met licht THL worden om verschillende redenen ter observatie opgenomen op een (neurologische) afdeling, bijvoorbeeld in geval van een suboptimale GCS-score van 13–14 (inclusief voortdurende PTA), traumatische afwijkingen op de CT-scan van hoofd-/hersenen, bijkomende intoxicatie met alcohol – bij ongeveer 30 % van de patiënten met licht THL is er op dat moment ook sprake van een alcoholintoxicatie (Scheenen et al. 2016), of extracranieel letsel (zie ook ▶ par. 2.3). De kans dat een patiënt met licht THL met traumatische CT-afwijkingen tijdens de opname neurologisch achteruitgaat wordt gerapporteerd rond de 12 % (Marincowitz et al. 2018). Deze achteruitgang presenteert zich klinisch met veranderingen van het bewustzijn (onrust, verwardheid of daling van de GCS-score), veranderingen in de pupilgrootte en -reacties, klachten van hoofdpijn, misselijkheid en/of braken. Hierop zal vaak een CT-scan worden verricht om de oorzaak van deze klinische verslechtering te achterhalen. Mocht er hierbij ook sprake zijn van radiologische verslechtering (toename intracraniële bloeding of contusiehaard), dan kan een neurochirurgische interventie soms nodig zijn, hetgeen in deze groep patiënten bij ongeveer 3,5 % het geval is (Marincowitz et al. 2018).

Indien de CT-scan onvoldoende verklaring geeft, is het van belang om aan andere oorzaken van het veranderde klinisch neurologische beeld te denken, onder andere elektrolytstoornissen (zie ook ▶ par. 4.2.4). In de (sub)acute fase na een licht THL zijn endocriene stoornissen, en meer specifiek hypofysedisfunctie, zeldzaam. Niettemin wordt hyponatriëmie als gevolg van *syndrome of inappropriate ADH* (antidiuretisch hormoon) *secretion* (SIADH) bij licht THL wel beschreven in de literatuur. Vrijwel altijd is er dan sprake van afwijkingen op de CT-scan van hoofd/hersenen (Blaauw et al. 2019). Ook kan een patiënt op neurologisch gebied verslechteren als gevolg van een complicatie bij een extracranieel traumatisch letsel. Het vetemboliesyndroom is hiervan een goed voorbeeld (zie hiervoor ▶ par. 9.2 en ◘ fig. 9.1).

3.3 Herstel(patroon) na licht traumatisch hoofd-/hersenletsel

De overgrote meerderheid van de patiënten met licht THL zal in de eerste dagen tot weken restloos herstellen. Niettemin is er een aanzienlijke groep die nog langdurig posttraumatische klachten ervaart. Het hoogste percentage patiënten met onvolledig herstel (51 %) bevindt zich in leeftijdsgroep van 40–60 jaar (Van der Naalt et al. 2017b).

Het grootste herstel na THL vindt plaats in de eerste drie tot zes maanden na het ongeval; de eindtoestand wordt in de regel bij licht THL bereikt na zes tot twaalf maanden. Goed tot restloos herstel – dit betekent werkhervatting en het hervatten van studie en dagelijkse (sociale) activiteiten op pre-existent niveau – wordt bij 70–80 % van de patiënten bereikt op zes maanden na het ongeval (De Koning et al. 2017b; Van der Naalt et al. 2017b). Toch heeft iets meer dan 70 % van de patiënten met licht THL zes maanden na het ongeval nog steeds één of meer posttraumatische klachten. Deze persisterende klachten zijn divers van aard. Het meest gerapporteerd worden moeheid dan wel toegenomen vermoeibaarheid, hoofdpijn, duizeligheid en cognitieve klachten van verminderde concentratiestoornissen en geheugen (zie ▶ H. 11).

Wat betreft specifieke klachten is de posttraumatische hoofdpijn vaak tendomyogeen van aard. Dit is mede het gevolg van bijkomende nek(pijn)klachten. Behandeling middels houding- en oefentherapie door een Mensendieck- of Cesartherapeut zou in dat geval zinvol kunnen zijn. Ook rapporteren veel patiënten hoofdpijnklachten als gevolg van cognitieve inspanning. Posttraumatische hoofdpijn kan in de chronische fase medicamenteus behandeld worden met amitriptyline in lage dosering (voor de nacht), hetgeen ook frequent een positief effect heeft op de slaap. Duizeligheid kan soms terug te voeren zijn op primaire traumatische schade aan het gehoor- en evenwichtsorgaan, dan vaak in combinatie met tinnitus en gehoorverlies (zie ▶ par. 4.4.2). Aanwezige duizeligheidsklachten worden echter veel vaker verklaard door een posttraumatische benigne paroxysmale positieduizeligheid (BPPD; zie ▶ box 3.1).

Bij patiënten met licht THL zijn daadwerkelijk objectiveerbare neurologische uitvalsverschijnselen beperkt en bepalen vooral posttraumatische klachten de functionele uitkomst en kwaliteit van leven, in tegenstelling tot middelzwaar en ernstig THL (zie ▶ par. 4.3). Het is belangrijk om zo snel mogelijk in het ziektebeloop patiënten te identificeren met een verhoogd risico op een suboptimaal herstel, zodat mogelijke interventies om dit te voorkomen tijdig kunnen worden ingezet (zie ▶ par. 3.4 en 3.6).

3.3.1 Postcommotioneel syndroom

De verzameling van tezamen voorkomende posttraumatische klachten na een licht THL wordt ook wel aangeduid met de term postcommotioneel syndroom (PCS), in de Engelstalige literatuur *post-concussive syndrome*. Het gebruik van de diagnose PCS in de dagelijkse praktijk, maar ook in wetenschappelijk onderzoek, staat ter discussie. De kritiek richt zich met name op het ontbreken van eenduidigheid in de gehanteerde criteria om de diagnose PCS te kunnen stellen (McIntyre et al. 2021). Het ontbreken van consensus over de definitie en diagnostische karakteristieken maakt bijvoorbeeld dat een bepaalde patiënt volgens het ene (ziekte)classificatiesysteem de diagnose PCS krijgt, maar volgens het andere niet (Boake et al. 2005).

3.3.2 Invloed van klachten op gedrag

Zowel in de (sub)acute als in de chronische fase na licht THL kunnen bij patiënten (tijdelijke) veranderingen in het gedrag voorkomen, al ontbreken goede prevalentiecijfers. Het betreft hier overigens bij de meeste patiënten niet de ernstige gedragsregulatiestoornissen, zoals die bij patiënten met middelzwaar en ernstig THL worden gezien (zie hiervoor ▶ H. 11 en 12).

Als gekeken wordt naar de groep patiënten met licht THL bij wie gedragsproblematiek wordt gerapporteerd, door hen zelf of hun naasten, dan komen irritatie en boosheid naar schatting bij meer dan driekwart van deze patiënten voor (Timmer et al. 2020). In de spreekkamer komt dit vaak naar voren als het hebben van 'een korter lontje'. Moeite met het verwerken van omgevingsprikkels die veel patiënten hebben en/of een bijkomende stemmingsstoornis vormen mogelijke oorzaken. Een andere verklaring, in een minderheid van de gevallen, kan de aanwezigheid van focale traumatische letsels in de frontotemporale hersengebieden zijn, bijvoorbeeld corticale contusiehaarden (zie ◻ fig. 3.1). Indien er gedragsstoornissen zijn bij patiënten met licht THL heeft dit invloed op de functionele uitkomst en belemmeren deze onder andere het hervatten van werk of studie. Ongeveer de helft van de patiënten met gedragsstoornissen heeft het werk/de studie uiteindelijk binnen één jaar na het ongeval volledig of deels op het pre-existente niveau hervat. Dit is niet significant verschillend van de patiënten met middelzwaar/ernstig THL met gedragsregulatiestoornissen (Timmer et al. 2020).

3.3.3 Specifieke groepen

De groep patiënten met licht THL, die lange tijd onbelicht is gebleven, betreft zeker 40 % van de patiënten die direct vanaf de SEH naar huis wordt ontslagen en dus niet tijdelijk op een (neurologische) afdeling wordt opgenomen (De Koning et al. 2017a). Hierbij gaat het om patiënten met licht THL, maar ook om de patiënten met een *hoofd*trauma. Een deel van deze patiënten blijkt ook langdurige posttraumatische klachten te ontwikkelen, problemen te ondervinden ten aanzien van het hervatten van onder meer werk/studie op pre-existent niveau (ongeveer 15 %), en hiertoe zorgprofessionals (bijvoorbeeld huisarts, psycholoog en/of neuroloog) in de subacute en chronische fase te bezoeken. De recent afgeronde Nederlandse POCOMON-studie zal meer inzicht gaan geven in deze specifieke populatie patiënten met licht THL (Coffeng et al. 2021).

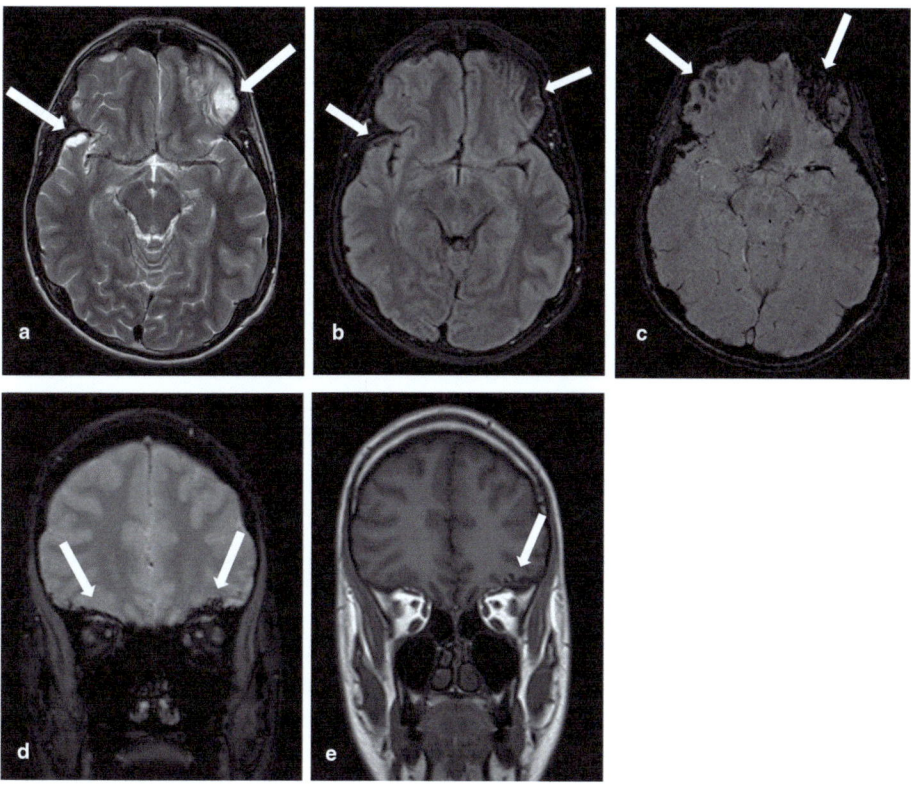

◘ **Figuur 3.1** MRI-scan met corticaal traumatisch hersenletsel. MRI-scan van een patiënt (17 jaar) enkele maanden na een licht THL. Er was onder meer sprake van diverse posttraumatische gedragsstoornissen: prikkelbaarheid, roekeloosheid, decorumverlies, initiatiefloosheid en verminderd ziekte-inzicht. (**a**) T2 transversale opname: atrofie/encefalomalacie beiderzijds frontaal, links meer dan rechts en temporaal rechts. (**b**) T2-FLAIR transversale opname: weefselverlies met aangrenzend gliose. (**c**) SWI transversale opname: susceptibiliteitsartefacten (hypo-intens), links meer dan rechts frontaal, passend bij restanten van hemorragische corticale contusiehaarden. (**d**) T2*-gradiënt echo coronale opname: frontobasaal beiderzijds susceptibiliteitsartefacten (hypo-intens), links meer dan rechts, passend bij restanten van hemorragische corticale contusiehaarden. (**e**) T1 coronale opname: links frontaal corticaal weefselverlies

---

Box 3.1 Posttraumatische benigne paroxysmale positieduizeligheid (BPPD)
Duizeligheidsklachten bij (licht) THL komen veel voor (Józefowicz-Korczyńska et al. 2018; Pisani et al. 2015). Van deze patiënten met klachten van duizeligheid heeft 25–35 % een posttraumatische BPPD. Bij BPPD klaagt de patiënt over aanvalsgewijze (draai)duizeligheid (vertigo), die optreedt bij positieveranderingen van het hoofd, bijvoorbeeld bij omdraaien in bed, het gaan liggen of vanuit liggende houding weer rechtop komen. De meest gehanteerde pathofysiologische verklaring is dat de duizeligheid wordt veroorzaakt door otoconia (calcietkristallen), die vanuit de utriculus en/of sacculus in de halfcirkelvormige van het evenwichtsorgaan terecht zijn gekomen en daar onterechte prikkeling geven van de haarcellen in de cupula. Rond 20 % van de totale BPPD-diagnoses heeft een (post)traumatische verklaring: in de populatie met licht THL heeft 5–10 % van de patiënten een posttraumatische BPPD,

een percentage dat bij schedelbasisfracturen nog hoger ligt. Bij posttraumatische BPPD is in de overgrote meerderheid van de gevallen (80–90 %) het posterieure semicirculaire kanaal betrokken, vergelijkbaar met niet-traumatische varianten. Met de Hallpike-Dix-kiepproef is de diagnose BPPD van dit specifieke kanaal goed te stellen (NVKNO 2020).

Het is belangrijk om deze diagnose niet te missen, want de behandeling is relatief eenvoudig middels de Epley-manoeuvre. In de meeste gevallen volstaat het om deze één tot twee keer uit te voeren. Overigens is een posttraumatische BPPD wat moeilijker te behandelen dan de niet-traumatische varianten en zal dan vaker de Epley-manoeuvre moeten worden toegepast. Niettemin komen de klachten van duizeligheid (en/of tinnitus, maar zonder gehoorverlies) na licht THL meestal zonder aanwijzingen voor afwijkingen aan de schedelbasis (os petrosum) of een posttraumatische BPPD als verklaring. Bij ouderen kan orthostatische hypotensie nog een rol spelen bij (het in stand houden van) de duizeligheidsklachten.

3.3.4 Endocriene stoornissen als verklaring posttraumatische klachten

Er is veel wetenschappelijk onderzoek verricht naar hypofysedisfunctie als verklaring voor (een deel van de) langdurige posttraumatische klachten na licht THL. Er is immers wel enige overlap tussen deze klachten en een deel van de klachten die kunnen ontstaan bij verminderd functioneren van een aantal hormoonassen in het kader van hypofysedisfunctie (somatotrope/groeihormoon-as bijvoorbeeld). Een relatief hoge prevalentie tot wel 20 %, wordt door sommige auteurs gesuggereerd. De cijfers wisselen echter sterk en er zijn bij veel van deze studies belangrijke kanttekeningen te plaatsen, zoals het gebruik van geselecteerde patiëntengroepen.

Het vóórkomen van hypofysedisfunctie bij patiënten met persisterende posttraumatische klachten na licht THL lijkt op maximaal enkele procenten te liggen, maar waarschijnlijk komt het slechts in minder dan 1 % van de gevallen voor (Van der Eerden et al. 2010). Routinematig laboratoriumonderzoek naar hypofysedisfunctie is in elk geval niet zinvol en lijkt niet kosteneffectief (Mollee en Van der Naalt 2020). Bij verdenking op stoornissen in de hypofysefunctie na THL, bijvoorbeeld op basis van traumatische schade aan de hypofyse(steel) of daarbij passende typische klachten, is overleg met een internist-endocrinoloog voor verder beleid aangewezen.

3.4 Prognostische factoren

Er zijn de afgelopen jaren diverse factoren geïdentificeerd die het herstel na licht THL (al dan niet negatief) beïnvloeden. Deze verklaren echter niet volledig het verschil in uitkomst tussen diverse patiënten. Er vindt daarom op dit moment nog veel onderzoek plaats naar andere factoren die invloed zouden kunnen hebben op de prognose, bijvoorbeeld nieuwe biomarkers van hersenschade (zie ▶ H. 2 en 7) en geavanceerde radiologische technieken (zie ▶ H. 9).

3.4.1 Traumagerelateerde factoren

Klinische parameters zoals de GCS-score, duur van bewustzijnsverlies en PTA tonen in sommige studies wel een relatie met het uiteindelijke uitkomst, maar deze lijkt beperkt (Cnossen et al. 2017; Van der Naalt et al. 2017b). Daarnaast heeft de aanwezigheid van ander bijkomend *extracranieel* traumatisch letsel een negatieve invloed op het herstel van licht THL, terwijl (intra)craniële CT-scanafwijkingen geen belangrijke voorspeller van de uitkomst na licht THL blijken te zijn (Jacobs et al. 2010). Dit laatste in tegenstelling tot bij middelzwaar en ernstig THL (zie hiervoor ▶ H. 4).

Een belangrijkere rol lijkt weggelegd voor traumatische afwijkingen gediagnosticeerd door middel van een MRI-scan van de hersenen. Er lijkt een associatie van voornamelijk temporaal gelokaliseerde microbloedingen met een slechtere functionele uitkomst na licht THL, maar het aantal microbloedingen is niet duidelijk geassocieerd met het aantal gerapporteerde posttraumatische (cognitieve) klachten (De Haan et al. 2017). Bij 45–67 % van de licht THL-patiënten met (post)traumatische MRI-scanafwijkingen is er sprake van een ongunstig herstel (De Haan et al. 2017; Yuh et al. 2013) (zie ook ▶ par. 9.5.2 en 9.5.3).

3.4.2 Patiëntgerelateerde factoren

Patiëntgerelateerde factoren blijken een veel belangrijkere, misschien wel de belangrijkste, rol te spelen bij de prognose van licht THL. Leeftijd, zo blijkt uit de meeste onderzoeken, is een van de belangrijkste voorspellers van het uiteindelijke niveau van herstel. Deze invloed van leeftijd lijkt voor een belangrijk deel afhankelijk van het opleidingsniveau van de patiënt, waarbij de invloed van leeftijd op de prognose vermindert naarmate het opleidingsniveau stijgt (Van der Naalt et al. 2017b). Sommige studies tonen daarnaast aan dat vrouwen een slechtere prognose hebben dan mannen (Cnossen et al. 2017; Van der Naalt et al. 2017b).

Verder zijn ook het opleidingsniveau, pre-existente psychologische/psychiatrische problematiek, een medische voorgeschiedenis van hoofdpijn en/of migraine (Yue et al. 2019) en eerdere doorgemaakte (lichte) THL's (Cnossen et al. 2017) geassocieerd met de functionele uitkomst. Daarnaast kunnen posttraumatische stemmingsklachten zoals gevoelens van angst of depressie – aanwezig bij zeker 20 % van de patiënten met licht THL – het herstel beïnvloeden (Van der Horn et al. 2013). Tot slot blijkt voor het herstel de copingstijl – kort gezegd de manier waarop een individu met de klachten omgaat – een zeer belangrijk rol te spelen. Een inadequate copingstrategie is de zogenaamde passieve copingstijl, en deze heeft de sterkste associatie met een slechtere uitkomst (zie ▶ par. 11.2).

De posttraumatische klachten die de patiënt al op de SEH en in de eerste twee tot vier weken na het ongeval ervaart, blijken ook bepalend voor het ontwikkelen van chronische klachten op langere termijn en suboptimaal herstel (Van der Naalt et al. 2017b; Stulemeijer et al. 2008). Uit recent Nederlands onderzoek bleek bijvoorbeeld dat in de subacute fase (twee weken na het ongeval) meer dan de helft van de patiënten (nog) klachten van vermoeibaarheid, duizeligheid en van hoofdpijn had. Deze lichamelijke klachten correleerden sterk met klachten van angst, somberheid en posttraumatische stress (Van der Naalt et al. 2017b). Een bijzondere rol is hier weggelegd voor vroeg posttraumatische nekpijn, hetgeen voorkomt bij zeker 20 % van de patiënten met licht

THL. Dit roept een associatie op met een flexie-extensietrauma (of *whiplash*) van de cervicale wervelkolom en daaraan gerelateerde problematiek (Coffeng et al. 2020; zie ook ► box 3.2).

De duidelijke invloed van patiëntgerelateerde factoren op het ontstaan van langdurige posttraumatische klachten en onvolledig herstel, zoals naar voren komt uit verschillende wetenschappelijke studies in de afgelopen vijftien jaar, sluit zeer goed aan bij al veel langer bestaande ideeën. Een bekend citaat uit 1937 hierover is van de Britse neuroloog Sir Charles Symonds (Symonds 1937):

> It is not only the kind of injury that matters, but the kind of head that is injured that determines recovery of function.

Box 3.2 *Whiplash associated disorder*

Na een flexie-extensietrauma van de cervicale wervelkolom (CWK), bijvoorbeeld bij een aanrijding van achteren in een auto, kunnen nek(pijn)klachten ontstaan. Het traumamechanisme wordt *whiplash* ('zweepslag') genoemd, de klachten die erdoor kunnen ontstaan *whiplash associated disorder* (WAD) (Spitzer et al. 1995; NVN 2016). WAD graad I (nekklachten – pijn, stijfheid – en normaal klinisch onderzoek) en WAD graad II (nekklachten met beperkte cervicale mobiliteit en drukpijn nekspieren bij lichamelijk onderzoek) komen het meest voor. Beeldvormend onderzoek (CT- en/of MRI-scan van de CWK) toont in de regel geen verklarende traumatische afwijkingen. De prognose van WAD graad I/II is over het algemeen goed (hervatting werk/opleiding in 75–90 % van de gevallen), maar de klachten kunnen na de eerste weken persisteren en zelfs chronisch worden.

Staan in de acute fase de fysieke klachten (zoals uitstralende nek- en hoofdpijn) op de voorgrond, in de maanden na het trauma kunnen ook onder meer cognitieve klachten (concentratie, aandacht en geheugen), slaapstoornissen en problemen met de verwerking van omgevingsprikkels ontstaan. Hoewel deze klachten anders doen vermoeden, toont wetenschappelijk onderzoek aan dat er in geval van een geïsoleerd *whiplash*-trauma zonder hoofdtrauma, geen sprake is van traumatisch hersenletsel. Al deze klachten lijken derhalve toch gerelateerd aan het primaire pijnsyndroom, waarbij centrale sensitisatie een belangrijke rol lijkt te spelen. Instandhoudende c.q. onderhoudende factoren voor deze posttraumatische klachten zijn divers, maar omvatten onder andere bijkomende stemmingsproblematiek (tekenen van angst, somberheid of stress), persoonlijkheidskenmerken als copingstijl en een lopende letselschadezaak (zie ► H. 15).

Het wetenschappelijk bewijs voor de verschillende behandelstrategieën is zeer beperkt. Niettemin wordt in de (sub)acute fase een actieve behandeling aangeraden, gericht op het zoveel mogelijk actief blijven van de patiënt, zo nodig aangevuld met pijnstilling. Een (zachte) nekkraag word ten zeerste ontraden. Educatiestrategieën (psycho-educatie) die bij licht THL wel effect hebben, zijn dit bij WAD niet. Ook in de chronische fase verdient een actieve (multidisciplinaire) behandeling de voorkeur, waarbij gekozen kan worden voor een werkwijze die ook gebruikt wordt bij andere chronische pijnsyndromen. Gezien het deels therapieresistente karakter van langdurige WAD-klachten is het belangrijk om een chronische WAD te voorkomen.

3.4.3 Prognostische modellen

Om over de uiteindelijke (functionele) uitkomst een uitspraak te kunnen doen, kan gebruik worden gemaakt van prognostische modellen waarin factoren zijn opgenomen die van invloed zijn op het herstel (Mikolic et al. 2021). Voor een individuele patiënt kan zo een voorspelling worden gedaan over het uiteindelijke niveau van herstel, bijvoorbeeld of de patiënt binnen zes maanden weer tot werkhervatting zal komen of persisterende posttraumatische klachten zal ontwikkelen. Er zijn voor licht THL slechts enkele van deze modellen beschikbaar, waarbij in de regel gebruik wordt gemaakt van prognostische factoren uit de acute en soms subacute fase. Zoals in de voorgaande paragraaf al is bediscussieerd, blijken voor patiënten met licht THL direct aan het ongeval gerelateerde factoren (traumamechanisme, GCS-score, CT-scan) veel minder bij te dragen aan het uiteindelijke niveau van herstel en zijn patiëntgerelateerde factoren (demografische en psychosociale kenmerken) veel meer van belang.

Een voorbeeld van zo'n prognostisch model, gebaseerd op de Nederlandse multicenterstudie UPFRONT, staat weergegeven in ◘ fig. 3.2. De combinatie van hoger opleidingsniveau, ontbreken van een psychologische voorgeschiedenis, afwezigheid van nekpijn, hogere GCS-score, langere PTA-duur (1–24 uur), ontwijkende copingstijl en opvallend genoeg intoxicatie met alcohol ten tijde van het ongeval, geeft de meeste gunstige associatie met compleet herstel (Van der Naalt et al. 2017b). Op dit moment worden de verschillende prognostische modellen nog niet uitvoerig gebruikt in de Nederlandse dagelijkse praktijk, mogelijk vanwege de onbekendheid en/of de (ervaren) complexiteit, maar ze geven niettemin een goed inzicht in de factoren die van belang zijn voor herstel en de uiteindelijke functionele uitkomst na licht THL.

3.5 Aanvullend onderzoek bij posttraumatische klachten

Bij aanhoudende posttraumatische klachten is na drie tot zes maanden aanvullend onderzoek in de zin van een MRI-scan van de hersenen en neuropsychologisch onderzoek (NPO) geïndiceerd.

3.5.1 MRI-scan

De MRI-scan heeft een hogere gevoeligheid voor het vinden van (post)traumatische afwijkingen van de hersenen, vooral traumatische axonale schade, dan een CT-scan. Ook frontobasaal en temporobasaal corticaal letsel kan met een MRI beter worden gedetecteerd. Deze gebieden zijn gezien de onregelmatige structuur van de schedelbasis voorkeursplaatsen voor contusionele schade (zie ◘ fig. 3.1 en ▶ par. 9.5).

Bij persisterende cognitieve, gedragsmatige en/of stemmingsgerelateerde klachten na een licht THL, kan het verrichten van een MRI-scan van de hersenen zeker worden overwogen, onder andere vanwege de lage sensitiviteit voor traumatisch axonaal en frontotemporaal basaal letsel van de CT-scan (in de acute fase). Bij ongeveer een kwart van de patiënten zonder CT-scanafwijkingen laat de MRI-scan wel posttraumatische afwijkingen zien; het betreft hier met name parenchymateuze microbloedingen (Yuh et al. 2013).

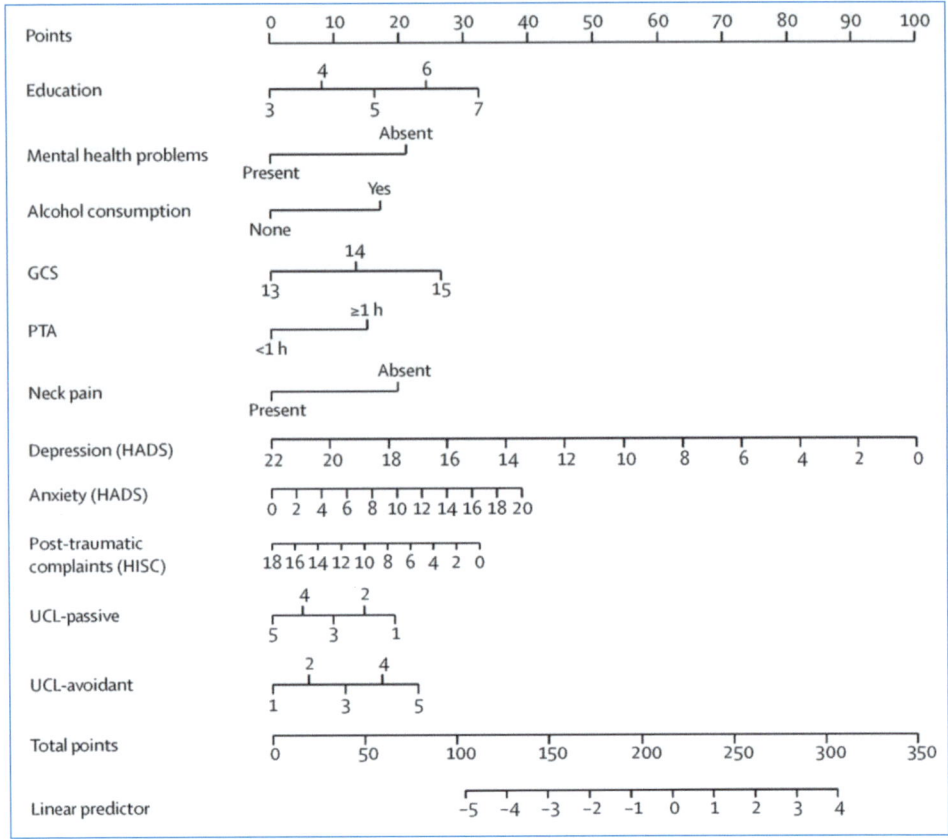

 Figuur 3.2 Nomogram voor de berekening van de kans op volledig herstel op zes maanden na het ongeval (Van der Naalt et al. 2017b). Voor elke predictor dient het bijpassend aantal punten op de bovenste schaal te worden afgelezen. Het totale aantal punten dient vervolgens te worden uitgerekend en hiermee kan de waarde van de lineaire predictor (LP) worden bepaald. Vervolgens kan de kans op volledig herstel (PO) worden berekend: $PO = 1/(1 + exp(-LP))$. 'Education': 3 = middelbare school niet afgerond (7–8 jaar onderwijs), 4 = middelbare school afgemaakt (9 jaar), 5 = middelbare school afgemaakt (10–11 jaar), 6 = middelbare school/vervolgopleiding afgemaakt (12–16 jaar), universitaire graad (> 16 jaar onderwijs); GCS = Glasgow Coma Schaal; PTA = posttraumatische amnesie; HISC = Head Injury Symptom Checklist; UCL = Utrechtse Coping Lijst

3.5.2 Neuropsychologisch onderzoek

Ook kan bij aanhoudende posttraumatische klachten een aanvullend neuropsychologisch onderzoek (NPO) geïndiceerd zijn; zie hiervoor ▶ H. 11. Het NPO laat slechts in een beperkt aantal gevallen daadwerkelijk objectiveerbare afwijkingen zien. Uit meerdere onderzoeken blijkt dat er drie maanden na het ongeval geen relevante cognitieve stoornissen meer kunnen worden vastgesteld (Rohling et al. 2011). Er kunnen bij het NPO echter wel aanwijzingen worden gevonden voor een onderliggende stemmingsstoornis (angst, depressie). Daarnaast kan het NPO worden gebruikt voor onderzoek naar gedrag, copingstijl en andere persoonlijkheidskenmerken als aangrijpingspunt voor therapie en begeleiding. Van belang bij het NPO is het uitvoeren van een symptoomvaliditeitstest ter beoordeling van (sub)optimale inzet. Een suboptimale inzet of onderpresteren is meestal geen uiting van het zich bewust niet inzetten voor het onderzoek (malingering), maar is veel vaker het gevolg van stemmingsklachten of toegenomen vermoeibaarheid.

Voordat een NPO wordt ingezet kunnen op een neurologisch nazorgspreekuur eerst op eenvoudige wijze de posttraumatische klachten middels de *Head Injury Symptom Checklist (HISC)* (zie voorbeeld ◘ fig. 3.3) of de *Rivermead post-concussion symptoms questionnaire* worden geïnventariseerd (De Koning et al. 2016). Tijdens zo'n inventarisatie kan tijdig aandacht worden gegeven aan het bestaan van stemmingsklachten (screening middels de *Hospital Anxiety and Depression Scale (HADS)*-vragenlijst; ◘ fig. 3.4) (Zigmond en Snaith 1983).

3.6 Interventies en behandeling bij klachten

Na een doorgemaakt licht THL is het advies om de dagelijkse activiteiten (sociaal, hobby, sport) en werk of studie geleidelijk aan weer te hervatten op geleide van de klachten, maar de patiënt hoeft zeker niet klachtenvrij te zijn. Rond 70 % van de patiënten ervaart op zes maanden na het trauma nog steeds één of meerdere klachten (Van der Naalt et al. 2017b). Eventueel kan worden besloten om de eerste dagen thuis door te brengen, met afdoende rust. Overmatige bedrust is daarentegen niet verstandig en kan posttraumatische klachten zelfs verergeren. Sterker nog: langdurige bedrust is zelfs bewezen niet-effectief (De Kruijk et al. 2002). Bij het opbouwen van de werkzaamheden spelen een direct leidinggevende op het werk en bedrijfsarts een belangrijke rol. Autorijden en verkeersdeelname zijn in principe toegestaan, maar ook dit is afhankelijk van de klachten van de patiënt hierbij. Bij (beroeps)sporters, zeker als het gaat om contactsporten, wordt daarentegen wel geadviseerd om de sport pas weer op te pakken wanneer hij of zij klachtenvrij is (McCrory et al. 2017) (zie hiervoor ▶ H. 7).

Ten aanzien van het ontwikkelen van aanhoudende posttraumatische klachten lijkt een preventieve werking uit te gaan van het verschaffen van inzichtelijke mondelinge en schriftelijke informatie aan de patiënt; een vorm van psycho-educatie (Ponsford et al. 2002). Zeker in de (sub)acute fase is het van belang om deze informatie niet alleen mondeling over te brengen, maar hier een schriftelijke informatiefolder of zelfs videomateriaal aan toe te voegen, zodat de instructies en adviezen beter onthouden worden (Hoek et al. 2021). Verder blijkt uit een aantal studies, dat ook tijdige – dat wil zeggen in de eerste weken na het ongeval – telefonische counseling de ontwikkeling van chronische klachten deels kan voorkomen (Bell et al. 2008; Scheenen et al. 2017). Deze counseling bestaat globaal uit het verschaffen van informatie, geruststelling en het beantwoorden van eventuele vragen. Dit zou in de praktijk kunnen worden vormgegeven als een verpleegkundig telefonisch nazorgspreekuur.

De behandeling van chronische posttraumatische klachten is complex en vergt een multidisciplinaire aanpak met betrokkenheid van neuroloog, revalidatiearts, (neuro)psycholoog, ergotherapeut, fysiotherapeut en werk- of studiecoach. Voorkomen moet worden dat persisterende posttraumatische klachten een permanent karakter krijgen met grote gevolgen voor de hervatting van dagelijkse activiteiten en de kwaliteit van leven. Een belangrijke rol is hierbij naast psycho-educatie weggelegd voor het herkennen van de individuele copingstijl en behandeling van eventueel aanwezige stemmingsproblematiek. Daarnaast kan een indicatie bestaan voor cognitieve training c.q. cognitieve gedragstherapie (zie hiervoor ▶ par. 11.2.4), afhankelijk van de bevindingen bij het NPO.

	Voor het ongeval			Heden, na het ongeval		
	Nee	Soms	Vaak	Nee	Soms	Vaak
Hebt u last van hoofdpijn?	0	(1)	2	0	1	(2)
Bent u duizelig of licht in het hoofd?	(0)	1	2	0	1	(2)
Hebt u last van evenwichtsstoornissen?	(0)	1	2	0	(1)	2
Hebt u last van oorsuizen?	(0)	1	2	0	(1)	2
Hebt u last van gehoorsverlies?	(0)	1	2	(0)	1	2
Hebt u veel slaap nodig?	(0)	1	2	0	1	(2)
Wordt u snel moe?	(0)	1	2	0	1	(2)
Bent u vergeetachtig?	(0)	1	2	0	(1)	2
Hebt u moeite zich te concentreren?	(0)	1	2	0	1	(2)
Bent u traag?	(0)	1	2	0	(1)	2
Bent u prikkelbaar, snel kwaad?	(0)	1	2	0	(1)	2
Kunt u slecht tegen lawaai?	(0)	1	2	0	(1)	2
Kunt u slecht tegen alcohol?	(0)	1	2	0	(1)	2
Bent u angstig of hebt u angstige dromen?	(0)	1	2	(0)	1	2
Hebt u last van een droge mond?	(0)	1	2	(0)	1	2
Hebt u pijn in de nek?	(0)	1	2	(0)	1	2
Hebt u een stijve nek?	(0)	1	2	(0)	1	2
Hebt u pijn in de armen?	(0)	1	2	(0)	1	2
Hebt u last van jeuk?	(0)	1	2	(0)	1	2
Heeft u moeite met inslapen?	(0)	1	2	0	(1)	2
Heeft u moeite met doorslapen?	0	(1)	2	0	(1)	2

Wilt u voor zowel voor als na het ongeval aangeven of u last had/hebt van één of meer van de volgende klachten? Omcirkel steeds in de eerste kolom de situatie voor het ongeval en in de tweede kolom de klachten op dit moment

Hebt u sinds het ongeval andere klachten, waarnaar wij niet gevraagd hebben?

– wazig zien

Figuur 3.3 HISC (*Head Injury Symptom Checklist*), zoals ingevuld door een patiënt met posttraumatische klachten na een licht traumatisch hoofd-/hersenletsel (De Koning et al. 2016)

Licht traumatisch hoofd-/hersenletsel

Deze vragenlijst dient als hulpmiddel om te weten te komen hoe u zich voelt.
Lees iedere vraag en <u>onderstreep</u> het antwoord dat het beste weergeeft hoe u zich <u>gedurende de laatste week</u> gevoeld heeft. Denk niet te lang na over uw antwoord. Uw eerste reactie op elke vraag is waarschijnlijk betrouwbaarder dan een lang doordacht antwoord.

1. **Ik voel me gespannen**
   - 0 helemaal niet
   - 1 af en toe, soms
   - 2 vaak
   - 3 meestal

2. **Ik geniet nog steeds van de dingen waar ik vroeger van genoot**
   - 0 zeker zo veel
   - 1 niet helemaal zo veel
   - 2 weinig
   - 3 eigenlijk helemaal niet

3. **Ik krijg een soort angstgevoel alsof er elk moment iets vreselijks zal gebeuren**
   - 0 helemaal niet
   - 1 een beetje, maar ik maak me er geen zorgen over
   - 2 ja, maar niet zo erg
   - 3 heel zeker en vrij erg

4. **Ik kan lachen en de dingen van de vrolijke kant zien**
   - 0 net zoveel als vroeger
   - 1 niet zo goed als vroeger
   - 2 beslist niet zoveel als vroeger
   - 3 helemaal niet

5. **Ik maak me vaak ongerust**
   - 0 zelden of nooit
   - 1 af en toe
   - 2 regelmatig, vaak
   - 3 heel erg vaak

6. **Ik voel me opgewekt**
   - 0 meestal
   - 1 soms
   - 2 niet vaak
   - 3 helemaal niet

7. **Ik kan rustig zitten en me ontspannen**
   - 0 zeker
   - 1 meestal
   - 2 niet vaak
   - 3 helemaal niet

8. **Ik voel me alsof alles moeizamer gaat**
   - 0 helemaal niet
   - 1 soms
   - 2 vaak
   - 3 bijna altijd

9. **Ik krijg een soort benauwd, gespannen gevoel in mijn maag**
   - 0 helemaal niet
   - 1 soms
   - 2 vrij vaak
   - 3 heel vaak

10. **Ik heb geen interesse meer in mijn uiterlijk**
    - 0 even veel als vroeger
    - 1 mogelijk wat minder
    - 2 niet meer zoveel
    - 3 vrijwel niet meer

11. **Ik voel me rusteloos**
    - 0 helemaal niet
    - 1 niet erg vaak
    - 2 regelmatig, vaak
    - 3 heel vaak

12. **Ik verheug me van tevoren al op dingen**
    - 0 net zo veel als vroeger
    - 1 een beetje minder dan vroeger
    - 2 zeker minder dan vroeger
    - 3 bijna nooit

13. **Ik krijg plotseling gevoelens van angst of paniek**
    - 0 helemaal niet
    - 1 niet erg vaak
    - 2 tamelijk vaak
    - 3 heel vaak

14. **Ik kan van een goed boek genieten, of van een radio- of televisieprogramma**
    - 0 vaak
    - 1 soms
    - 2 niet vaak
    - 3 zelden

SCORE: Depressie: vragen 2, 4, 6, 8, 10, 12, 14 (Range 0-21) afkapwaarde 16
Angst: vragen 1, 3, 5, 7, 9, 11, 13 (Range 0-21) afkapwaarde 16
Interpretatie voor individuele patienten: 0-7: normaal, 8-10: mild, 11-14: matig, 15-21: ernstig

Figuur 3.4 HADS (*Hospital Anxiety and Depression Scale*) (Zigmond en Snaith 1983)

Verwijzing vanuit bijvoorbeeld huisarts of bedrijfsarts naar een neuroloog of revalidatiearts is geïndiceerd bij aanhoudende posttraumatische klachten, zeker wanneer deze hervatting van werk, studie en gezinstaken belemmeren (Van der Naalt et al. 2017a). Steeds meer patiënten met chronische posttraumatische klachten zoeken hun heil bij klinieken die nieuwe vormen van therapie aanbieden (zie ▶ box 3.3).

> **Box 3.3 Nieuwe behandelingen?**
> Veel patiënten met persisterende posttraumatische klachten, met name na licht THL, die vaak al (meerdere) specifieke revalidatietrajecten hebben doorlopen, blijven zoeken naar vormen van therapie die kunnen bijdragen aan hun herstel en verbetering van hun situatie. Hierbij komen zij in aanraking met aanbieders van nieuwe behandelmethoden.
> De bekendste exponent van deze nieuwe behandelconcepten is *Cognitive FX*, een multidisciplinaire therapie aangeboden vanuit een kliniek gevestigd te Provo (Utah) in de Verenigde Staten (▶ www.cognitivefxusa.com). Het betreft hier een therapeutische werkwijze die afwijkt van de revalidatiebehandelingen in Nederland met een korte duur (één week, dagelijks meerdere uren intensieve sessies), waarbij er niettemin diverse herkenbare onderdelen zijn zoals fysiotherapie, ergotherapie en neuropsychologische behandeling. Daarnaast wordt er gebruikgemaakt van functionele MRI (fMRI; zie ook ▶ H. 7 en 9) om de posttraumatische klachten pathofysiologisch te verklaren en het effect van de behandeling te evalueren. Getuige diverse publicaties in de Nederlandse kranten en de reviews op de website van de kliniek zijn patiënten met posttraumatische klachten hoopvol ten aanzien van het te verwachten effect en patiënten die de therapie hebben ondergaan, zijn tevreden over het behaalde resultaat – zelf claimt de kliniek op haar website een hoog succespercentage van 75 %. Toch is er ook kritiek op de *Cognitive FX*-behandeling. De toegevoegde waarde van fMRI bij de diagnostiek van posttraumatische klachten is tot op heden nog steeds onderwerp van wereldwijd wetenschappelijk onderzoek en fMRI is nog allesbehalve bruikbaar voor de behandeling van individuele patiënten. Daarnaast is er tot op dit moment geen goede studie verricht naar het effect van *Cognitive FX* waarbij bijvoorbeeld gebruik is gemaakt van een controlegroep. Het lijkt dat er sprake is van *exposure* therapie, maar de echt werkzame ingrediënten van *Cognitive FX* zijn niet bekend.
> Er zijn in Nederland verschillende klinieken die een vergelijkbare *exposure* therapie aanbieden, en al dan niet een samenwerkingsverband hebben met de *Cognitive FX*-kliniek. Een voorbeeld hiervan is 'Move the Brain' te Zeist met een tiendaags behandelingsprogramma. Een andere Nederlandse kliniek die samenwerkt met *Cognitive FX*, is 'Eye4Health' en deze richt zich door middel van neurovisuele revalidatie vooral op de behandeling van het 'posttraumatisch visueel syndroom' (PTVS).
> Daarnaast worden in Nederland door meerdere klinieken *neurofeedback* aangeboden als behandeling voor persisterende posttraumatische klachten. Hierbij wordt gebruikgemaakt van kwantitatieve EEG (qEEG) registraties. Hoewel qEEG een interessante en beloftevolle techniek lijkt binnen de neurowetenschappen en ook bij onderzoek naar (de gevolgen van) THL, is er op dit moment onvoldoende wetenschappelijk bewijs – met name door het ontbreken van studies die gebruikmaken van controlegroepen – om het therapeutisch effect van op qEEG gebaseerde neurofeedback bij THL te ondersteunen.

3.7 Langetermijngevolgen

Het chronisch subduraal hematoom is een late complicatie van licht THL en zelfs al van minimaal hoofdtrauma bij oudere patiënten die al dan niet antitrombotica (met name orale anticoagulantia) gebruiken (zie par. 5.9, ▶ H. 9 en ▶ par. 9.3.1).

Verder is er de laatste jaren steeds meer aandacht gekomen voor de langetermijn-effecten van herhaalde blootstelling aan licht THL, bijvoorbeeld bij beoefenaars van bepaalde (contact)sporten, zoals boksers en American Football-spelers. Dit kan uiteindelijk leiden tot blijvende hersenschade, uitmondend in een neurodegeneratieve aandoening: chronische traumatische encefalopathie (CTE). Dit wordt uitgebreid behandeld in ▶ H. 7 en 13.

Verder lezen

NHG-standaard 'Hoofdtrauma' M105 (versie 1.0), Nederlands Huisartsen Genootschap (NHG), februari 2015 (▶ https://richtlijnen.nhg.org/standaarden/hoofdtrauma; geraadpleegd 13-01-2021).

Richtlijn 'Diagnostiek en behandeling van mensen met Whiplash Associated Disorder I/II', Nederlandse Vereniging voor Neurologie (NVN), 2016. (▶ https://www.neurologie.nl/uploads/136/1149/richtlijn_Whiplash.versie.maart.2008.def.pdf; geraadpleegd 13-01-2021).

Richtlijn 'Licht traumatisch hoofd-/hersenletsel', Nederlandse Vereniging voor Neurologie (NVN), 2010 – addendum 2017 (▶ https://richtlijnendatabase.nl/richtlijn/licht_traumatisch_hoofd_hersenletsel_lth/licht_traumatisch_hoofd_hersenletsel_-_startpagina.html#algemeen; geraadpleegd 13-01-2021).

Zorgstandaard Traumatisch Hersenletsel, Hersenstichting Nederland, 2014. (▶ https://www.hersenstichting.nl/dit-doen-wij/verbeteren-zorg/zorgstandaard-traumatisch-hersenletsel).

Literatuur

Bell KR, Hoffman JM, Temkin NR, et al. The effect of telephone counselling on reducing post-traumatic symptoms after mild traumatic brain injury: a randomised trial. J Neurol Neurosurg Psychiatry. 2008;79:1275–81.

Blaauw J, Koens LH, Gracchi V, Jacobs B. Hyponatriëmie na traumatisch hoofd/hersenletsel. Nervus. 2019;2:39–43.

Boake C, McCauley SR, Levin HS, et al. Diagnostic criteria for postconcussional syndrome after mild to moderate traumatic brain injury. J Neuropsychiatry Clin Neurosci. 2005;17(3):350–6.

Cnossen MC, Winkler EA, Yue JK, et al.; TRACK-TBI Investigators. Development of a prediction model for post-concussive symptoms following mild traumatic brain injury: a TRACK-TBI pilot study. J Neurotrauma. 2017;34(16):2396–409. Epub 2017 Jun 9.

Coffeng SM, Jacobs B, De Koning ME, Hageman G, Roks G, Van der Naalt J. Patients with mild traumatic brain injury and acute neck pain at the emergency department are a distinct category within the mTBI spectrum: a prospective multicentre cohort study. BMC Neurol. 2020;20(1):315.

CRASH-3 trial collaborators. Effects of tranexamic acid on death, disability, vascular occlusive events and other morbidities in patients with acute traumatic brain injury (CRASH-3): a randomised, placebo-controlled trial. Lancet. 2019;394(10210):1713–23. Epub 2019 Oct 14.

De Haan S, De Groot JC, Jacobs B, Van der Naalt J. The association between microhaemorrhages and post-traumatic functional outcome in the chronic phase after mild traumatic brain injury. Neuroradiology. 2017;59(10):963–9 Epub 2017 Aug 7.

De Koning ME, Gareb B, El Moumni M, et al. Subacute posttraumatic complaints and psychological distress in trauma patients with or without mild traumatic brain injury. Injury. 2016;47(9):2041–7 Epub 2016 Apr 24.

De Koning ME, Scheenen ME, Van der Horn HJ, et al. Non-hospitalized patients with mild traumatic brain injury: the forgotten minority. J Neurotrauma. 2017a;34(1):257–61. Epub 2016 May 9.

De Koning ME, Scheenen ME, Van der Horn HJ, et al. Outpatient follow-up after mild traumatic brain injury: results of the UPFRONT-study. Brain Inj. 2017b; 31(8):1102–8.

De Kruijk JR, Leffers P, Meerhoff S, Rutten J, Twijnstra A. Effectiveness of bed rest after mild traumatic brain injury: a randomised trial of no versus six days of bed rest. J Neurol Neurosurg Psychiatry. 2002;73(2):167–72.

Foks KA, Dijkland SA, Lingsma HF, et al. Risk of intracranial complications in minor head injury: the role of loss of consciousness and post-traumatic amnesia in a multi-center observational study. J Neurotrauma. 2019;36(16):2377–84 Epub 2019 Apr 10.

Gerritsen H, Samim M, Peters H, Schers H, Van de Laar FA. Incidence, course and risk factors of head injury: a retrospective cohort study. BMJ Open. 2018;8(5):e020364.

Hoek AE, Bouwhuis MG, Haagsma JA, et al. Effect of written and video discharge instructions on parental recall of information about analgesics in children: a pre/post-implementation study. Eur J Emerg Med. 2021;28(1):43–9.

Jacobs B, Beems T, Stulemeijer M, et al. Outcome prediction in mild traumatic brain injury: age and clinical variables are stronger predictors than CT abnormalities. J Neurotrauma. 2010;27(4):655–68.

Józefowicz-Korczyńska M, Pajor A, Skóra W. Benign paroxysmal positional vertigo in patients after mild traumatic brain injury. Adv Clin Exp Med. 2018;27(10):1355–9.

Marincowitz C, Lecky FE, Townend W, Borakati A, Fabbri A, Sheldon TA. The risk of deterioration in GCS 13–15 patients with traumatic brain injury identified by computed tomography imaging: a systematic review and meta-analysis. J Neurotrauma. 2018;35(5):703–18 Epub 2018 Jan 11.

McCrory P, Meeuwisse W, Dvořák J, et al. Consensus statement on concussion in sport-the 5th international conference on concussion in sport held in Berlin, October 2016. Br J Sports Med. 2017;51(11):838–47 Epub 2017 Apr 26.

McIntyre M, Amiri M, Kumbhare D. Postconcussion syndrome: a diagnosis of past diagnostic and statistical manual of mental disorders. Am J Phys Med Rehabil. 2021;100(2):193–5.

Mikolić A, Polinder S, Steyerberg EW, et al.; Collaborative European NeuroTrauma Effectiveness Research in Traumatic Brain Injury (CENTER-TBI) Study Participants and Investigators. Prediction of global functional outcome and post-concussive symptoms after mild traumatic brain injury: External validation of prognostic models in the Collaborative European NeuroTrauma Effectiveness Research in Traumatic Brain Injury (CENTER-TBI) study. J Neurotrauma. 2021;38(2):196–209. Epub 2020 Oct 19.

Mollee TS, Van der Naalt J. Hypofysedisfunctie na (licht) traumatisch hersenletsel; veelvoorkomend verschijnsel of speld in de hooiberg? Nervus. 2020;1:50–3.

Nederlands Huisartsen Genootschap (NHG), NHG-standaard 'Hoofdtrauma' M105, versie 1.0, februari 2015. ▶ https://richtlijnen.nhg.org/standaarden/hoofdtrauma; geraadpleegd 13-01-2021.

Nederlandse Vereniging voor Keel-, Neus- en Oorheelkunde en Heelkunde van het Hoofd-Halsgebied (NVKNO), landelijke richtlijn 'Benigne paroxysmale positieduizeligheid (BPPD)', 2020; geraadpleegd 13-01-2021.

Nederlandse Vereniging voor Neurologie (NVN), Richtlijn 'Diagnostiek en behandeling van mensen met Whiplash Associated Disorder I/II', 2016; geraadpleegd 13-01-2021.

Nederlandse Vereniging voor Neurologie (NVN), Richtlijn 'Licht traumatisch hoofd/hersenletsel', Nederlandse Vereniging voor Neurologie, 2010 – addendum 2016; geraadpleegd 13-01-2021.

Pisani V, Mazzone S, Di Mauro R, Giacomini PG, Di Girolamo S. A survey of the nature of trauma of post-traumatic benign paroxysmal positional vertigo. Int J Audiol. 2015;54(5):329–33 Epub 2015 Jan 16.

Ponsford J, Willmott C, Rothwell A, et al. Impact of early intervention on outcome following mild head injury in adults. J Neurol Neurosurg Psychiatry. 2002;73:330–2.

Rohling ML, Binder LM, Demakis GJ, Larrabee GJ, Ploetz DM, Langhinrichsen-Rohling J. A meta-analysis of neuropsychological outcome after mild traumatic brain injury: re-analyses and reconsiderations of Binder et al. (1997), Frencham et al. (2005), and Pertab et al. (2009). Clin Neuropsychol. 2011; 25(4):608–23.

Scheenen ME, De Koning ME, Van der Horn HJ, et al. Acute alcohol intoxication in patients with mild traumatic brain injury: Characteristics, recovery, and outcome. J Neurotrauma. 2016;33(4):339–45 Epub 2015 Oct 9.

Scheenen ME, Visser-Keizer AC, De Koning ME, et al. Cognitive behavioral intervention compared to telephone counseling early after mild traumatic brain injury: A randomized trial. J Neurotrauma. 2017;34:1–8.

Smits M, Dippel DW, Steyerberg EW, et al. Predicting intracranial traumatic findings on computed tomography in patients with minor head injury: the CHIP prediction rule. Ann Intern Med. 2007;146(6):397–405.

Spitzer WO, Skovron ML, Salmi LR, et al. Scientific monograph of the Quebec Task Force on Whiplash-Associated Disorders: Redefining "whiplash" and its management. Spine (Phila Pa 1976). 1995;20(8 Suppl):1S–73S.

Stulemeijer M, Van der Werf S, Borm GF, Vos PE. Early prediction of favourable recovery 6 months after mild traumatic brain injury. J Neurol Neurosurg Psychiatry. 2008;79(8):936–42.

Symonds GP. Mental Disorder following head injury. Proc R Soc Med. 1937;30:1081–94.

Timmer ML, Jacobs B, Schonherr MC, Spikman JM, van der Naalt J. The spectrum of long-term behavioral disturbances and provided care after traumatic brain injury. Front Neurol. 2020;11:246. eCollection 2020.

Van der Eerden AW, Twickler MT, Sweep FC, et al. Should anterior pituitary function be tested during follow-up of all patients presenting at the emergency department because of traumatic brain injury? Eur J Endocrinol. 2010;162(1):19–28 Epub 2009 Sep 25.

Van der Horn HJ, Spikman JM, Jacobs B, Van der Naalt J. Postconcussive complaints, anxiety, and depression related to vocational outcome in minor to severe traumatic brain injury. Arch Phys Med Rehabil. 2013;94:867–74.

Van der Naalt J, Draijer WL, Van Bennekom CAM. Identifying mild traumatic brain injury: clinical signs and consequences. Ned Tijdschr Geneeskd. 2017a; 161(0):D1540.

Van der Naalt J, Timmerman ME, De Koning ME, et al. Early predictors of outcome after mild traumatic brain injury (UPFRONT): an observational cohort study. Lancet Neurol. 2017b; 16: 532–40.

Yue JK, Cnossen MC, Winkler EA, et al.; TRACK-TBI Investigators. Pre-injury comorbidities are associated with functional impairment and post-concussive symptoms at 3- and 6-months after mild traumatic brain injury: A TRACK-TBI study. Front Neurol. 2019;10:343. eCollection 2019.

Yuh EL, Mukherjee P, Lingsma HF, et al. Magnetic resonance imaging improves 3-month outcome prediction in mild traumatic brain injury. Ann Neurol. 2013;73(2):224–35 Epub 2012 Dec 7.

Zigmond AS, Snaith RP. The hospital anxiety and depression scale. Acta Psychiatr Scand. 1983;67(6):361–70.

Middelzwaar en ernstig traumatisch hoofd-/hersenletsel

B. Jacobs en J. van der Naalt

Samenvatting

Middelzwaar en ernstig traumatisch hoofd-/hersenletsel (THL) kennen een hoge morbiditeit en mortaliteit. Hypoxie en/of hypotensie in de acute fase zijn geassocieerd met een ongunstig herstel. Beeldvorming middels CT laat bij een groot deel van de patiënten traumatische (intra)craniële afwijkingen zien, niet zelden is hiervoor een neurochirurgische behandeling noodzakelijk. Patiënten met ernstig THL worden opgenomen op de intensive care, waar het voorkómen en zo nodig behandelen van verhoogde intracraniële druk centraal staat. Posttraumatische endocriene stoornissen, meningitis en epilepsie kunnen als complicaties optreden. Er zijn zowel patiënt- als traumagerelateerde factoren geassocieerd met een ongunstig functioneel herstel. Dit betreft onder meer leeftijd, Glasgow Coma Schaal (GCS)-score, pupilreacties en bepaalde CT-afwijkingen. Deze factoren worden in prognostische modellen toegepast om de functionele uitkomst van een individuele patiënt te voorspellen. Gedragsregulatiestoornissen, die vaak voorkomen, bepalen in belangrijke mate de prognose, naast cognitieve stoornissen. De behandeling van patiënten met middelzwaar en ernstig THL is bij uitstek een multidisciplinair proces.

- **Leeswijzer**

Middelzwaar en ernstig traumatisch hoofd-/hersenletsel (THL) worden in dit hoofdstuk uitvoerig behandeld, waarbij herstel en prognose (▶ par. 4.3) een belangrijk onderdeel vormen. De eerste opvang van patiënten met middelzwaar en ernstig THL komt uitgebreid aan bod in ▶ H. 2 en de eventuele opname op de intensive care in ▶ H. 6. ▶ Hoofdstuk 5 beschrijft de neurochirurgische dimensies en in ▶ H. 9 worden de radiologische aspecten besproken.

© Bohn Stafleu van Loghum is een imprint van Springer Media B.V., onderdeel van Springer Nature 2022
J. van der Naalt en B. Jacobs (Red.), *Handboek traumatisch hersenletsel*,
https://doi.org/10.1007/978-90-368-2659-4_4

Langdurige bewustzijnsstoornissen (▶ H. 10) kunnen het gevolg zijn van ernstig THL. De neuropsychologische diagnostiek en behandeling worden komen aan bod in ▶ H. 11 en de benadering vanuit de revalidatiegeneeskunde in ▶ H. 12. Tot slot is middelzwaar en ernstig THL bij kinderen onderdeel van ▶ H. 8.

4.1 Definities en epidemiologie – 57

4.2 Acute fase – 57
4.2.1 Middelzwaar traumatisch hoofd-/hersenletsel – 60
4.2.2 Ernstig traumatisch hoofd-/hersenletsel – 60
4.2.3 Vroege epileptische aanvallen – 61
4.2.4 Stoornissen in water- en elektrolytenhuishouding – 62
4.2.5 Posttraumatische meningitis – 62

4.3 Herstel en prognose na middelzwaar en ernstig traumatisch hoofd-/hersenletsel – 63
4.3.1 Prognostische factoren – 65
4.3.2 Prognostische modellen – 66

4.4 Chronische fase – 69
4.4.1 Gedragsregulatiestoornissen – 69
4.4.2 (Post)traumatische hersenzenuwuitval – 69
4.4.3 Endocriene stoornissen – 71
4.4.4 Posttraumatische epilepsie – 71

4.5 Behandeling chronische fase na middelzwaar en ernstig THL – 72

Verder lezen – 72

4.1 Definities en epidemiologie

Traumatisch hoofd-/hersenletsel (THL) wordt in drie subgroepen ingedeeld naar de klinische ernst, gebaseerd op de Glasgow Coma Schaal (GCS)-score op de spoedeisende hulp (SEH). Middelzwaar THL (GCS-score 9–12; circa 5 %) vormt de middencategorie en ernstig THL (GCS-score ≤ 8; circa 10 %) de meest ernstige categorie van het THL-spectrum (zie ook ▶ H. 1). Deze classificatie is niet alleen voor de behandeling van belang, maar er is ook een relatie met de prognose. Het vóórkomen van (intra)craniële traumatische afwijkingen is gerelateerd aan de ernst van het THL, maar niet aan specifieke radiologische bevindingen zoals het type hematoom (zie ◘ fig. 4.1 en ▶ par. 9.3). Wanneer er (intra)craniële afwijkingen aanwezig zijn, bestaat er regelmatig een indicatie voor een neurochirurgische interventie (zie ▶ H. 5): in Nederland ligt dit percentage bij middelzwaar THL op 10 % en bij ernstig THL op 23 % van de patiënten – exclusief plaatsing van ICP-meters en ventrikeldrains (zie ▶ par. 5.1.2 en ◘ fig. 5.1) (Andriessen et al. 2011).

De morbiditeit en mortaliteit van middelzwaar, maar vooral van ernstig THL zijn hoog: de mortaliteit ligt op 20–25 %, respectievelijk 30–40 % in de eerste zes maanden na het ongeval (Andriessen et al. 2011; Dijkland et al. 2020). Het grootste deel van de patiënten, 85 %, overlijdt tijdens opname in het ziekenhuis (SEH, intensive care, afdeling). Bij de patiënten die het eerste jaar overleven is na middelzwaar THL 30 % afhankelijk van zorg door anderen en/of heeft wat betreft werk/studie deze in het geheel niet hervat; na ernstig THL ligt dit percentage op 40 %. Restloos herstel na één jaar wordt bij patiënten met middelzwaar THL in 40 % van de gevallen gezien; bij ernstig THL is dit slechts 20 % (Andriessen et al. 2011).

In veel wetenschappelijke studies worden middelzwaar en ernstig THL samengevoegd tot één groep vanuit de gedachte dat beide groepen meer kenmerken gemeenschappelijk hebben met een relatief lage incidentie in vergelijking met licht THL. In dit hoofdstuk worden op een aantal plaatsen beide groepen separaat behandeld, maar soms is gekozen om beide categorieën gelijktijdig als één groep te bespreken.

4.2 Acute fase

In Nederland worden patiënten met middelzwaar en ernstig THL, net zoals alle traumapatiënten, op de SEH behandeld volgens de internationale methodiek van de *Advanced Trauma Life Support* (ATLS) (zie ▶ par. 2.1). De behandeling van patiënten met THL richt zich primair op het voorkómen van verdere (secundaire) schade. Dit begint al voor de eerste opvang in het ziekenhuis (prehospitaal) en wordt voortgezet op de SEH. Hiervoor is het ook bij patiënten met middelzwaar en ernstig THL zeer belangrijk om aandacht te hebben voor de respiratoire en hemodynamische parameters; denk hierbij aan zuurstofsaturatie en bloeddruk (zie ▶ par. 2.1). Het optreden van hypoxie en/of hypotensie, beide vaak aanwezig bij traumaslachtoffers met extracranieel letsel, is zelfs een voorspeller van ongunstig herstel (zie ▶ par. 4.3.2). Bij patiënten met ernstig THL zal in de regel op de SEH zo spoedig mogelijk gestart worden met sedatie, gevolgd door intubatie als essentieel onderdeel van de initiële behandeling. Meestal is dit al in de prehospitale fase verricht door een arts van het mobiel medisch team.

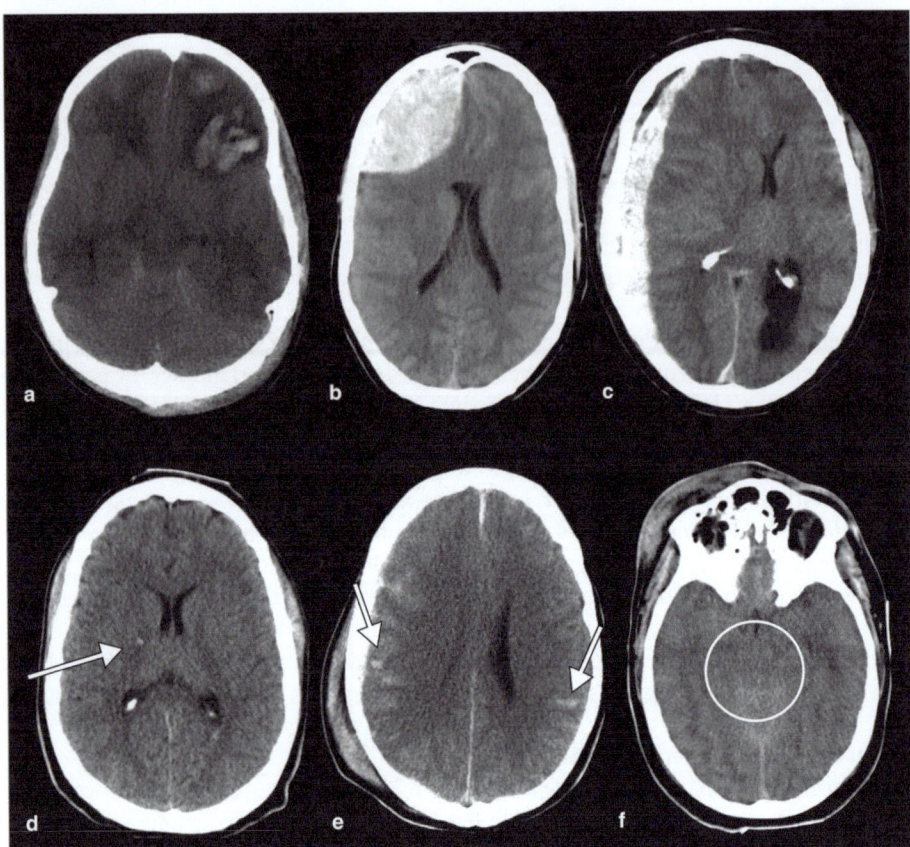

◻ **Figuur 4.1** CT-scans (transversale opnames) met voorbeelden van focaal en diffuus THL. Focaal letsel: (**a**) hemorragische contusiehaard links frontaal met *midline shift* (verplaatsing middenlijn structuren) naar rechts en compressie van de laterale ventrikels. (**b**) Epiduraal hematoom rechts frontaal met *midline shift* naar links. (**c**) Subduraal hematoom rechts frontotemporopariëtaal met *midline shift* naar links. Diffuus letsel: (**d**) puntbloeding in het achterste been van de capsula interna, een afwijking passend bij diffuse traumatische axonale schade (DAI). (**e**) Diffuse traumatische subarachnoïdale bloeding. (**f**) Diffuse cerebrale zwelling met bilaterale compressie van de basale cisternen

Na opname op de SEH wordt in principe bij alle patiënten met middelzwaar en ernstig THL een CT-scan van hoofd-/hersenen gemaakt om de primaire traumatische schade vast te stellen. (Intra)craniële traumatische afwijkingen worden zeer frequent aangetoond: bij middelzwaar THL betreft dit meer dan 60 % van de patiënten en bij ernstig THL in meer dan 80 % van gevallen (Dijkland et al. 2020; Jacobs et al. 2013). Als er verdenking bestaat op bijkomend letsel van de bloedvaten (▶ box 4.1) wordt een CT-angiografie gemaakt (zie hiervoor ook ▶ par. 9.3.4).

Bij klinische tekenen van verhoogde intracraniële druk (*intracranial pressure*, ICP) in combinatie met cerebrale inklemmingsverschijnselen kan een eerste (medicamenteuze) behandeling direct op de SEH worden ingezet, gevolgd door een eventuele neurochirurgische interventie (zie ▶ par. 2.6, 5.1.2 en 9.3.2, en ◘ fig. 9.6). Stollingsstoornissen komen voor bij zeker 20 % van de patiënten *als gevolg* van geïsoleerd (ernstig) traumatisch hersenletsel (Böhm et al. 2020), waardoor in de acute fase terughoudendheid geboden is met het toedienen van antitrombotica bijvoorbeeld ten behoeve van tromboseprofylaxe. Het verdere beleid bij (pre-existent) gebruik van antitrombotica staat uitgebreid beschreven in ▶ par. 2.5. Een recente studie laat zien dat het toedienen van tranexaminezuur bij patiënten met ernstig THL niet effectief is; in geval van middelzwaar THL is het effect nog niet voldoende duidelijk (CRASH-3 trial collaborators, 2019).

Patiënten met middelzwaar THL zullen voor verdere observatie en behandeling meestal op een *medium care-* of *high care-*afdeling worden opgenomen. Patiënten met ernstig THL gaan hiervoor vanwege de noodzaak tot invasieve beademing per definitie eerst naar de *intensive care* (IC).

> **Box 4.1 Vasculaire schade**
> THL kan gepaard gaan met schade aan de grotendeels extracranieel verlopende carotis- en vertebralis-arteriën. Meestal is er dan sprake van een dissectie, waarbij er een bloeding in de bloedvatwand is ontstaan door een scheur in de binnenste (intima) laag van de arterie. De prevalentie van vaatdissecties is laag bij THL: waarschijnlijk minder dan 1 %. Dissecties van a. carotis en a. vertebralis komen ongeveer evenveel voor. De vaatwanddissectie kan leiden tot een stenose of zelfs occlusie van het betreffende bloedvat, of vorming van een zogeheten dissectie-aneurysma. Dit kan leiden tot ischemie van het stroomafwaarts gelegen hersenweefsel, al dan niet door de vorming van trombo-embolieën. Er is een associatie met fracturen van onder meer de canalis caroticus (os temporale) en met nekwervelfracturen (fractuur door het foramen transversarium) bij een vertebralisdissectie. Ook een betrekkelijk triviaal trauma van de cervicale wervelkolom kan tot een dissectie leiden.
> Het klassieke klinisch neurologische beeld van een dissectie van de a. carotis (interna) is het syndroom van Horner, met ipsilateriale ptosis en miosis (nauwe pupil), al dan niet met pijn in de hals of het gelaat. Daarnaast kan er uitval ontstaan van de lagere hersenzenuwen (IX–XII) door compressie door het vaatwandhematoom in het foramen jugulare in de schedelbasis. Een herseninfarct kan optreden in de ipsilaterale hersenhelft met contralaterale neurologische uitvalsverschijnselen als gevolg. CT-angiografie in het acute stadium, of in een later stadium MRI-angiografie (waarbij ook het vaatwandhematoom kan worden aangetoond), is bij verdenking op een traumatische dissectie geïndiceerd (zie ▶ par. 9.3.4 en ◘ fig. 9.9). Eventueel kan de diagnose ook met echo-onderzoek van de a. carotis worden gesteld.
> De behandeling bestaat uit acetylsalicylzuur, een trombocytenaggregatieremmer, gedurende zes maanden. Bij een traumapatiënt met intracraniële bloedingen kan hier een dilemma ontstaan, maar acetylsalicylzuur monotherapie lijkt in deze situatie redelijk veilig, zeker bij een radiologisch (CT-scan) stabiele patiënt op 3–5 dagen na het ongeval. Bij spontane dissecties is de prognose goed (> 90 % herstel/rekanalisatie); bij traumatische dissecties ligt het percentage (volledig) herstel lager.

4.2.1 Middelzwaar traumatisch hoofd-/hersenletsel

Patiënten met middelzwaar THL worden opgenomen voor klinische observatie met frequente neurologische controles (GCS-score, pupilreacties en motoriek) in combinatie met de vitale respiratoire en hemodynamische parameters. Eén op de vijf patiënten met middelzwaar THL gaat tijdens de opname neurologisch achteruit, met een daling van het bewustzijn als belangrijkste klinische uiting. Hierbij is aandacht voor een eventuele bedreigde ademweg, resulterend in problemen met oxygenatie en ventilatie, en veranderingen in de circulatie essentieel. Indien de patiënt in coma raakt (GCS-score $\leq$ 8) is endotracheale intubatie geïndiceerd. Pas wanneer de patiënt op een verantwoorde manier getransporteerd kan worden, kan een nieuwe CT-scan van hoofd-/hersenen worden gemaakt om te zien of de klinische achteruitgang verklaard wordt door radiologische verslechtering zoals toename van een hematoom of contusiehaard, met eventueel tekenen van cerebrale inklemming (zie ▶ par. 9.3.2 en ◘ fig. 9.6). Verdere behandeling door de neurochirurg en opname op de IC kan vervolgens noodzakelijk zijn (zie ▶ H. 5 en 6). De opname op de afdeling kan verder gecompliceerd verlopen door bijvoorbeeld langdurige PTA, (post)traumatische encefalopathie met stoornissen in het gedrag, en epilepsie (zie verder voor beleid ▶ par. 2.4).

4.2.2 Ernstig traumatisch hoofd-/hersenletsel

De behandeling van patiënten met ernstig THL vindt in de eerste fase plaats op de IC. Hierbij staat het voorkómen en zo nodig behandelen van verhoogde intracraniële druk centraal. Dit wordt uitgebreid beschreven in ▶ H. 6. Er zijn al veel interventies onderzocht ter preventie van secundaire schade (neuroprotectie), maar meestal met teleurstellend resultaat (zie ▶ box 4.2).

Een deel van de patiënten zal tijdens de IC-opname komen te overlijden als gevolg van het THL en/of als gevolg van eventueel bijkomend ernstig extracranieel letsel. De patiënten die de acute fase overleven zullen uit coma komen (GCS-score > 8), waarbij er sprake zal zijn van een verlaagd maar wel intact bewustzijn. Bij een kleine groep van de patiënten is er sprake van een niet-responsief waaksyndroom of *minimally conscious state* (zie hiervoor ▶ H. 10).

Om overplaatsing vanaf de IC naar een reguliere ziekenhuisafdeling mogelijk te maken, zal de ondersteuning van de ademhaling door een beademingsapparaat moeten worden afgebouwd (*weanen*). Om dit te bespoedigen kan er bij een patiënt in de laagbewuste toestand voor gekozen worden om een tracheostoma aan te leggen.

Bij veruit de meerderheid van de patiënten met ernstig THL die vanaf de IC naar de afdeling worden overgeplaatst, zal al dan niet tijdelijk sprake zijn van een (post)traumatische encefalopathie met voortdurende PTA en motorische en verbale onrust (zie verder voor beleid ▶ par. 2.4 en 12.5).

> **Box 4.2 Neuroprotectie bij middelzwaar en ernstig traumatisch hoofd-/hersenletsel**
>
> Er is sinds eind jaren '70 van de vorige eeuw veel wetenschappelijk onderzoek verricht naar mogelijke behandelingen om secundaire schade, als gevolg van bijvoorbeeld verhoogde intracraniële druk (ICP), bij middelzwaar en ernstig THL te voorkomen en daarmee de prognose van patiënten te verbeteren (Maas et al. 2010; Khellaf et al. 2019). Zo zijn er tientallen *randomized controlled trials* (RCT) gedaan naar verschillende interventies, onder andere medicamenteus en chirurgisch, waarbij een neuroprotectief effect werd verondersteld.
>
> Als het gaat om medicamenteuze vormen van therapie zijn verschillende stoffen onderzocht zonder dat de uitkomst van de behandelde patiënten werd verbeterd ten opzichte van de controlegroep; in sommige studies was het uiteindelijke resultaat in de placebogroep zelfs beter. Enkele van de onderzochte medicijnen zijn: dexamethason, nimodipine, methylprednison, dexanabinol, magnesiumsulfaat, erytropoëtine (EPO) en progesteron (Maas et al. 2010). Daarnaast zijn ook andere behandelstrategieën onderzocht, zoals profylactische decompressieve craniëctomie (DC) en het koelen van de patiënt (hypothermie) (zie hiervoor ook ▶ H. 5 en 6). Hoewel is aangetoond dat zowel een DC als hypothermie een verhoogde ICP kunnen verlagen, was met deze behandelingen in een preventieve setting geen therapeutisch (neuroprotectief) effect aantoonbaar (Khellaf et al. 2019).

4.2.3 Vroege epileptische aanvallen

Patiënten met middelzwaar en ernstig THL hebben een verhoogde kans om in de dagen na het trauma een epileptische aanval te krijgen. Er wordt onderscheid gemaakt in vroege posttraumatische insulten (≤ 7 dagen) en late posttraumatische insulten (> 7 dagen). In het laatste geval wordt gesproken van posttraumatische epilepsie (PTE) (zie ook ▶ par. 4.4.4). Een patiënt die een vroeg posttraumatisch insult krijgt, heeft een verhoogde kans op een laat posttraumatisch insult en daarmee de diagnose PTE. Bij patiënten met ernstig THL is de prevalentie van vroeg posttraumatische klinische insulten 12 %. Wanneer echter op de IC intensieve neuromonitoring middels continue EEG-registratie plaatsvindt, wordt (subklinische) epileptische activiteit bij 20–25 % van de patiënten waargenomen, maar deze prevalentiecijfers wisselen (Fordington en Manford, 2020). De behandeling van posttraumatische epileptische aanvallen is vergelijkbaar met die van andere vormen van insulten/epilepsie; dit geldt zowel voor vroege als late posttraumatische insulten (PTE) (zie ook ▶ par. 2.4).

De internationale richtlijn van de *Brain Trauma Foundation* adviseert aan patiënten met ernstig THL profylactisch fenytoïne te geven om een vroeg posttraumatisch insult te voorkómen (de kans hierop wordt met circa 75 % verlaagd) (Carney et al. 2017; Brain Trauma Foundation 2016). Dit heeft echter geen effect op het krijgen van een laat posttraumatisch insult en er is geen positieve invloed op het uiteindelijke functionele herstel of op de mortaliteit. In Nederland wordt hier meestal niet voor gekozen en wordt pas gestart met anti-epileptica als er daadwerkelijk een epileptische aanval heeft plaatsgevonden (zie ook ▶ par. 2.4).

4.2.4 Stoornissen in water- en elektrolytenhuishouding

Bij patiënten met middelzwaar en ernstig THL komen stoornissen in de water- en elektrolytenhuishouding met regelmaat voor. Dit kan het directe gevolg zijn van traumatische schade aan de hersenen, maar ook veroorzaakt worden door de therapie op de IC (zoals bijwerkingen van medicatie of als gevolg van intraveneuze hyperosmolaire therapie ter behandeling verhoogde intracraniële druk) (zie hiervoor ▶ H. 6).

Hyponatriëmie

Hyponatriëmie is een van de meest voorkomende elektrolytstoornissen en wordt gezien bij een kwart van de patiënten die met THL op de IC worden behandeld. Deze incidentie is deels afhankelijk van de ernst van het THL en de intracraniële afwijkingen. De hyponatriëmie kan het gevolg zijn van het *syndrome of inappropriate ADH* (antidiuretisch hormoon) *secretion* (SIADH) of veel minder frequent voorkomend het *Cerebral Salt Wasting* (CSW)-syndroom. De pathofysiologie en de relatie met THL van beide aandoeningen is nog onvoldoende opgehelderd, met traumatische schade aan hypothalamus en/of hypofyse als mogelijk verklaring.

Bij SIADH is er sprake van een continue c.q. ongereguleerde afgifte van ADH, waardoor de waterterugresorptie in de nieren toeneemt. Dit resulteert in overvulling met een hyponatriëmie als gevolg. Diffuus THL of specifiek letsel van de hypothalamus kan ook leiden tot het CSW-syndroom. Daarbij resulteert een verhoogde afgifte van *Brain Natriuretic Peptide* (BNP) in verhoogde uitscheiding van natrium en water via de urine, wat leidt tot hypovolemie en hyponatriëmie. De behandeling van beide aandoeningen is min of meer tegenovergesteld: bij SIADH zal worden gekozen voor strikte vochtbeperking, bij CSW in de regel juist voor ruime vocht- en natriumintake.

Diabetes insipidus

Traumatisch letsel van de neurohypofyse, hypofysesteel en/of de hypothalamus kan ook tot gevolg hebben dat er te weinig of helemaal geen ADH (normaal geproduceerd in de hypothalamus) via de hypofyse in de bloedbaan wordt uitgescheiden. Dit zal leiden tot (centrale) diabetes insipidus met polyurie en, indien geen behandeling wordt gestart, resulteren in dehydratie van de patiënt. In de meeste gevallen zal dit gepaard gaan met een hypernatriëmie.

Een belangrijke en veelvoorkomende andere oorzaak voor hypernatriëmie bij patiënten met (ernstig) THL is het toepassen van hyperosmotische therapie bij de behandeling van verhoogde intracraniële druk door middel van hypertoon zout en mannitol. De behandeling van diabetes insipidus bestaat onder meer uit het intranasaal i.v. of i.m. toedienen van het vasopressineanaloog desmopressine (Minrin®). Wanneer er nog sprake is van enige, maar onvoldoende, ADH-secretie kan carbamazepine (een anti-epilepticum) worden gebruikt om de nog aanwezige restcapaciteit van de ADH-productie te verhogen.

4.2.5 Posttraumatische meningitis

Een van de serieuze complicaties van THL is meningitis (La Russa et al. 2020). De geschatte incidentie bij middelzwaar en ernstig THL ligt rond de 1,5 %. Er is een sterke associatie met schedelbasisfracturen, zeker wanneer deze gepaard gaan met liquorlekkage (liquorroe) (zie ook ▶ par. 2.4). Deze associatie neemt toe wanneer de meningitis langer dan een week aanhoudt. Daarnaast is bij penetrerend THL en open impressiefracturen het risico op een posttraumatische meningitis verhoogd (zie ▶ par. 5.7 en 5.8). Ten slotte kan een meningitis een gevolg zijn van het plaatsen van een ICP-meter en/of ventrikeldrain en andere neurochirurgische ingrepen, zoals een craniotomie voor hematoomevacuatie of een decompressieve hemicraniëctomie (zie onder andere ▶ par. 5.1.2). In zeldzame gevallen wordt een posttraumatische meningitis gecompliceerd door subduraal empyeem of een intracranieel abces.

Bij verdenking op een meningitis is het wenselijk om dit te bevestigen middels liquoronderzoek. Dit kan via een eventueel aanwezige externe ventrikeldrain. Als deze niet geplaatst is, is een lumbaalpunctie niet altijd mogelijk om liquor te verkrijgen, zeker niet wanneer er (radiologisch) aanwijzingen voor een verhoogde intracraniële druk en/of een ruimte-innemende intracraniële bloeding met massa-effect (bijvoorbeeld *midline shift*).

Antibiotische profylaxe wordt geadviseerd bij een open impressiefractuur van de schedel (zie ▶ par. 5.7 en 5.8) en bij een neurochirurgische interventie (zie ▶ par. 5.10). Bij een schedelbasisfractuur, al dan niet met liquorlekkage, wordt geen antibiotische profylaxe gegeven.

Over de (toegevoegde) morbiditeit en mortaliteit veroorzaakt door posttraumatische meningitis is weinig bekend. Veel van de bekende gevolgen van meningitis – zoals epilepsie, (resorptie)hydrocephalus, cognitieve stoornissen, (perceptief) gehoorverlies en secundaire ischemie – kunnen namelijk ook het gevolg zijn van het doorgemaakte THL.

4.3 Herstel en prognose na middelzwaar en ernstig traumatisch hoofd-/hersenletsel

In tegenstelling tot licht THL (zie ▶ par. 3.3) ligt de nadruk bij het (functionele) herstel en de uitkomst bij patiënten met middelzwaar en ernstig THL in de subacute en chronische fase minder op klachten en meer op neurologische en neuropsychiatrische (uitvals) verschijnselen. Niettemin kunnen deze patiënten ook klachten hebben als posttraumatische hoofdpijn, duizeligheid en moeheid/toegenomen vermoeibaarheid. Het meeste herstel vindt plaats in de eerste zes maanden na het trauma, waarbij een eindtoestand wordt bereikt na twaalf maanden. In het tweede jaar kunnen patiënten ook nog verbetering(en) ervaren; dit betreft echter vaker aanpassingen aan de beperkingen dan daadwerkelijk functioneel herstel. Een belangrijk probleem bij middelzwaar maar vooral bij ernstig THL zijn, naast stoornissen in de sensomotoriek en fatische stoornissen (zie ▶ H. 12), de cognitieve problemen en gedragsregulatiestoornissen, die in wisselende ernst bij 60–80 % van de patiënten worden gevonden (zie ▶ par. 4.4.1, 11.3 en 12.5) (Benedictus et al. 2010).

Bij patiënten met middelzwaar of ernstig THL met radiologisch aanwijzingen voor diffuse traumatische axonale schade (zie ▶ box 4.3) is de kans op een ongunstige functionele uitkomst driemaal hoger dan bij patiënten zonder deze afwijkingen (Van Eijck et al. 2018). Ook de radiologische ernst hiervan (zie ▶ par. 9.5.1 en ◘ fig. 9.10) is geassocieerd met het herstel. Het is bekend dat ernstige traumatische axonale schade kan leiden tot een langdurige bewustzijnsstoornis (zie ▶ H. 10) en daaraan gerelateerde neurologische gevolgen, zoals aanvallen van autonome disregulatie ook wel paroxysmale sympathische

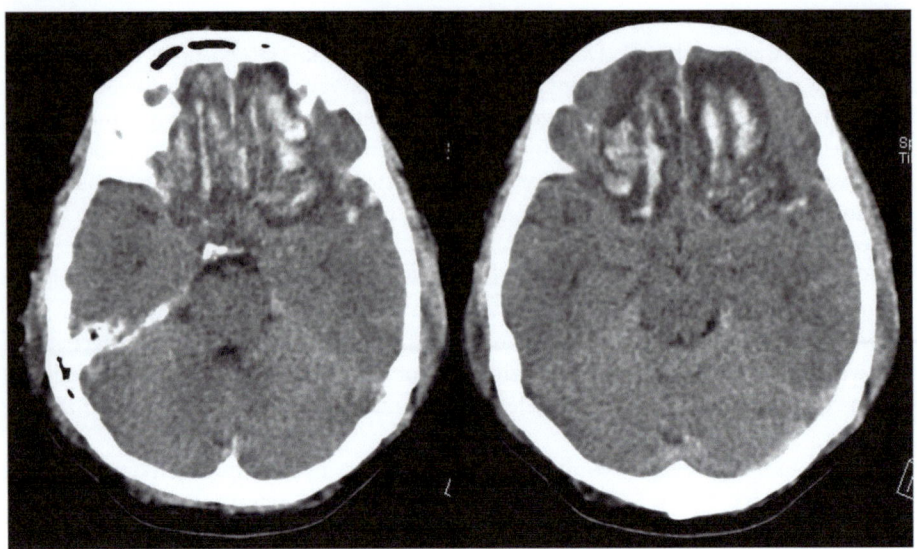

■ **Figuur 4.2** Transversale CT-scan opnames met bifrontale hemorragische contusiehaarden, waarbij bloed wit (hyperdens) is en oedeem zwart (hypodens). Radiologisch beeld passend bij een klinisch dysexecutief syndroom

hyperactiviteit genoemd (zie ▶ par. 12.4.1). Toch zijn er zeker patiënten die na diffuse traumatische axonale schade relatief goed (zeker voor de helft) of zelfs min of meer restloos (circa 10 %) kunnen herstellen (Van Eijck et al. 2018, 2020).

> **Box 4.3 Diffuse traumatische axonale schade**
> Er zijn patiënten met THL die direct na het trauma een verlaagd bewustzijn hebben of zelfs comateus zijn, terwijl de initiële CT-scan van hoofd/hersenen op de SEH geen traumatische afwijkingen of slechts een enkele kleine puntbloeding laat zien (zie ■ fig. 4.1d). Bij deze patiënten kan diffuse traumatische axonale schade (*traumatic axonal injury*, TAI) worden vermoed. Dit is een diffuse vorm van THL met uitgebreide schade aan de lange uitlopers (axonen) van neuronen als gevolg van hoogenergetische accelaratie- en deceleratiekrachten bij een ongeval (*shearing injury*). De aanwezigheid van intraventriculair bloed of subarachnoïdaal bloed in de buurt van het corpus callosum op de CT-scan kan een aanwijzing zijn voor diffuse TAI. MRI is niettemin veel gevoeliger voor tekenen van axonale schade dan CT en zal in de regel in de (sub)acute fase worden verricht wanneer de conditie van de patiënt dit toelaat. Radiologisch kunnen er microbloedingen (als gevolg van bijkomende microvasculaire schade) worden gezien en/of niet-hemorragische afwijkingen zoals tekenen van cytotoxisch oedeem (zie ■ fig. 4.3). Er zijn nieuwe MRI-technieken die afbeelding van axonale schade goed mogelijk maken (zie verder ▶ par. 9.5.1). De microbloedingen blijven langer (vele jaren) aantoonbaar dan de onbloedige tekenen van TAI (weken tot maanden). Voor de combinatie van het klinisch beeld (vaak GCS M-score 2 of 3) met de radiologische bevindingen (diffuse TAI) wordt in de dagelijkse praktijk meestal de

term *diffuse axonal injury* (DAI) gebruikt. Een klassieke vorm van DAI gaat in principe niet gepaard met (een periode van) verhoogde intracraniële druk, maar secundaire hersenzwelling met ICP-stijging is niet op voorhand uitgesloten. Er bestaat geen gerichte behandeling voor DAI anders dan het voorkomen van (verdere) secundaire schade.

Na ernstige traumatische beschadiging van het hersenweefsel kan er in de loop der jaren corticale en centrale atrofie ontstaan, meestal met progressieve cognitieve verschijnselen. Er bestaat daarnaast een verhoogde associatie van middelzwaar en ernstig THL met neurodegeneratieve aandoeningen op latere leeftijd, zoals alzheimerdementie en parkinsonisme (zie hiervoor ▶ H. 13).

4.3.1 Prognostische factoren

In de acute fase is het zowel voor patiënten, hun naasten als voor de behandelend artsen belangrijk dat er een goede inschatting kan worden gemaakt van herstel en prognose, vooral op langere termijn. De afgelopen decennia is er veel wetenschappelijk onderzoek verricht om de factoren te identificeren die het mogelijk maken om een uitspraak te doen

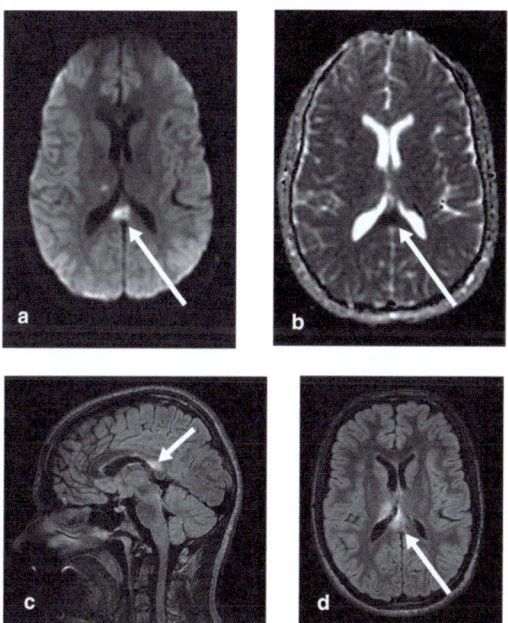

◘ **Figuur 4.3** MRI-scan van de hersenen van een 23-jarige motorrijder met klinisch middelzwaar THL. Transversale DWI-sequentie (**a**) met hyperintense afwijkingen in de thalamus rechts en het splenium van het corpus callosum. Deze afwijkingen zijn hypo-intens op de ADC-sequentie (**b**), wat diffusierestrictie suggereert, passend bij cytotoxisch oedeem in het kader van niet-hemorragische TAI. Afbeeldingen (**c**) (sagittaal) en (**d**) (transversaal) tonen FLAIR-opnames met afwijkingen in de thalamus rechts en het splenium van het corpus callosum (CC). Het type afwijking dat hier gezien wordt in het CC, wordt ook wel *Cytotoxic Lesion Of the Corpus Callosum* (*CLOCC*) genoemd (Starkey et al. 2017). Deze laesies worden ook gezien bij andere neurologische aandoeningen, bijvoorbeeld een meningitis. Afwijkingen in het splenium van het CC zijn geassocieerd met bewustzijnsproblematiek en cognitieve stoornissen

over de uiteindelijke uitkomst, de prognosestelling. In de meeste studies werd gekozen om de (functionele) situatie van patiënten op zes maanden na het ongeval te gebruiken als uitkomstmaat, weergegeven met de *Glasgow Outcome Scale (extended)* (zie ► H. 1).

Patiëntgerelateerde factoren

Bij middelzwaar en ernstig THL blijkt vooral de leeftijd van de patiënt een belangrijke bijdrage te leveren aan de prognose: een hogere leeftijd geeft een slechter herstel. In tegenstelling tot bij licht THL zijn bij middelzwaar en ernstig THL factoren gerelateerd aan het trauma c.q. parameters van de letselernst veel sterker geassocieerd met de uitkomst van de patiënt.

Parameters van letselernst

Hierbij wordt onderscheid gemaakt in klinische en radiologische parameters.

- **Klinische parameters**

De GCS-score en de pupilreacties zijn de klinische neurologische parameters die bij uitstek iets zeggen over de ernst van het hersenletsel. Een lagere GCS-score en (mid)wijde, niet op licht reagerende pupillen (eenzijdig of bilateraal) – als teken van cerebrale inklemming – zijn geassocieerd met ongunstig herstel. De kans op een slechtere uitkomst na middelzwaar en ernstig THL wordt verder vergroot wanneer er in de acute fase (prehospitaal en/of tijdens verblijf op de SEH) sprake is geweest van één episode met hypoxie (zuurstofsaturatie bloed < 90 %) en/of hypotensie (systolische bloeddruk < 90 mmHg), hetgeen niet zelden het geval is bij ernstige traumaslachtoffers. Ook de aanwezigheid van significant extracranieel letsel aan bijvoorbeeld thorax, abdomen, bekken of de extremiteiten is geassocieerd met ongunstig herstel. Hiermee komt nog eens duidelijk naar voren dat een gestructureerde opvang op de SEH volgens de ATLS-methodiek van essentieel belang is (zie ► H. 2).

- **Radiologische parameters**

In de acute fase na THL is de CT-scan het radiologische onderzoek van keuze om (intra)craniële traumatische afwijkingen te vinden. Diverse van deze afwijkingen tonen ook een sterk verband met de klinische uitkomst. Dit betreft (indirecte) tekenen van verhoogde intracraniële druk, te weten *midline shift*, compressie van ventrikels en/of basale cisternen, en de aanwezigheid van een ruimte-innemende intracraniële bloeding of contusiehaard. Naast een eventueel massa-effect van een intracraniële afwijking blijkt ook het type bloeding – en een eventuele operatie om deze te verwijderen – van invloed te zijn op het herstel. De aanwezigheid van een epiduraal hematoom is geassocieerd met een relatief gunstige uitkomst (zie ► par. 5.2). Een eventuele operatie om deze, traumatisch subarachnoïdaal bloed en een of meerdere contusiehaarden geven daarentegen eerder een ongunstige uitkomst (zie ► par. 5.3).

4.3.2 Prognostische modellen

Om een uitspraak te kunnen doen over de prognose, kan gebruik worden gemaakt van prognostische modellen. Dit zijn rekenkundige modellen die diverse factoren combineren om de kans op een bepaalde gekozen uitkomst, bijvoorbeeld overlijden binnen zes maanden na het trauma, te berekenen. Deze modellen kunnen worden gebruikt in de dagelijkse praktijk, maar zijn ook geschikt voor wetenschappelijk onderzoek (selecteren van patiënten voor een studie) of voor doeleinden die samenhangen met kwaliteit van zorg. De prognostische modellen geven de kans op een bepaalde uitkomst voor een bepaalde patiënt weer, maar bieden geen absolute zekerheid: de berekende kans kent altijd een mate van onbetrouwbaarheid.

De bekendste gevalideerde prognostische modellen voor middelzwaar en ernstig THL zijn de IMPACT (*International Mission for Prognosis and Analysis of Clinical Trials in TBI*) en de CRASH-modellen, die het risico op overlijden en ongunstige uitkomst voorspellen op basis van klinische en radiologische karakteristieken (zie ◘ tab. 4.1) (Dijkland et al. 2020; MRC CRASH Trial Collaborators 2008; Steyerberg et al. 2008). Er is daarnaast al enige

◘ Tabel 4.1 Diverse prognostische modellen voor middelzwaar en/of ernstig THL

	IMPACT (Steyerberg et al. 2008)	CRASH (MRC CRASH Trial Collaborators 2008)	'Nijmegen' (Jacobs et al. 2013)	'Noorwegen/ Groningen' (Einarsen et al. 2018)
ernst	GCS-score 3–12	GCS-score 3–14	GCS-score 3–12	GCS-score 9–12
uitkomst	GOSE 6 maanden	GOSE 6 maanden	GOSE 6 maanden	GOSE 12 maanden
voorspellende factoren				
demografisch	leeftijd	leeftijd, land waar ongeval heeft plaatsgevonden	leeftijd	leeftijd, (ernstige) pre-existente aandoeningen
klinisch	GCS motor score, pupilreacties, extracranieel letsel, hypoxie, hypotensie	GCS-score, pupilreacties, extracranieel letsel	GCS-score, pupilreacties, hypotensie acute fase	GCS-score, hypoxie en/of hypotensie acute fase, alcoholintoxicatie
beeldvorming	'Marshall' CT-classificatie, traumatische SAB, epiduraal hematoom	puntbloedingen, compressie 3^e ventrikel en/of basale cisternen, traumatische SAB, *midline shift*, niet-geopereerde ruimte-innemende bloeding	compressie cisterna ambiens, compressie 4^e ventrikel, aantal contusiehaarden, grootste intracraniële afwijking (volume), traumatische SAB	subduraal hematoom
lab. waarden	glucose, hemoglobine	–	–	–
website/calculator	► www.tbi-impact.org/	► https://ctu.lshtm.ac.uk/	► www.tbi-prognosis.com	–

GCS, Glasgow Coma Schaal; GOSE, Glasgow *Outcome Scale Extended*; SAB, subarachnoïdale bloeding. De 'Marshall' CT-classificatie groepeert diverse radiologische karakteristieken om tot een verdeling te komen in focaal versus diffuus radiologisch traumatisch (hersen)letsel en neemt daarbij ook een eventuele neurochirurgische interventie mee.

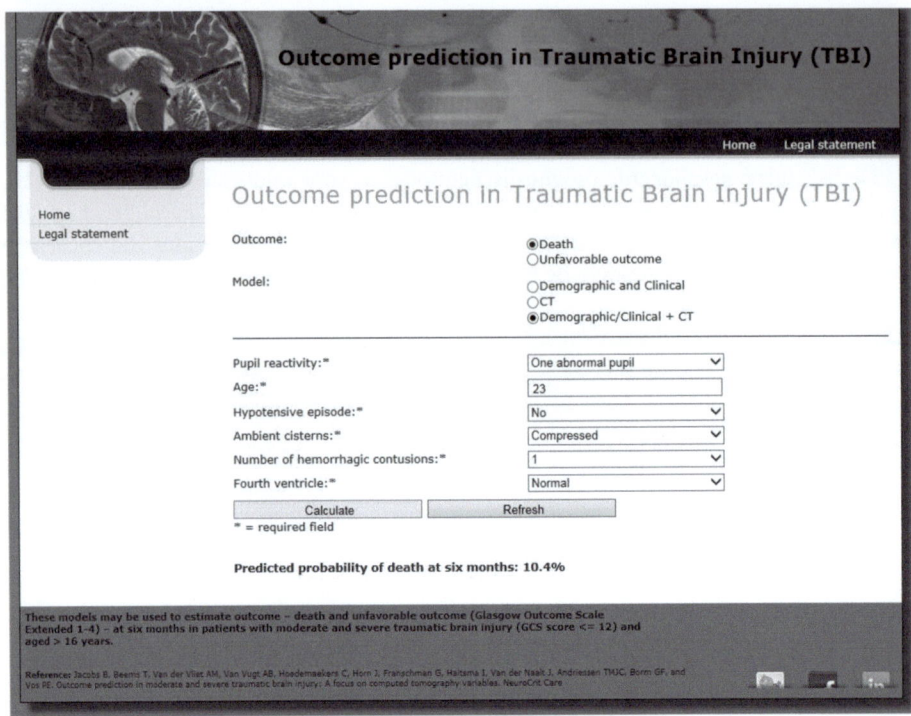

◘ **Figuur 4.4** Afbeelding (screenshot) van de online calculator van het 'Nijmegen' predictiemodel voor middelzwaar en ernstig THL. De ingevulde waarden zijn fictief

tijd een vergelijkbaar prognostisch model ('Nijmegen') beschikbaar dat ontwikkeld is in Nederland en inmiddels ook (internationaal) is gevalideerd (Jacobs et al. 2013). Van recenter datum is een prognostisch model ('Noorwegen/Groningen') dat specifiek is ontwikkeld voor patiënten met middelzwaar THL. Hiervoor is ook gebruikgemaakt van een Nederlandse patiëntenpopulatie (Einarsen et al. 2018).

Tot slot zijn er ook laboratoriumwaarden, bijvoorbeeld glucose, lactaat of hemoglobine, die mede gebruikt zouden kunnen worden om een prognostische uitspraak te doen (Steyerberg et al. 2008).

Hoewel bepaalde biomarkers van (traumatische) schade aan neuronen en steuncellen (gliacellen) verhoogd zijn in het bloed van patiënten met middelzwaar en ernstig THL (zie voor biomarkers bij licht THL ▶ H. 2 en bij sport ▶ H. 7) en deze geassocieerd blijken met verhoging van de intracraniële druk en de functionele uitkomst, zijn deze nog niet opgenomen in prognostische modellen.

Om het gebruik van de modellen eenvoudiger te maken en derhalve de toepasbaarheid in de klinische praktijk te vergroten, zijn van drie van de vier genoemde modellen *web-based calculators* beschikbaar (zie ◘ fig. 4.4 voor een voorbeeld).

Het betrouwbaar inschatten van de functionele uitkomst en mortaliteit voor individuele patiënten blijft niettemin een van de grootste uitdagingen op het gebied van THL.

4.4 Chronische fase

4.4.1 Gedragsregulatiestoornissen

Stoornissen in het gedrag na middelzwaar en ernstig THL hebben een grote invloed op de functionele uitkomst, waaronder het al dan niet kunnen hervatten van werk, studie en andere sociale dagelijkse activiteiten (zie ook ▶ par. 11.3 en 12.5). Twee Nederlandse studies hebben het zorgtraject dat patiënten met middelzwaar en ernstig THL doorlopen, de uiteindelijke prognose en de relatie met gedragsregulatiestoornissen in kaart gebracht. Van de totale groep patiënten met middelzwaar THL woonde binnen één jaar na het trauma 98 % weer thuis; de rest van de patiënten verbleef (nog) in een verpleeghuis, met name oudere patiënten. Bijna één derde van de patiënten was tijdens eerste jaar tijdelijk opgenomen in een revalidatiecentrum. Van de patiënten met ernstig THL kwam uiteindelijk 92 % weer thuis (rest verpleeghuis) met een tijdelijke opname in een revalidatiecentrum voor twee derde (De Koning et al. 2015) (zie ook ◘ fig. 1.7).

Van de patiënten met middelzwaar en ernstig THL met gedragsregulatiestoornissen kwam ook binnen het eerste jaar na het trauma een grote meerderheid van 87 % weer thuis te wonen. Er was bij iets meer dan één op de tien patiënten sprake van tijdelijke opname in een psychiatrische instelling of gespecialiseerd (psychiatrisch) verpleeghuis. De gedragsstoornissen die het meest werden gevonden, betroffen irritatie/agitatie en agressie bij 65 % van de patiënten. In 55 % van de gevallen was er ook sprake van disinhibitie (ontremming) van het gedag. De gedragsstoornissen die het meest beperkend bleken voor hervatting van werk/studie waren oordeel- en kritiekstoornissen. Ook waren er bij 17 % van de patiënten relatieproblemen aanwezig (Timmer et al. 2020).

Een bekend tot de verbeelding sprekend gevolg van (ernstig) THL dat ook met regelmaat wordt gezien, is het dysexecutief syndroom (voorheen: frontaal syndroom), meestal veroorzaakt door (bi)frontale contusiehaarden (◘ fig. 4.2). Dit beeld wordt onder andere gekenmerkt door verminderd ziekte-inzicht en problemen betreffende de sociale cognitie. Deze kenmerken kunnen echter ook aanwezig bij schade in andere hersengebieden (zie ▶ box 11.2). Ook kan er sprake zijn van een neuropsychiatrisch toestandsbeeld met agitatie/agressie, onrust met dwaalgedrag en zelfs het ontwikkelen van verslavingsproblematiek (zie verder ▶ H. 11 en 12). Deze verschijnselen zijn hardnekkig en lastig te behandelen, mede vanwege de vaak beperkte instrueer- en leerbaarheid van de patiënt in kwestie en de lage cognitieve belastbaarheid.

4.4.2 (Post)traumatische hersenzenuwuitval

Uitval van (een van de) de hersenzenuwen komt met regelmaat voor bij patiënten met THL. Er kan sprake zijn van directe traumatische beschadiging, maar ook van schade door compressie die pas in een later stadium kan optreden. Door hun ligging ten opzichte van de benige structuren van de schedelbasis en het aangezicht is het risico op traumatische schade reëel, zeker wanneer er sprake is van een schedelbasis- en/of aangezichtsfractuur in het traject van een hersenzenuw. Beschadiging van de nervus olfactorius (I^e hersenzenuw), nervus facialis (VII) en nervus vestibulocochlearis (VIII) wordt het meest gezien (Tijssen 2006).

n. olfactorius

Reukverlies door uitval van de nervus olfactorius komt voor bij wel 20 % van de totale groep patiënten met THL in de chronisch fase (Singh et al. 2018). De prevalentie neemt toe met de ernst van het THL van 10 % bij licht tot 40 % bij ernstig THL. Anosmie betekent een totaal afwezige reuk, bij hyposmie is de reukfunctie verminderd; ook wordt regelmatig een onaangename geur waargenomen. Vaak rapporteren patiënten ook hieraan gerelateerd verlies van smaak. Pathofysiologisch is er sprake van beschadiging van de olfactoriusfilamenten die door de lamina cribrosa lopen, maar bij ernstigere letsels is ook traumatische schade van de bulbus olfactorius zelf mogelijk, vaak in combinatie met frontobasale corticale contusiehaarden. Reukstoornissen worden ook gezien bij licht THL, vaak als gevolg van een val op het achterhoofd (contrecoupletsel). Herstel wordt gezien bij 20–40 % van de patiënten (restloos herstel bij 15 %), met name in de eerste drie tot zes maanden na het trauma.

n. opticus en oculomotoriek

De oogzenuw (n. opticus) kan beschadigd raken bij fracturen van de orbita en voorste schedelbasis, maar ook bij penetrerende trauma's in orbitaregio. Directe traumatische beschadiging of compressie tegen omliggende harde structuren zoals bot en tentorium zijn de belangrijkste oorzaken van schade van de oogspierzenuwen. Compressie met uitval van de n. oculomotorius (III) wordt specifiek gezien bij transtentoriële of uncale herniatie, waarbij een ipsilaterale (mid)wijde lichtstijve pupil klinisch het meest in het oog springende verschijnsel is (zie ook ▶ par. 5.1.2 en 9.3.2). Uitval van de oogspierzenuwen wordt ook gevonden na licht THL, en vaak pas in een latere fase ontdekt wanneer patiënten klagen over dubbelzien, zoals bij traplopen in geval van uitval van de n. trochlearis of bij kijken in de verte wanneer er sprake is van uitval van de n. abducens. Vaak levert beeldvorming middels CT en MRI dan echter geen verklarende traumatische afwijkingen op. Het is zinvol de oogarts tijdig in te schakelen voor optometrisch onderzoek. Bij veel patiënten herstellen de klachten restloos in de eerste drie tot zes maanden na het trauma. In geval van persisterende klachten van dubbelzien, kan een prismabril worden aangemeten of zelfs een operatieve ingreep (strabismuschirurgie) worden overwogen.

n. facialis en gehoororgaan

Bij fracturen van het rotsbeen (os petrosum, onderdeel van het os temporale) kan de n. facialis (aangezichtszenuw) beschadigd raken, met als gevolg een (halfzijdige) verlamming van de aangezichtsspieren. Loopt de fractuur door tot in de processus mastoideus (mastoïd) dan kan er een retro-auriculair hematoom ontstaan, ook wel bekend als het *Battle's sign* (zie ook ▶ par. 2.1.2 en ◘ fig. 2.2) Er wordt onderscheid gemaakt in lengtefracturen en dwarsfracturen (zie 9.3.3 en ◘ fig. 9.7). De lengtefracturen komen het meest voor en het binnenoor (met daarin het labyrint) en het interne auditieve kanaal (waarin de n. facialis loopt) blijven meestal gespaard. Toch kan (partiële) uitval van de n. facialis optreden, soms direct maar meestal na een symptoomvrij interval van gemiddeld 2–3 dagen. De uitval is dan meest waarschijnlijk het gevolg van compressie van de zenuw in het interne auditieve kanaal door zwelling. De prognose is bij een ruime meerderheid gunstig: herstel treedt op binnen de eerste weken tot enkele maanden. Er is geen bewijs dat het zinvol is om in de acute fase tijdelijk corticosteroïden te geven (Tijssen 2006). Bij dwarsfracturen van het rotsbeen is de schade meestal direct aanwezig en vaker compleet; de prognose is ongunstig. Eventueel kan een spoedoperatie door de KNO-arts worden overwogen als er verdenking is op compressie van de n. facialis.

Dwarsfracturen van het rotsbeen kunnen ook leiden tot traumatische schade aan het binnenoor (denk hierbij aan de cochlea en de n. vestibulocochlearis). Lengtefracturen geven schade aan het middenoor (bijvoorbeeld een bloeding of luxatie van de gehoorbeenketen). Een patiënt zal daarbij klachten hebben van gehoorverlies, tinnitus en/of draaiduizeligheid (vertigo). Het is essentieel de KNO-arts hier in een vroeg stadium bij te betrekken.

4.4.3 Endocriene stoornissen

Er zijn inmiddels tientallen onderzoeken gepubliceerd over de prevalentie van hypofysedisfunctie bij patiënten met een (middelzwaar-ernstig) THL. De prevalentiecijfers van postacute hypofysedisfunctie lopen enorm uiteen van 15 tot zelfs 70 % en dit komt voort uit beperkingen van de prevalentiestudies met verschillende definities, relatief lage patiëntenaantallen en er werd vaak geen rekening gehouden met *confounders* zoals lichaamsgewicht/BMI (Kokshoorn et al. 2010). De prevalentie lijkt overigens wel af te nemen met de tijd: na zes tot twaalf maanden (en later) is deze lager dan in de eerste drie maanden na het ongeval. Twee Nederlandse onderzoeken toonden in ongeselecteerde THL-populaties (licht, middelzwaar en ernstig) een lage prevalentie van 1–5 % in de chronische fase aan (Van der Eerden et al. 2010; Kokshoorn et al. 2011).

Waar in de acute fase de gevolgen van letsel van de neurohypofyse en hypothalamus op de voorgrond staan, komen in de subacute en chronische fase vooral verschijnselen naar voren die passen bij schade aan de adenohypofyse. De adenohypofyse is kwetsbaarder voor (met name) ischemie dan de neurohypofyse. De hypofyse-assen die na THL het meest frequent zijn aangedaan, zijn de somatotrope as (groeihormoon), gonadotrope as (geslachtshormonen, resulterend in hypogonadisme) en de adrenale as (cortisol, resulterend in hypoadrenalisme) (Emelifeonwu et al. 2020). Bij verdenking op posttraumatisch (pan)hypopituïtarisme (PTHP), bij schade op beeldvormend onderzoek (MRI-scan van het hypofyse-hypothalamusgebied) of typische klachten is het raadzaam om de patiënt te verwijzen naar een internist-endocrinoloog voor verdere analyse en indien geïndiceerd substitutietherapie (Mollee en Van der Naalt 2020) .

4.4.4 Posttraumatische epilepsie

Het cumulatieve risico over een periode van twintig jaar op ten minste één late posttraumatische epileptische aanval, en daarmee de diagnose posttraumatische epilepsie (PTE), bedraagt bij patiënten met ernstig THL 17 %; hierbij is het risico in het eerste jaar 5 %. Bij patiënten met middelzwaar THL ligt de kans op PTE veel lager, namelijk rond de 3 % in de eerste twintig jaar na het trauma. Factoren die het risico op PTE verhogen zijn een subduraal hematoom en/of contusiehaard, impressiefractuur van de schedel, penetrerend letsel, coma- of PTA-duur langer dan 24 uur, een doorgemaakt vroeg posttraumatisch insult en leeftijd $\geq$ 65 jaar (Annegers et al. 1998).

De klinische uiting van de epileptische aanvallen wordt mede bepaald door de onderliggende structurele pathologie, maar bij meer dan 80 % van de insulten is er sprake van een tonisch-clonisch gegeneraliseerde aanval. De behandeling van PTE is vergelijkbaar met die van andere vormen van (symptomatische) epilepsie.

4.5 Behandeling chronische fase na middelzwaar en ernstig THL

De (revalidatie)behandeling van patiënten met middelzwaar en ernstig THL in de subacute en chronisch fase na het trauma is een multidisciplinair proces vanwege de fysieke, cognitieve en gedragsmatige gevolgen. De behandeling begint al tijdens de opname in het ziekenhuis en speelt zich vervolgens zowel klinisch tijdens opname in een revalidatiecentrum als poliklinisch af. Het is een gecombineerde inspanning van – en deze opsomming is ongetwijfeld niet volledig – revalidatiearts, neuroloog, psychiater gespecialiseerd in de neuropsychiatrie van niet-aangeboren hersenletsel, (neuro-)psycholoog, diverse paramedici (onder andere fysiotherapeut, ergotherapeut en logopedist), gespecialiseerd verpleegkundigen, maatschappelijk werker en huisarts (zie hiervoor ▶ par. 11.3 en ▶ H. 12). Ook de bedrijfsarts en verzekeringsarts spelen in de latere fases een belangrijke rol als het gaat om werk en inkomen (zie ▶ H. 14). Een belangrijk aspect tijdens de revalidatiebehandeling is het betrekken van de naasten van patiënt (partner, kinderen), waarbij speciale aandacht dient uit te gaan naar de relationele gevolgen en de impact op het gezin.

Verder lezen

Guidelines 'The management of severe TBI', 4th edition, Brain Trauma Foundation, 2016 (geraadpleegd 20-01-2021). ▶ www.braintrauma.org/.

Khellaf A, Khan DZ, Helmy A. Recent advances in traumatic brain injury. J Neurol. 2019b;266(11):2878–89 Epub 2019 Sep 28.

Lingsma HF, Maas AIR en Steyerberg EW. Prognosestelling bij middelzwaar en ernstig schedel-hersenletsel. Ned Tijdschr Geneesk. 2010;154:A379.

Richtlijn 'Neuropsychiatrische gevolgen na niet-aangeboren hersenletsel bij volwassenen', Nederlandse Vereniging van Revalidatieartsen, 2017 (geraadpleegd 20-01-2021). ▶ https://richtlijnendatabase.nl/richtlijn/neuropsychiatrische_gevolgen_na_nah_bij_volwassenen/zorgkaders_neuropsychiatrische_gevolgen_nah.html.

Van Eijck MM, proefschrift 'Traumatic Axonal Injury: a study on prognostic factors', Tilburg University, 2020.

Zorgstandaard 'Traumatisch Hersenletsel (voor volwassenen)', Hersenstichting Nederland, 2014 (geraadpleegd 20-01-2021). ▶ www.zorgstandaardnah.nl of ▶ www.hersenstichting.nl.

Literatuur

Andriessen TM, Horn J, Franschman G, et al. Epidemiology, severity classification, and outcome of moderate and severe traumatic brain injury: a prospective multicenter study. J Neurotrauma. 2011;28(10):2019–31 Epub 2011 Sep 27.

Annegers JF, Hauser WA, Coan SP, Rocca WA. A population-based study of seizures after traumatic brain injuries. N Engl J Med. 1998;338(1):20–4.

Benedictus MR, Spikman JM, Van der Naalt J. Cognitive and behavioral impairment in traumatic brain injury related to outcome and return to work. Arch Phys Med Rehabil. 2010;91(9):1436–41.

Böhm JK, Güting H, Thorn S, et al. Global characterisation of coagulopathy in isolated traumatic brain injury (iTBI): A CENTER-TBI analysis. Neurocrit Care. 2020; ▶ https://doi.org/10.1007/s12028-020-01151-7. Online ahead of print.

Brain Trauma Foundation. Guidelines the management of severe TBI, 4th edition, 2016. ▶ www.braintrauma.org/.

Carney N, Totten AM, O'Reilly C, et al. Guidelines for the management of severe traumatic brain injury, fourth edition. Neurosurgery. 2017;80(1):6–15.

CRASH-3 trial collaborators. Effects of tranexamic acid on death, disability, vascular occlusive events and other morbidities in patients with acute traumatic brain injury (CRASH-3): a randomised, placebo-controlled trial. Lancet. 2019;394(10210):1713–23. Epub 2019 Oct 14.

De Koning ME, Spikman JM, Coers A, Schönherr MC, Van der Naalt J. Pathways of care the first year after moderate and severe traumatic brain injury-discharge destinations and outpatient follow-up. Brain Inj. 2015;29(4):423–9 Epub 2014 Dec 1.

Dijkland SA, Helmrich IRAR, Nieboer D, et al.; CENTER-TBI participants and investigators. Outcome prediction after moderate and severe traumatic brain injury: external validation of two established prognostic models in 1742 European patients. J Neurotrauma. 2020 Dec 14. Online ahead of print.

Einarsen CE, Van der Naalt J, Jacobs B, et al. Moderate traumatic brain injury: clinical characteristics and a prognostic model of 12-month outcome. World Neurosurg. 2018;114:e1199–210 Epub 2018 Mar 31.

Emelifeonwu JA, Flower H, Loan JJ, McGivern K, Andrews PJD. Prevalence of anterior pituitary dysfunction twelve months or more following traumatic brain injury in adults: a systematic review and meta-analysis. J Neurotrauma. 2020;37(2):217–26 Epub 2019 Oct 21.

Fordington S, Manford M. A review of seizures and epilepsy following traumatic brain injury. J Neurol. 2020;267(10):3105–11 Epub 2020 May 22.

Jacobs B, Beems T, Van der Vliet TM, et al. Outcome prediction in moderate and severe traumatic brain injury: A focus on computed tomography variables. Neurocrit Care. 2013;19(1):79–89.

Khellaf A, Khan DZ, Helmy A. Recent advances in traumatic brain injury. J Neurol. 2019a;266(11):2878–89 Epub 2019 Sep 28.

Kokshoorn NE, Smit JW, Nieuwlaat WA, et al. Low prevalence of hypopituitarism after traumatic brain injury: a multicenter study. Eur J Endocrinol. 2011;165(2):225–31 Epub 2011 Jun 6.

Kokshoorn NE, Wassenaar MJ, Biermasz NR, et al. Hypopituitarism following traumatic brain injury: prevalence is affected by the use of different dynamic tests and different normal values. Eur J Endocrinol. 2010;162(1):11–8 Epub 2009 Sep 25.

La Russa R, Maiese A, Di Fazio N, et al. Post-traumatic meningitis is a diagnostic challenging time: a Systematic review focusing on clinical and pathological features. Int J Mol Sci. 2020;21(11):4148.

Maas AI, Roozenbeek B, Manley GT. Clinical trials in traumatic brain injury: past experience and current developments. Neurotherapeutics. 2010;7(1):115–26.

Mollee TS, Van der Naalt J. Hypofysedisfunctie na (licht) traumatisch hersenletsel; veelvoorkomend verschijnsel of speld in de hooiberg? Nervus. 2020;1:50–3.

MRC CRASH Trial Collaborators, Perel P, Arango M, Clayton T, et al. Predicting outcome after traumatic brain injury: practical prognostic models based on large cohort of international patients. BMJ. 2008;336(7641):425–9. Epub 2008 Feb 12.

Singh R, Humphries T, Mason S, Lecky F, Dawson J, Sinha S. The incidence of anosmia after traumatic brain injury: The SHEFBIT cohort. Brain Inj. 2018;32(9):1122–8 Epub 2018 Jun 6.

Starkey J, Kobayashi N, Numaguchi Y, Moritani T. Cytotoxic lesions of the corpus callosum that show restricted diffusion: mechanisms, causes, and manifestations. 2017;37(2):562–76 Epub 2017 Feb 6.

Steyerberg EW, Mushkudiani N, Perel P, et al. Predicting outcome after traumatic brain injury: development and international validation of prognostic scores based on admission characteristics. PLoS Med. 2008;5(8):e165.

Tijssen CC. Posttraumatische hersenzenuwuitval, in: syllabus Biemond Cursus, Nederlandse Vereniging voor Neurologie. 2006.

Timmer ML, Jacobs B, Schonherr MC, Spikman JM, Van der Naalt J. The spectrum of long-term behavioral disturbances and provided care after traumatic brain injury. Front Neurol. 2020;11:246. eCollection 2020.

Van der Eerden AW, Twickler MT, Sweep FC, et al. Should anterior pituitary function be tested during follow-up of all patients presenting at the emergency department because of traumatic brain injury? Eur J Endocrinol. 2010;162(1):19–28 Epub 2009 Sep 25.

Van Eijck MM, Herklots MW, Peluso J, et al. Accuracy in prediction of long-term functional outcome in patients with traumatic axonal injury: A comparison of MRI scales. Brain Inj. 2020;34(5):595–601. Epub 2020 Mar 27.

Van Eijck MM, Schoonman GG, Van der Naalt J, De Vries J, Roks G. Diffuse axonal injury after traumatic brain injury is a prognostic factor for functional outcome: a systematic review and meta-analysis. Brain Inj. 2018;32(4):395–402. Epub 2018 Jan 30.

Neurochirurgische behandeling

R. D. Singh en W. C. Peul

Samenvatting

De neurochirurgische behandeling van traumatisch hoofd-/hersenletsel (THL) is gericht op het voorkomen van direct overlijden en het beperken van secundaire hersenschade door het evacueren van massa-innemende intracraniële afwijkingen en daarnaast het monitoren (via een ICP-meter) en zo nodig verlagen van de intracraniële druk door liquordrainage of een decompressieve craniëctomie. De (intra)craniële traumatische afwijkingen die neurochirurgisch behandeld kunnen worden, zijn onder meer het epiduraal hematoom, het subduraal hematoom, de hemorragische contusiehaard en de schedelimpressiefractuur. De indicatie voor neurochirurgisch ingrijpen bij patiënten met THL is niet altijd eenduidig en is onder andere afhankelijk van de neurologische conditie van de patiënt en de overtuigingen van de patiënt en diens naasten ten aanzien van kwaliteit van leven. Hoewel snel en agressief chirurgisch ingrijpen levensreddend kan zijn en kan resulteren in een goed herstel, kan het ook leiden tot overleving met ernstige neurologische restverschijnselen, met als gevolg een beperkte kwaliteit van leven.

- **Leeswijzer**

De therapeutische mogelijkheden van de neurochirurg bij patiënten met traumatisch hoofd-/hersenletsel (THL) worden systematisch behandeld in dit hoofdstuk. Het behandelen van verhoogde intracraniële druk komt aan bod in ▶ par. 5.1. In ▶ H. 6 'Behandeling op de intensive care' (specifiek voor kinderen in ▶ H. 8) wordt hier nog verder op ingegaan. De verschillende potentieel neurochirurgisch behandelbare (intra)craniële traumatische afwijkingen passeren stap voor de stap de revue. ▶ Paragraaf 9.3 uit het hoofdstuk 'Beeldvormend onderzoek' vormt hierop een mooie aanvulling. Meer informatie over de prognose van patiënten met THL is terug te vinden in de ▶ H. 3 en 4.

© Bohn Stafleu van Loghum is een imprint van Springer Media B.V., onderdeel van Springer Nature 2022
J. van der Naalt en B. Jacobs (Red.), *Handboek traumatisch hersenletsel*,
https://doi.org/10.1007/978-90-368-2659-4_5

5.1	Acute fase en behandeling op de *intensive care* – 77	
5.1.1	Algemene behandeling in de acute fase – 77	
5.1.2	Behandeling *intensive care*, monitoring intracraniële druk en decompressieve craniëctomie – 77	
5.2	Epiduraal hematoom – 80	
5.3	Acuut subduraal hematoom – 82	
5.4	Intracerebraal hematoom/cerebrale contusiehaard – 84	
5.5	Traumatische afwijkingen in de achterste schedelgroeve – 85	
5.6	Traumatische subarachnoidale bloeding (tSAB) – 86	
5.7	Traumatische schedel(basis)fracturen – 86	
5.8	Penetrerend traumatisch hoofd-/hersenletsel – 89	
5.9	Chronisch subduraal hematoom – 90	
5.10	Perioperatief beleid bij traumatisch hoofd-/hersenletsel – 91	
5.10.1	Antitrombotica – 91	
5.10.2	Antibiotica – 92	
5.10.3	Corticosteroïden – 92	
	Verder lezen – 92	

5.1 Acute fase en behandeling op de *intensive care*

De neurochirurgische zorg voor patiënten met traumatisch hoofd-/hersenletsel (THL) beperkt zich voornamelijk tot de middelzware en ernstige hersenletsels. Het gaat dan om patiënten met een Glasgow Coma Schaal (GCS)-score van respectievelijk 9–12 en 3–8, die gezamenlijk circa 15 % van het totaal aantal THLs vormen (zie ▶ H. 1). Ernstig THL gaat in de regel gepaard met (intra)craniële afwijkingen. Voorbeelden daarvan zijn het epidurale hematoom (EDH), subdurale hematoom (SDH), traumatisch intracerebraal hematoom (TICH), traumatische subarachnoïdale bloeding (tSAB) en (diffuse) traumatische axonale schade (zie ook ▶ H. 9).

De neurochirurgische behandeling van THL dateert uit de steentijd en de 'trepanatie' (hersendoorboring of schedeloperatie) wordt beschouwd als de oudste chirurgische ingreep ter wereld. Het doel van de neurochirurgische behandeling bij THL is om direct overlijden te voorkomen en secundaire hersenschade, die ontstaat in de periode na het trauma, zoveel mogelijk te beperken. De indicatie voor neurochirurgisch ingrijpen is onder andere afhankelijk van de neurologische conditie van de patiënt, de radiologische bevindingen en de overtuigingen van de patiënt en diens naasten ten aanzien van kwaliteit van leven, niet zelden voortvloeiend uit religieuze en culturele achtergronden. Er dient onderscheid gemaakt te worden tussen focale 'structurele' laesies (die eventueel lin aanmerking komen voor chirurgische evacuatie) en meer diffuse, gegeneraliseerde hersenschade. Beide groepen aandoeningen en de neurochirurgische behandelmogelijkheden hiervan zullen in dit hoofdstuk besproken worden.

5.1.1 Algemene behandeling in de acute fase

Patiënten met ernstig THL worden zo spoedig mogelijk, meestal zelfs nog ter plaatse van het ongeval, gesedeerd en geïntubeerd. Dit ter voorkoming van verdere secundaire hersenschade door een insufficiëntie ademhaling (leidend tot hypoxie en hypercapnie) als gevolg van stijging van de intracraniële druk (*intracranial pressure*, ICP) met stamcompressie (voor verder beleid in de acute fase wordt verwezen naar ▶ H. 2). Bij patiënten met middelzwaar THL (GCS 9–12) kan vroege intubatie overwogen worden, afhankelijk van de (al dan niet vrije) ademweg, de hemodynamische conditie en eventuele bijkomende traumatische letsels aan de rest van het lichaam. Direct na de initiële beoordeling en prehospitale behandeling worden patiënten in de regel naar een *level* 1-traumacentrum vervoerd, waar mogelijkheden zijn voor intensieve (neuro)monitoring en een eventuele neurochirurgische interventie. Bij tekenen van cerebrale inklemming (zie ▶ par. 9.3.2) kan mannitol of hypertoon zout in hoge concentratie intraveneus worden toegediend en kan eventueel kortdurende kunstmatige hyperventilatie worden toegepast ter overbrugging naar een neurochirurgische decompressie (zie ook ▶ H. 6).

5.1.2 Behandeling *intensive care*, monitoring intracraniële druk en decompressieve craniëctomie

De behandeling van patiënten met (ernstig) THL op de *intensive care* richt zich op het voorkomen en/of beperken van secundaire schade en is gestoeld op het optimaliseren van de cerebrale doorbloeding en oxygenatie en voorkomen van intracraniële drukverhoging. Een en ander wordt uitvoerig behandeld in ▶ H. 6.

Pathofysiologie van verhoogde intracraniële druk

Traumatische massa-innemende laesies (hematoom, al dan niet met oedeem), hydrocephalus en gegeneraliseerde zwelling van de hersenen kunnen leiden tot een verhoogde intracraniële druk (Monro-Kellie-doctrine, zie ▶ par. 6.2). Intracraniële hypertensie leidt uiteindelijk tot hersenschade. Een normale ICP bij volwassenen en oudere kinderen is 10–15 mmHg. De verstoorde cerebrale autoregulatie (zie ▶ H. 6) na THL maakt de hersenen vatbaarder voor schade door zowel hyper- als hypoperfusie, waardoor een desastreuze cascade van ischemie, zwelling en verder oplopende ICP kan ontstaan met meer secundaire hersenschade tot gevolg. Gegeneraliseerde zwelling van het hersenweefsel na THL komt zowel voor in aan- als in de afwezigheid van focale structurele laesies en is doorgaans maximaal op de derde dag na het trauma, hoewel symptomatische zwelling ook nog in de dagen daarna kan optreden. Een verhoogde ICP is geassocieerd met mortaliteit na THL en dient dus voorkomen te worden.

Klinische presentatie van verhoogde intracraniële druk

Verhoogde ICP kan zich klinisch uiten in hoofdpijn, misselijkheid, braken, somnolentie en/of verwardheid. Ook toenemende 'onrust' bij een THL-patiënt in een verder relatief goede neurologische conditie kan een omineus teken zijn van stijgende ICP door toenemende zwelling of expansie van een hematoom. Bij het vóórkomen van structurele intracraniële laesies kan zogenaamde 'inklemming' van de hersenstam optreden in de acute fase of gedurende de eerste dagen na het trauma door toename van bijvoorbeeld een bloeding of oedeem (zie ook ▶ par. 9.3.2 en ◘ fig. 9.6). Dit kan zich klinisch neurologisch uiten in een contralaterale hemiparese en ipsilaterale pupilverwijding (doordat uncale herniatie compressie geeft op de nervus oculomotorius).

Verplaatsing c.q. het herniëren van hersenweefsel kan ook leiden tot compressie van de contralaterale cerebrale pedunkel in de tentoriële groeve, waardoor een ipsilaterale hemiparese kan optreden. Dit wordt het Kernohan's *notch*-fenomeen of '*false localizing sign*' genoemd. Naast deze neurologische uitvalsverschijnselen en de bewustzijnsdaling kunnen tevens systemische reacties optreden tijdens het terminale stadium van het inklemmingsproces, waarbij de karakteristieke Cushing-respons, bestaande uit bradycardie, hypertensie en een Cheyne-Stokes-ademhaling (crescendo-decrescendo ademhalingspatroon, afgewisseld met adempauzes), wordt veroorzaakt door compressie van de hersenstam (zie ook ▶ H. 1).

Monitoren van intracraniële druk

Hoewel de CT-scan van hoofd/hersenen aanwijzingen kan tonen voor verhoogde ICP, zoals obliteratie van basale cisternen en subfalciene, uncale en/of tonsillaire herniatie, kan de ICP niet betrouwbaar geschat worden op basis van radiologische bevindingen alleen (▶ H. 9). Het plaatsen van een intracraniële drukmeter (ICP-meter) heeft tot doel verhoging van de ICP, bijvoorbeeld als gevolg van een groeiend hematoom of toenemende zwelling, in een vroeg stadium te detecteren om secundaire hersenschade te voorkomen; het liefst voordat deze klinisch evident wordt. De *Brain Trauma Foundation (BTF)* heeft richtlijnen geformuleerd ten aanzien van de indicaties voor het plaatsen van een ICP-meter (zie ook ▶ par. 6.3.1) (Carney et al. 2017a). In de praktijk wordt naar schatting bij circa 50 % van de patiënten die volgens deze richtlijnen in aanmerking komen ook daadwerkelijk een drukmeter geplaatst (zie voor criteria ▶ H. 6).

Neurochirurgische behandeling

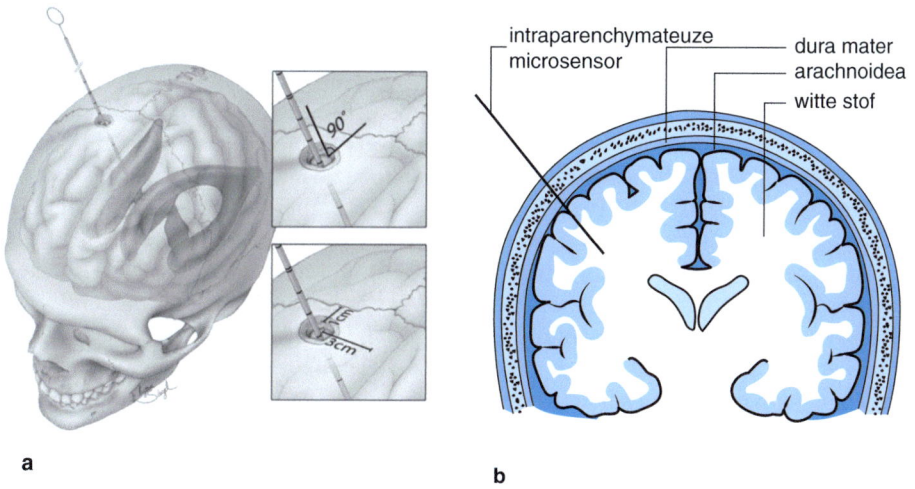

Figuur 5.1 (a) Plaatsing van een rechts frontale externe ventrikeldrain (EVD) via *Kocher's point* (1 cm anterieur van de sutura coronalis en 3 cm lateraal van de sutura sagittalis). De drain dient altijd loodrecht (90°) op de schedel ingebracht te worden. (b) Coronale doorsnede van het brein met een intraparenchymateuze microsensor

De meest gebruikte methoden voor invasieve ICP-meting zijn een intraparenchymateuze microsensor en een intraventriculaire katheter (fig. 5.1). Een intraparenchymateuze microsensor wordt meestal rechts frontaal geplaatst om eloquente gebieden, zoals de taalcentra, te vermijden. Een intraventriculaire katheter is momenteel de gouden standaard en wordt doorgaans vanuit het *Kocher's point* in de frontaalhoorn van het rechter zijventrikel geplaatst, waardoor naast drukmeting ook verlaging van de ICP mogelijk wordt door drainage van liquor. Hoewel de traditionele aanname, dat er een gelijke druk heerst in het gehele intracraniële compartiment, nog frequent wordt onderschreven, raakt tegenwoordig steeds meer bekend dat er intracraniële drukgradiënten bestaan en dat de locatie van ICP-meter c.q. meting dus van invloed kan zijn op de gemeten druk.

Behandeling van intracraniële drukverhoging

Hoewel tot op heden nog niet bekend is wat de optimale ICP na THL zou moeten zijn, wordt doorgaans gestreefd naar een ICP < 20 mmHg met een combinatie van houdingsoptimalisatie en een farmacologisch stappenplan dat onder andere bestaat uit sedativa, analgetica, hyperosmolaire middelen (mannitol, hypertoon zout) en neuromusculaire blokkade (zie hiervoor ▶ H. 6 en 8). Indien ondanks genoemde maatregelen geen adequate ICP(-daling) gerealiseerd wordt, spreekt men van refractair verhoogde ICP en kan een decompressieve craniëctomie (DC) worden overwogen. Hierbij wordt een gedeelte van de schedel (van ten minste 12 cm in diameter) uitgenomen, waarna een duraverwijdingsplastiek verricht wordt om ruimte te maken voor het zwellende brein. Een DC kan ook in een vroeger stadium plaatsvinden tijdens de (spoed)evacuatie van een traumatische intracraniële massa-innemende laesie (bijvoorbeeld EDH, ASDH of TICH) waarbij significante zwelling wordt aangetroffen of in de nabije toekomst wordt verwacht. Afhankelijk van de locatie van de massawerking kan een DC uni- of bilateraal worden verricht. De DC is niet onomstreden aangezien de behaalde overlevingswinst gepaard kan gaan met ernstige neurologische restverschijnselen (Cooper et al. 2011; Hutchinson et al. 2016).

Indien de ICP onvoldoende gedaald is ondanks een voldoende ruime DC kan toediening van hoog gedoseerde barbituraten worden overwogen als laatste redmiddel om de periode van maximale hersenzwelling door te komen (zie hiervoor ▶ H. 6).

De neurochirurgische behandeling van ernstig THL zonder focale afwijkingen is derhalve gericht op het monitoren en zo nodig verlagen van de ICP om secundaire hersenschade zoveel mogelijk te voorkomen. Hoewel het monitoren van ICP is geassocieerd met een verlaagde mortaliteit (Carney et al, 2017a), is het vooralsnog onvoldoende overtuigend aangetoond dat het monitoren van ICP en het streven naar een ICP < 20 mmHg daadwerkelijk leidt tot verbetering van de functionele uitkomst voor patiënten met THL in vergelijking met een behandelstrategie gericht op (achteruitgang in) de klinisch neurologische en radiologische conditie (Chesnut et al. 2013). Toekomstig onderzoek richt zich op gepersonaliseerde meting, interpretatie en behandeling van de ICP en CPP, waarbij naar verwachting geen universele grenswaarde meer gehandhaafd zal worden (zie ▶ H. 6).

5.2 Epiduraal hematoom

- **Epidemiologie**

De incidentie van het epiduraal hematoom (EDH) bij THL varieert van 1–4 %. Het treedt met name op bij jongvolwassenen van 20–30 jaar en is relatief zeldzaam op oudere leeftijd. Het EDH gaat in 75–95 % van de gevallen gepaard met een schedelfractuur.

- **Klinische presentatie**

De klassieke presentatie is een kortdurend bewustzijnsverlies na het hoofdtrauma, gevolgd door een lucide interval (dit is een periode met een intact bewustzijn) van enkele minuten tot uren waarna neurologische verslechtering optreedt door expansie van het hematoom. Klinische symptomen kunnen worden veroorzaakt door focale massawerking (hemiparese, afasie, insulten), verhoogde ICP (hoofdpijn, misselijkheid, braken, somnolentie, verwardheid/onrust) en daaropvolgende uncale herniatie (pupilanisocorie) (zie ook ▶ H. 9).

- **Pathofysiologie**

Het klassieke dogma houdt in dat een temporoparietale schedelfractuur leidt tot een ruptuur van de a. meningea media nabij het pterion (plaats op de schedel waar het os frontale, os pariëtale, os temporale en het sfenoïd samenkomen), waardoor een arteriele bloeding ontstaat die de dura mater geleidelijk van de schedel losmaakt (◘ fig. 9.3 en B6). Een alternatieve hypothese is dat de dura mater eerst gedeeltelijk wordt losgetrokken van de schedel door het trauma, waarna er een bloeding in de ontstane epidurale ruimte optreedt (◘ fig. 5.2). Het EDH heeft in 85 % van de gevallen een arteriële origine en wordt in de overige gevallen meestal veroorzaakt door letsel aan een onderliggende durale veneuze sinus. Een veneus EDH kent een tragere neurologische

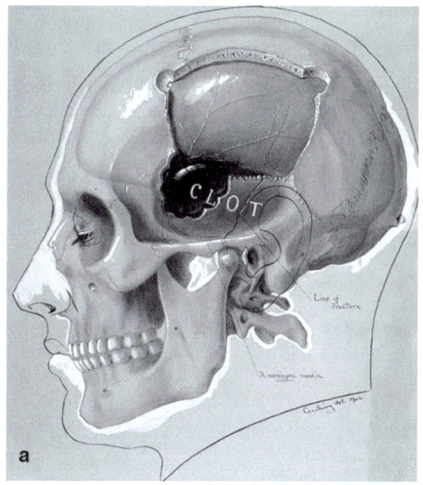 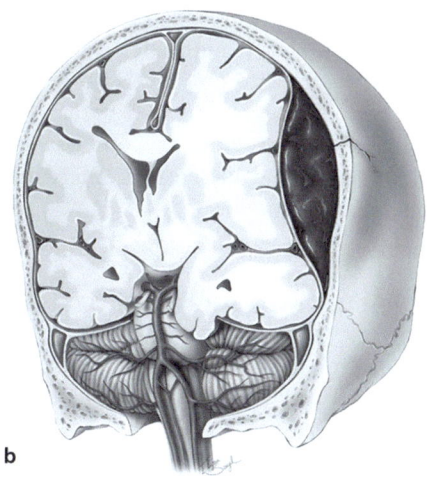

Figuur 5.2 (a) Illustratie van een epiduraal hematoom door Harvey Cushing (circa 1906).
(b) Coronale doorsnede van de schedel met een epiduraal hematoom en uncale herniatie links

verslechtering dan een arterieel EDH, zeker bij een supratentoriële lokalisatie. Een veneus EDH komt voornamelijk voor in de achterste schedelgroeve, vooral bij kinderen, door letsel aan de sinus transversus dan wel sigmoïdeus.

- **Diagnostiek**

De CT-scan van hoofd/hersenen toont een extra-axiale biconvexe (lensvormige) hyperdense afwijking tussen de schedel en de dura mater, waarbij 70 % langs de hemisferen is gelokaliseerd met het pterion als epicentrum (zie ▶ par. 9.3.1). Het lensvormige aspect wordt veroorzaakt doordat de bloeding zich niet uitbreidt voorbij de grenzen van de stevige durale aanhechtingen ter plaatse van de craniale suturen. Anders dan het subduraal hematoom (SDH) kan het EDH zich wel uitbreiden over de falx cerebri. Tevens kunnen er aanwijzingen voor herniatie zichtbaar zijn op de CT-scan (zie ▶ par. 9.3.2).

- **Behandeling**

De beslissing om patiënten met een EDH (met spoed) te opereren hangt onder andere af van de neurologische conditie en de afwijkingen op de CT-scan. De BTF-richtlijnen adviseren chirurgische behandeling van alle patiënten met een EDH > 30cm^3, onafhankelijk van de neurologische conditie (Bullock et al. 2006a). Comateuze patiënten (GCS-score ≤ 8) met een klinisch relevant EDH en pupilanisocorie dienen eveneens zo spoedig mogelijk geopereerd te worden. De operatie bestaat uit een craniotomie met evacuatie van het hematoom, coagulatie van het bloedingsfocus (doorgaans de a. meningea media) en centrale durale ophanging om re-accumulatie van bloed te voorkomen. Conservatieve behandeling met nauwlettende neurologische observatie en seriële CT-scans kan overwogen worden in een neurochirurgisch centrum voor patiënten in een goede neurologische conditie met een relatief klein EDH.

Prognose

Het EDH kent een mortaliteit van 20–55 %, waarbij de afwezigheid van een lucide interval een slechte prognostische factor is. Van de patiënten die een neurochirurgische hematoomevacuatie ondergaan, overlijdt circa nog 10 % (Bullock et al. 2006a). De neurologische conditie voor de operatie, de leeftijd van de patiënt, het EDH-volume en de tijd tussen neurologische achteruitgang en chirurgie zijn geassocieerd met de uitkomst.

5.3 Acuut subduraal hematoom

Epidemiologie

Een acuut subduraal hematoom (ASDH) is het meest voorkomende intracraniële letsel bij THL en treedt op bij 11 % van alle patiënten en bij 49 % van de patiënten met ernstig THL. Hoewel het ASDH traditioneel geassocieerd wordt met verkeersongevallen en geweldsincidenten bij jongvolwassenen, wordt het in toenemende mate gezien bij oudere patiënten na relatief laagenergetische ongevallen, zoals een val van de trap, waarbij het gebruik van antitrombotica faciliterend werkt. De impact van het trauma en het primaire hersenletsel zijn doorgaans ernstiger bij patiënten met een ASDH dan bij patiënten met een EDH.

Klinische presentatie

De klinische presentatie van patiënten met een ASDH is heterogeen en varieert van een comateuze toestand tot een normaal klinisch toestandsbeeld. Vergeleken met het EDH presenteren patiënten met een ASDH zich gemiddeld in een slechtere neurologische conditie, waarbij circa 50 % al vanaf het ongeval comateus is. Een lucide interval komt minder frequent voor omdat het primaire hersenletsel doorgaans ernstiger is, waardoor tussentijds herstel van bewustzijn niet optreedt. Klinische symptomen kunnen worden veroorzaakt door focale massawerking, verhoogde ICP en daaropvolgende uncale herniatie (zie ook ▶ H. 9).

Pathofysiologie

Een ASDH heeft doorgaans een veneuze origine en wordt veroorzaakt door het (massaal) afscheuren van ankervenen, die lopen tussen de dura mater en de arachnoïdea, (fig. B6) vaak als gevolg van een acceleratie-deceleratie trauma. De toegenomen rek op ankervenen door cerebrale atrofie bij ouderen maakt deze populatie vatbaarder voor het ontwikkelen van een ASDH. Het gebruik van orale antistolling is een andere risicofactor. In 20–30 % van de gevallen heeft het ASDH een arteriële origine, waarbij een corticale arterie ter plaatse van een contusiehaard meestal het bloedingsfocus vormt.

Diagnostiek

De CT-scan van hoofd/hersenen toont een extra-axiale halvemaanvormige (concave) hyperdense massa over de hemisferische convexiteit, langs de falx cerebri of langs het tentorium cerebelli (zie ▶ par. 9.3.1). Een ASDH gaat vaak gepaard met een traumatisch intracerebraal hematoom of cerebrale contusiehaard. Tevens kunnen corticale venen zichtbaar zijn tussen de schedel en de hersenen (*cortical vein sign*).

Behandeling

De beslissing om patiënten met een ASDH (met spoed) te opereren hangt onder andere af van de neurologische toestand en de afwijkingen op de CT-scan. De BTF-richtlijnen adviseren chirurgische behandeling van alle patiënten met een ASDH > 10 mm dikte of met een middenlijnverschuiving van de intracraniële (hersen) structuren (*midline shift*) van > 5 mm, onafhankelijk van de neurologische conditie (Bullock et al. 2006b). Patiënten met een kleiner ASDH en een daling van de GCS-score van ≥ 2 punten, een pupilanisocorie of een ICP > 20 mmHg dienen ook zo spoedig mogelijk geopereerd te worden.

De operatie bestaat uit een craniotomie (◘ fig. 5.3) met evacuatie van het hematoom en zo mogelijk coagulatie van het bloedingsfocus. Afhankelijk van de (te verwachten) cerebrale zwelling kan aanvullend een decompressieve craniëctomie (DC) verricht worden, waarbij de uitgenomen botlap niet wordt teruggeplaatst. Tevens kan tijdens de ingreep een ICP-meter geplaatst worden. Conservatieve behandeling met nauwlettende neurologische observatie in een neurochirurgisch centrum en seriële CT-scans kan overwogen worden voor patiënten met een relatief klein ASDH die in een goede neurologische conditie zijn.

Prognose

Het ASDH kent een relatief sombere prognose en de mortaliteit bedraagt circa 50 %. Het percentage patiënten dat een goed herstel doormaakt varieert van 10–40 %. De leeftijd van de patiënt, het traumamechanisme, de neurologische conditie bij binnenkomst en het postoperatieve beloop van de ICP zijn van invloed op de uitkomst. De aanwezigheid van een lucide interval is een gunstige prognostische factor aangezien het (zeer) ernstig primair c.q. diffuus hersenletsel uitsluit. In het kader van de neurochirurgische behandeling van het (acuut en chronisch) subduraal hematoom vinden diverse (inter)nationale multicenter studies plaats. Deze richten zich op de toegevoegde waarde van DC tijdens evacuatie van een traumatisch ASDH (Kolias et al. 2016), het effect van dexamethason versus een boorgatdrainage bij patiënten met een symptomatisch chronisch SDH (Miah et al. 2018) en specifiek in oudere patienten op

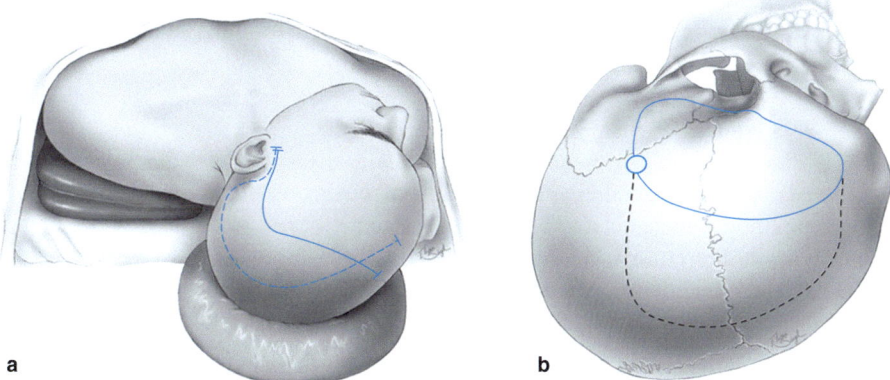

◘ **Figuur 5.3** (a) Vraagtekenvormige huidincisie voor een grote 'traumalap' (blauwe stippellijn) en incisie voor een kleinere benadering (blauwe doorlopende lijn). (b) Typische grote botlap (zwarte stippellijn) en kleinere botlap (blauwe lijn)

het effect van een chirurgische versus initieel conservatieve behandeling van het traumatisch ASDH. De resultaten van deze studies kunnen in de toekomst de besluitvorming over de neurochirurgische interventies in deze patiëntengroep veranderen.

5.4 Intracerebraal hematoom/cerebrale contusiehaard

- **Epidemiologie**

Het traumatisch intracerebraal hematoom (TICH), ook wel cerebrale contusiehaard genoemd, komt geïsoleerd voor bij 8 % van de patiënten met THL en bij 35 % van de patiënten met ernstig THL. Daarnaast gaat het TICH frequent gepaard met een ASDH of andere intracraniële traumatische afwijkingen. De gerapporteerde incidentiecijfers geven waarschijnlijk een onderschatting van de ware incidentie aangezien een TICH niet altijd zichtbaar is op de initiële CT-scan en in de eerste dagen na het trauma kan expanderen ('opbloeien'). Dit wordt een verlaat of *delayed* TICH genoemd en treedt op bij circa 10 % van de patiënten met een GCS-score ≤ 8, doorgaans binnen 72 uur na het trauma.

- **Klinische presentatie**

De klinische presentatie van patiënten met een TICH is heterogeen en varieert van een comateuze toestand tot een maximaal neurologisch toestandsbeeld. Klinische symptomen treden door expansie van het TICH soms pas uren na het trauma op en kunnen worden veroorzaakt door focale massawerking, verhoogde ICP en de daaropvolgende uncale herniatie (zie ook ▶ H. 9).

- **Pathofysiologie**

Het TICH kan beschreven worden als 'kneuzing' van het hersenparenchym die wordt veroorzaakt door de intracraniële verschuiving/verplaatsing van hersenweefsel. Een contusiehaard is doorgaans gelokaliseerd nabij intracraniële benige uitsteeksels van de schedel(basis) waartegen de hersenen contact maken tijdens een acceleratie-deceleratie trauma, zoals de anterieure schedelbasis (frontale contusiehaard), de vleugel van het os sphenoidale (temporale contusiehaard) en het occipitale schedelbot (occipitale contusiehaard). Een TICH aan de ipsilaterale zijde van de externe krachtsinwerking op de schedel wordt een coupletsel genoemd, terwijl een contrecoupletsel aan de overzijde hiervan optreedt (zie ▶ H. 1).

- **Diagnostiek**

De CT-scan van hoofd/hersenen toont corticale en/of subcorticale hyperdensiteiten (bloed) met omringende hypodensiteiten (oedeem) op voorkeurslocaties nabij de bovengenoemde benige uitsteeksels van de schedel(basis), waarbij laesies < 1 cm in diameter in de literatuur soms niet als TICH worden meegerekend (zie ▶ par. 9.3.1). Het TICH kan geleidelijk expanderen gedurende de uren of dagen na het trauma, waardoor het niet altijd zichtbaar is op de initiële CT-scan.

- **Behandeling**

De beslissing om patiënten met een TICH (met spoed) te opereren hangt onder andere af van de neurologische conditie en de afwijkingen op de CT-scan. De BTF-richtlijnen adviseren chirurgische behandeling van patiënten met een TICH > 50 cm³, onafhankelijk van de neurologische conditie, en van patiënten met een GCS-score van 6–8 met frontale of temporale contusiehaarden > 20 cm³ met middenlijnverschuiving van de hersenen van ten minste 5 mm en/of compressie van de basale cisternen op de CT-scan (Bullock et al. 2006c).

De operatie bestaat uit een craniotomie met evacuatie van het TICH, al dan niet gevolgd door een decompressieve craniëctomie en/of plaatsing van een ICP-meter. Conservatieve behandeling met nauwlettende neurologische observatie in een neurochirurgisch centrum en herhaaldelijk CT-scans kan overwogen worden voor patiënten in een goede neurologische conditie met een relatief klein TICH zonder significante massawerking op de CT-scan.

Hoewel harde cijfers ontbreken, zijn de resultaten van de voortijdig gestaakte *STITCH-trial* suggestief voor een voordeel van vroege chirurgische evacuatie van het TICH vergeleken met evacuatie in geval van neurologische verslechtering (Mendelow et al. 2015). Het voordeel lijkt voornamelijk te bestaan bij patiënten met middelzwaar THL.

- Prognose

De prognose van het TICH is heterogeen en correleert met bekende prognostische variabelen in THL (zie hiervoor ▶ H. 4), de neurologische conditie voor de operatie, de locatie van de afwijking en daarnaast de tijd tussen neurologische achteruitgang en chirurgische evacuatie. Het optreden van een verlate cerebrale contusiehaard is geassocieerd met een slechte prognose en kent een mortaliteit van 50–75 %.

5.5 Traumatische afwijkingen in de achterste schedelgroeve

- Epidemiologie

Traumatische laesies in de achterste schedelgroeve (fossa posterior) zijn zeldzaam en treden op bij < 3 % van alle patiënten met THL. Van alle traumatische epidurale hematomen bevindt 1,2–13 % zich in de achterste schedelgroeve, terwijl dat van de traumatische acute subdurale hematomen en de traumatische intracerebrale hematomen respectievelijk 0,5–2,5 % en 1,7 % betreft. Vanwege de beperkte ruimte in de fossa posterior kunnen patiënten (zeer) snel neurologisch verslechteren bij toename van de massawerking.

- Klinische presentatie

De klinische symptomen kunnen veroorzaakt worden door focale massawerking (bijvoorbeeld ataxie, dysarthrie, hemiparese) of door verhoogde ICP vanwege een (obstructie)hydrocephalus. Tevens kan een hemiparese en/of pupildilatatie optreden door opwaartse herniatie waarbij het cerebellum door de tentoriële opening omhoog wordt gedrukt. Een bewustzijnsdaling kan ook optreden door compressie op de hersenstam.

- Pathofysiologie

Laesies in de achterste schedelgroeve gaan vaak gepaard met een obstructieve triventriculaire hydrocephalus door compressie van het vierde ventrikel en/of het aquaduct van Sylvius. Een EDH in de fossa posterior wordt, anders dan supratentorieel, veelal veroorzaakt door letsel aan de onderliggende durale sinus of het confluens sinuum (torcula).

Diagnostiek

De CT-scan toont een focale laesie (EDH, SDH of TICH) met aanwijzingen voor massawerking, zoals distorsie van het vierde ventrikel, (obstructie)hydrocephalus, compressie van de basale cisternen of opwaartse dan wel tonsillaire herniatie.

Behandeling

De beslissing om patiënten met een afwijking in de fossa posterior (met spoed) te opereren hangt onder andere af van de neurologische toestand en de afwijkingen op de CT-scan. De BTF-richtlijnen adviseren chirurgische behandeling van patiënten met een symptomatische laesie in de fossa posterior of radiologische aanwijzingen voor massawerking (Bullock et al. 2006d). De operatie dient zo spoedig mogelijk plaats te vinden vanwege de mogelijkheid tot snelle neurologische achteruitgang en bestaat uit een suboccipitale craniotomie met evacuatie van de massa-innemende laesie, eventueel gevolgd door een decompressieve craniëctomie van de fossa posterior. Conservatieve behandeling met nauwlettende neurologische observatie in een neurochirurgisch centrum en seriële CT-scans kan overwogen worden voor patiënten in een goede neurologische conditie zonder radiologische aanwijzingen voor massawerking.

Indien er significante massawerking uitgaat van de bloeding in de achterste schedelgroeve is terughoudendheid geboden bij het behandelen van de bijkomende (obstructieve) hydrocephalus door supratentoriële liquordrainage, aangezien dit opwaartse herniatie in de hand kan werken. Een chirurgische decompressie van de achterste schedelgroeve verdient dan de voorkeur.

Prognose

De prognose hangt onder meer af van de aard en de locatie van de afwijking, de aanwezigheid van een hydrocephalus, de leeftijd van de patiënt, de neurologische conditie en de tijd tussen neurologische achteruitgang en de operatie.

5.6 Traumatische subarachnoïdale bloeding (tSAB)

Hoofdtrauma is de meest voorkomende oorzaak voor een subarachnoïdale bloeding (zie ▶ par. 9.3.1). In tegenstelling tot de bloedverdeling rond de cirkel van Willis bij een ruptuur van een intracranieel aneurysma, is tSAH doorgaans gelokaliseerd over de convexiteit, in sulci en basale cisternen. Indien er geen evident hoofdtrauma heeft plaatsgevonden, dient een aneurysma altijd uitgesloten te worden middels CT-angiografie.

5.7 Traumatische schedel(basis)fracturen

Epidemiologie

Schedelfracturen komen voor tot bij 30 % van de patiënten met THL en zijn indicatief voor een significante krachtsinwerking op het hoofd. Bij een *gesloten* schedelfractuur is de overliggende huid intact, terwijl er bij een *open* schedelfractuur een laceratie bestaat van de huid. Er dient onderscheid gemaakt te worden tussen lineaire fracturen, schedelbasisfracturen en impressiefracturen, waarbij laatstgenoemde fracturen bij 6 % van de patiënten met THL voorkomen en meestal open fracturen betreffen.

Neurochirurgische behandeling

- **Klinische presentatie**

Patiënten met gesloten lineaire schedelfracturen presenteren zich doorgaans zonder neurologische symptomen. Impressiefracturen kunnen gepaard gaan met neurologische symptomen die veroorzaakt worden door letsel aan het onderliggende hersenparenchym. Schedelbasisfracturen leiden in 10–45 % van de gevallen tot liquorverlies met rinorroe (anterieure schedelbasis) of otorroe (middelste schedelbasis). Enkele uren of dagen na het trauma kunnen tevens periorbitale ecchymose (brilhematoom of *raccoon eyes*; zie ◘ fig. 2.2b) en retro-auriculaire ecchymose (*Battle's sign*, zie ◘ fig. 2.2a) optreden. Hersenzenuwuitval kan voorkomen bij fracturen door het frontale schedelbot (nervus olfactorius), temporale schedelbot (nervus facialis en/of nervus vestibulocochlearis) of de clivus (nervus abducens) (zie ook ▶ par. 4.3.4). Een verminderd bewustzijn kan voorts een uiting zijn van bijkomende pneumencefalie.

- **Pathofysiologie**

De aard van het trauma en de verspreiding van de kinetische energie bepalen het type schedel(basis)fractuur. Indien een grote hoeveelheid energie wordt geleverd op een relatief klein schedeloppervlak, zal doorgaans een impressiefractuur ontstaan, waarbij een deel van de schedel onder het niveau van de aanliggende schedel wordt verplaatst. Dit gaat niet zelden gepaard met laceratie van de dura mater en schade aan het onderliggende hersenparenchym, waardoor impressiefracturen tevens een *porte d'entrée* vormen voor infecties.

- **Diagnostiek**

Vrijwel alle klinisch relevante schedelfracturen kunnen worden aangetoond middels een CT-scan met dunne coupes en driedimensionale reconstructie, waarbij tevens gelet moet worden op onderliggende intracraniële afwijkingen (zie ▶ par. 9.3.3). Daarnaast is intracranieel lucht zeer suggestief voor een open schedelfractuur of een fractuur door een luchthoudende sinus en/of de schedelbasis. Het *Mount Fuji sign* komt karakteristiek voor een bij bilaterale (ernstige) pneumencefalie (◘ fig. 5.4). Indien er kort na het ongeval twijfel bestaat over de aanwezigheid van liquorroe (vaak vermengd met bloed), kan gelet worden op het 'halo-teken' waarbij een extra kleurloze ring rondom een bloedvlek, bijvoorbeeld in een gaasje, ontstaat in het geval van liquorbijmenging. In een later stadium kunnen provocatietests, waarbij bij een patiënt die vooroverbukt liquorlekkage uit de neus wordt geobserveerd, uitkomst bieden. Voor meer zekerheid kan in de meeste ziekenhuizen ook vocht worden opgestuurd voor bepaling van β2-transferrine (een specifiek liquoreiwit).

- **Behandeling**

Gesloten, lineaire schedelfracturen worden in principe conservatief behandeld. De meeste schedelbasisfracturen behoeven op zichzelf ook geen behandeling, maar geassocieerde aandoeningen zoals een traumatisch aneurysma, liquorfistel of hersenabces mogelijk wel. Traumatische liquorlekkage stopt doorgaans spontaan binnen een week. Indien de lekkage aanhoudt kan (platte) bedrust en/of externe liquordrainage middels een externe lumbale drain (ELD) noodzakelijk zijn, waarbij nauwlettende neurologische observatie is geboden vanwege het risico op pneumencefalie. Indien de lekkage aanhoudt ondanks externe liquordrainage dient het defect operatief afgedicht te worden.

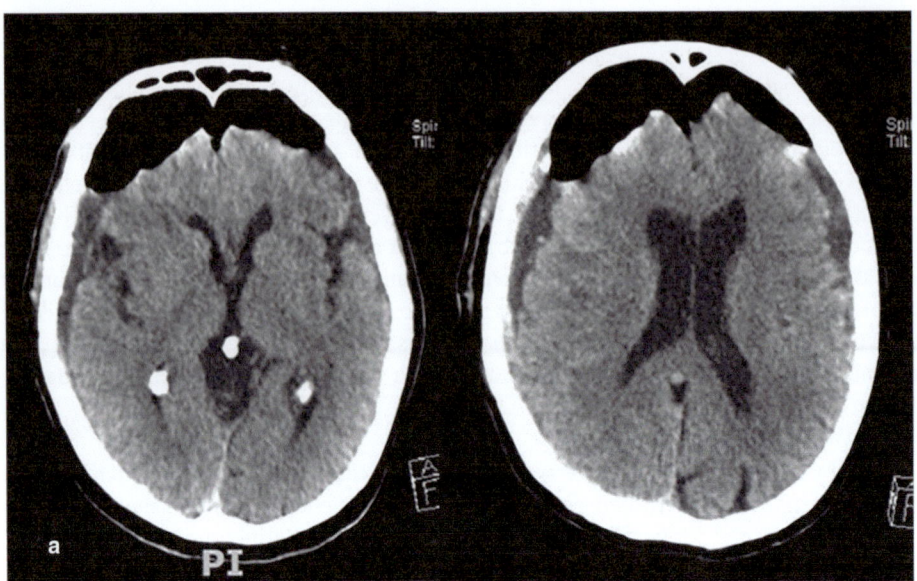
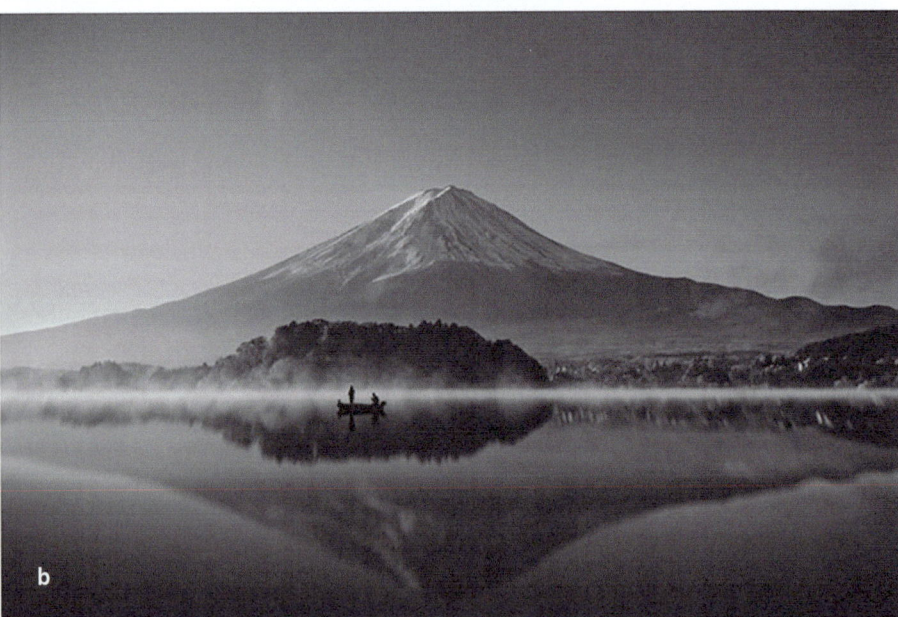

Figuur 5.4 (a) CT-scan van een 85-jarige patiënt met intracranieel lucht (hypodens, beiderzijds frontaal), distributie conform het *Mount Fuji sign*. (b) Foto van de berg (vulkaan) Fuji, de hoogste berg van Japan

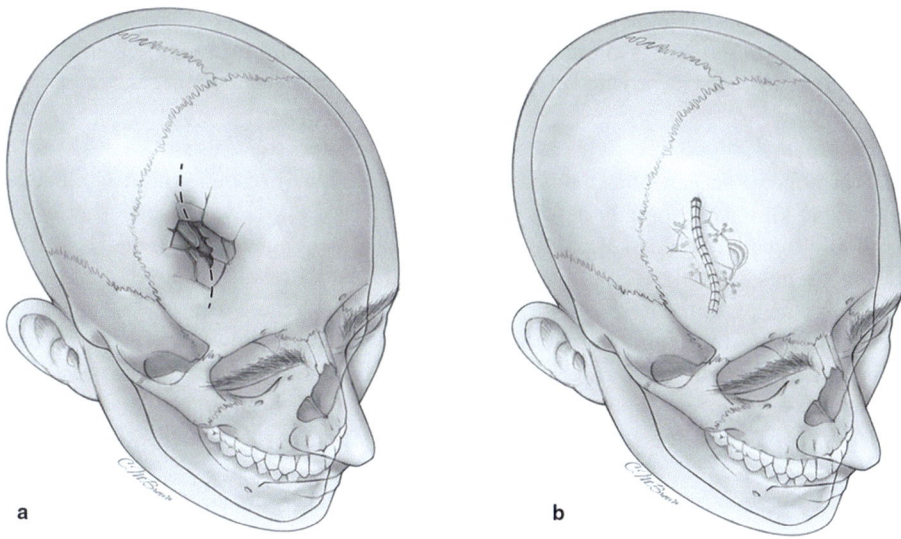

Figuur 5.5 Traumatische rechts frontale impressiefractuur voor (**a**) en na (**b**) chirurgische behandeling

De BTF-richtlijnen adviseren chirurgische behandeling van impressiefracturen indien de impressie meer dan één schedeldikte bedraagt (fig. 5.5) (Bullock et al. 2006e). Conservatieve behandeling van impressiefracturen kan overwogen worden indien de impressie < 1 cm bedraagt en er geen aanwijzingen zijn voor een significant intracranieel hematoom, durale penetratie (liquorlekkage, intradurale pneumencefalie), betrokkenheid van de sinus frontalis, wondinfectie/contaminatie of ernstige cosmetische deformiteit. De operatie bestaat uit wonddébridement, elevatie van de botfragmenten en zo nodig sluiten van de durale laceratie. Bij de behandeling van open impressiefracturen speelt preventieve behandeling middels antibiotica altijd een rol. Er is onvoldoende overtuigend bewijs voor een effect van profylactische antibiotica bij schedelbasisfracturen, met of zonder liquorroe, op het voorkómen van een meningitis. Het is onvoldoende bewezen dat elevatie van de botfragmenten bij een impressiefractuur het risico op het ontwikkelen van posttraumatische epilepsie vermindert.

5.8 Penetrerend traumatisch hoofd-/hersenletsel

- Epidemiologie

Penetrerend traumatisch hoofd-/hersenletsel kan worden veroorzaakt door onder andere schot- of steekverwondingen die de huid, schedel, dura, hersenparenchym, ventrikels en vasculaire structuren kunnen beschadigen. Het treedt doorgaans op in de context van geweldsincidenten, ongelukken of suïcidepogingen.

- **Klinische presentatie**

De klinische presentatie is afhankelijk van de impact van het primaire hersenletsel en de focale neurologische schade veroorzaakt door het penetrerende object.

- **Pathofysiologie**

Het vermogen van een object om de schedel en hersenen te penetreren is afhankelijk van de kinetischeenergie, de vorm van het object, de hoek van waaruit het object het hoofd benadert en de karakteristieken van de tussenliggende weefsels. Het zachte hersenparenchym raakt relatief gemakkelijk beschadigd, met als gevolg dat er meestal sprake is van permanente primaire hersenschade. Niet zelden zijn er daarnaast ook meer verspreide intracraniële metaal- en/of botfragmenten aanwezig. Tevens kunnen er bijkomende focale hemorragische afwijkingen (bijvoorbeeld EDH, ASDH, TICH) optreden.

- **Diagnostiek**

De CT-scan toont het traject van het penetrerende object, de aanwezige metaal- en/of botfragmenten en de overige intracraniële afwijkingen. Indien er een vermoeden bestaat op vasculair letsel dient een aanvullende (CT-)angiografie verricht te worden (zie ▶ par. 9.3.4).

- **Behandeling**

Kleine wonden zonder significante intracraniële bevindingen op de CT-scan kunnen primair gesloten worden. Bij uitgebreidere laceraties wordt een chirurgisch débridement, verricht waarbij veilig bereikbare botfragmenten verwijderd dienen te worden en de dura waterdicht gesloten moet worden om het risico op infectieuze complicaties te verkleinen. Het routinematig verwijderen van dieper gelegen bot- en/of metaalfragmenten wordt afgeraden, zeker indien deze in eloquente hersengebieden gelegen zijn. Vroege toediening van antibiotica wordt geadviseerd, terwijl de rol van profylactische anti-epileptica controversieel is.

- **Prognose**

Het bewustzijnsniveau bij binnenkomst is de belangrijkste prognostische factor. Van de comateuze patiënten met een pathologische motorische respons op een pijnprikkel bij afname van de GCS (M-score GCS 2 of 3) overlijdt circa 94 %; van de overlevenden blijft de helft ernstig gehandicapt. Het traject van het penetrerende object is tevens geassocieerd met de uitkomst en suïcidepogingen zijn frequenter fataal dan andere oorzaken.

5.9 Chronisch subduraal hematoom

- **Epidemiologie**

Het chronisch subduraal hematoom (cSDH) komt doorgaans voor bij ouderen. Slechts in ongeveer de helft van de gevallen kan een potentieel oorzakelijk, meestal laagenergetisch, hoofdtrauma geïdentificeerd worden. Risicofactoren zijn onder andere het gebruik van orale anticoagulantia en liquordrainage – door verlaging van de intracraniële druk en de (dientengevolge) toegenomen rek op ankervenen.

Klinische presentatie

Patiënten kunnen zich presenteren met hoofdpijn, verwardheid, taal-/spraakstoornissen, loop- en balansstoornissen, (hemi)parese of voorbijgaande symptomen die kunnen lijken op een TIA *(transient ischemic attack)*. In het kader van een cSDH spreekt men bij een op een TIA lijkend klinisch beeld ook wel van *transient neurological deficit* (TND).

Pathofysiologie

Over het ontstaan van een cSDH bestaan verschillende theorieën. Een van de hypotheses is dat het cSDH waarschijnlijk ontstaat uit een klein ASDH waarin een inflammatoire respons optreedt die leidt tot de formatie van gevasculariseerde neomembranen waaruit nieuwe bloedingen kunnen optreden die de subdurale collectie in stand houden of doen toenemen. Overmatige afvloed van liquor door drainage of lekkage kan ook leiden tot tractieletsel aan de ankervenen, met een subdurale effusie en/of hematoom tot gevolg.

Diagnostiek

De CT-scan toont een hypodense collectie over de hemisferische convexiteit met mogelijk enkele hyperdense (acute) bloedingscomponenten (zie ook ▶ par. 9.3.1). Het cSDH is doorgaans omvangrijker bij oudere patiënten vanwege de grotere subdurale ruimte als gevolg van gegeneraliseerde atrofie.

Behandeling

Een symptomatisch cSDH dient chirurgisch behandeld te worden. Bij een asymptomatisch cSDH dat toeneemt op seriële beeldvorming en/of groter is dan 1 cm, kan chirurgische behandeling eveneens overwogen worden. De operatie bestaat uit het plaatsen van één of twee boorgaten via welke het bloed uit de subdurale ruimte gespoeld wordt. Er wordt doorgaans voor 24–48 uur na de interventie een drain in de subdurale ruimte achtergelaten. De procedure kan zowel onder lokale verdoving als onder algehele anesthesie verricht worden.

Prognose

De prognose van het cSDH is relatief gunstig en de klinische symptomen verbeteren doorgaans wanneer een volumereductie van 20 % van het hematoom bereikt kan worden.

5.10 Perioperatief beleid bij traumatisch hoofd-/hersenletsel

5.10.1 Antitrombotica

Antitrombotica (orale anticoagulantia en trombocytenaggregatieremmers) dienen altijd gestaakt en geantagoneerd te worden in het geval van een neurochirurgische (spoed) operatie. Indien een intracraniële bloeding conservatief behandeld wordt, moeten de voordelen van het staken en antagoneren van de antitrombotica (kleinere kans op hematoomexpansie) worden afgewogen tegen de trombo-embolische risico's van de onderliggende aandoening waarvoor het gebruik van de antitrombotica noodzakelijk is (zoals atriumfibrilleren, stent of mechanische hartklep) (zie ▶ H. 2).

5.10.2 Antibiotica

Voorafgaand aan elke neurochirurgische ingreep wordt eenmalig profylactisch cefazoline intraveneus toegediend. Bij een bekende allergie voor bètalactam-antibiotica (onder andere penicillinen en cefalosporinen) wordt doorgaans gekozen voor clindamycine of vancomycine.

5.10.3 Corticosteroïden

Er is onvoldoende overtuigend bewijs dat perioperatieve toediening van corticosteroïden (bijvoorbeeld dexamethason) tot overlevingswinst of beter herstel leidt voor patiënten met THL.

Verder lezen

Carney N, Totten AM, O'Reilly C, et al. Guidelines for the management of severe traumatic brain injury, fourth edition. Neurosurgery. 2017b;80(1):6–15.
Brain Trauma Foundation, Guidelines for the surgical management of TBI, 2016; te raadplegen via:
▶ www.braintrauma.org/.

Literatuur

Bullock MR, Chesnut R, Ghajar J, et al. Surgical management of acute epidural hematomas. Neurosurgery. 2006a;58(3 Suppl):S7–15; discussion Si–iv.
Bullock MR, Chesnut R, Ghajar J, et al. Surgical management of acute subdural hematomas. Neurosurgery. 2006b;58(3 Suppl):S16–24; discussion Si–iv.
Bullock MR, Chesnut R, Ghajar J, et al. Surgical management of traumatic parenchymal lesions. Neurosurgery. 2006c;58(3 Suppl):S25–46; discussion Si–iv.
Bullock MR, Chesnut R, Ghajar J, et al. Surgical management of posterior fossa mass lesions. Neurosurgery. 2006d;58(3 Suppl):S47–55; discussion Si–iv.
Bullock MR, Chesnut R, Ghajar J, et al. Surgical management of depressed cranial fractures. Neurosurgery. 2006e;58(3 Suppl):S56–60; discussion Si–iv.
Carney N, Totten AM, O'Reilly C, et al. Guidelines for the management of severe traumatic brain injury, fourth edition. Neurosurgery. 2017a;80(1):6–15.
Chesnut R, Petroni G, Rondina C, et al. Intracranial-pressure monitoring in traumatic brain injury. N Engl J Med. 2013;368(18):1751–2.
Cooper D, Rosenfeld JV, Murray L, et al. Decompressive craniectomy in diffuse traumatic brain injury. N Engl J Med. 2011;364(16):1493–502.
Hutchinson PJ, Kolias AG, Timofeev IS, et al. Trial of decompressive craniectomy for traumatic intracranial hypertension. N Engl J Med. 2016;375(12):1119–30.
Kolias AG, Adams H, Timofeev IS, et al. Decompressive craniectomy following traumatic brain injury: developing the evidence base. Brit J Neurosurg. 2016;30(2):246–50.
Mendelow AD, Gregson BA, Rowan EN, et al. Early surgery versus initial conservative treatment in patients with traumatic intracerebral hemorrhage (STITCH [TRAUMA]): the first randomized trial. J Neurotrauma. 2015;32(17):1312–23.
Miah IP, Holl DC, Peul WC, et al. Dexamethasone therapy versus surgery for chronic subdural haematoma (DECSA trial): study protocol for a randomised controlled trial. Trials. 2018;19(1):575.

Behandeling op de intensive care

M. J. H. Aries

Samenvatting

Ernstig traumatisch hoofd-/hersenletsel (THL) is wereldwijd een toenemend medisch en sociaal probleem, met meer dan 10 miljoen slachtoffers per jaar die worden opgenomen in het ziekenhuis. Patiënten met ernstig THL worden opgenomen op de *intensive care* (IC) voor bewaking om secundaire hersenschade te voorkomen. Centraal in de behandeling staat het verminderen van intracraniële druk (ICP) en het waarborgen van de cerebrale bloeddoorstroming (CPP) van de hersenen. Hierbij wordt gebruikgemaakt van een stapsgewijze intensieve behandeling. Het ontwikkelen van een verhoogde ICP als teken van toenemend intracranieel volume dient snel herkend en behandeld te worden gezien de associatie met morbiditeit en mortaliteit. Invasieve monitoring van de ICP/CPP is momenteel de enige continue en betrouwbare meetmethode die voorhanden is. Nieuwe ontwikkelingen met andere vormen van monitoring op de IC worden onderzocht en de verwachting is dat de behandeling van ernstig THL-patiënten op de IC in toenemende mate geïndividualiseerd zal gaan worden.

- **Leeswijzer**

De behandeling van patiënten met ernstig traumatisch hoofd-/hersenletsel (THL) op de *intensive care* (IC) staat centraal in dit hoofdstuk. De initiële opvang op de spoedeisende hulp (SEH) komt in ▶ H. 2 aan de orde. Neurochirurgische behandelopties worden uitgebreid beschreven in ▶ H. 5. Specifieke aspecten van de behandeling van kinderen komen in ▶ H. 8 aan de orde. Voor informatie over de revalidatiebehandeling na de IC-opname wordt verwezen naar ▶ H. 12 en voor informatie over de prognose van patiënten met ernstig THL naar ▶ H. 4.

© Bohn Stafleu van Loghum is een imprint van Springer Media B.V., onderdeel van Springer Nature 2022
J. van der Naalt en B. Jacobs (Red.), *Handboek traumatisch hersenletsel*,
https://doi.org/10.1007/978-90-368-2659-4_6

6.1	Initiële opvang – 95	

6.2	Pathofysiologie – 95	
6.2.1	Secundaire schade - ICP en CPP – 95	
6.2.2	Druk-volumeverhouding in de hersenen – 96	
6.2.3	Cerebrale autoregulatie – 96	

6.3	Behandeling op de IC – 97	
6.3.1	Indicatie continue ICP-monitoring – 99	
6.3.2	Klinische presentatie van verhoogde intracraniële druk – 99	
6.3.3	IC-behandeling (van verhoogde intracraniële druk) – 99	

6.4	Neurochirurgische behandeling – 102	

6.5	Typen ICP-meters – 103	

6.6	Andere bewakings-/monitoringtechnieken – 103	

6.7	Beleid bij infauste neurologische prognose – 105	
6.7.1	Hersenstamdood – 106	
6.7.2	Hersendoodprocedure – 107	

Verder lezen – 107

6.1 Initiële opvang

Traumapatiënten worden opgevangen door een multidisciplinair team volgens het 'Advanced Trauma Life Support' (ATLS) principe, waarbij getracht wordt alle letsels zo snel mogelijk in kaart te brengen en te behandelen (zie ▶ H. 2). Het merendeel van de patiënten die worden opgenomen op de intensive care (IC) heeft ernstig traumatisch hoofd-/hersenletsel (THL) opgelopen. In sommige gevallen is sprake van licht THL, waar bijkomende letsels aan onder meer buik en thorax opname en bewaking op de IC noodzakelijk maken. Patiënten met ernstig THL hebben een fors gedaald bewustzijn (GCS-score ≤ 8) en dienen wegens het ontbreken van beschermende luchtwegreflexen reeds ter plaatse van het ongeval of op de spoedeisende hulp (SEH) zo snel mogelijk geïntubeerd te worden met start van sedatie en analgesie. Klinische beoordeling van neurologische functies is slechts heel beperkt mogelijk door het reeds gedaalde bewustzijn en de bijkomende sederende medicatie. Tijdens de opvang op de SEH is het verkrijgen van een initiële GCS-score belangrijk als maat voor de primaire schade. Bij opname op de IC is in het begin het neurologisch beeld voornamelijk te vervolgen met sequentiele CT-scans en invasieve (neuro)monitoring.

De algemene principes van behandeling op de IC (en tijdens de opvang op de SEH) bestaan uit adequate oxygenatie en ventilatie om secundaire (hersen)schade te voorkomen. Daarnaast moet hypotensie worden voorkomen dan wel adequaat behandeld. Jaarlijks worden in Nederland tussen de 400–450 patiënten opgenomen op de IC met ernstig THL.

6.2 Pathofysiologie

6.2.1 Secundaire schade - ICP en CPP

De initiële inwerking van krachten op de hersenen resulteert in primair hersenletsel, wat directe traumatische weefselschade veroorzaakt (zie ook ▶ H. 1). De huidige behandeling van ernstig THL is erop gericht om secundaire schade door hypoperfusie, hypoxie en uiteindelijk cerebrale ischemie te voorkomen. Twee (patho)fysiologische mechanismen spelen hierbij een belangrijke rol: (1) verhoogde intracraniële druk (*intracranial pressure*, ICP) en (2) verminderde cerebrale weefselperfusie (*Cerebral Perfusion Pressure*, CPP). Een verhoogde ICP wordt gezien als een medische of chirurgische urgentie, waarbij blijvende verhogingen moeten worden voorkomen voordat dalingen in de CPP tot globale cerebrale ischemie kunnen leiden. De ICP en CPP zijn van elkaar afhankelijk – weergegeven door de formule CPP = MAP − ICP – en vormen zo de bouwstenen van de IC-behandeling (*mean arterial blood pressure*, MAP).

Zowel intracraniële als systemische factoren zorgen voor secundaire schade en ICP-stijgingen. De eerste uren na een ongeval is toename van een intracraniële bloeding (epiduraal, subduraal en parenchymateus hematoom) de belangrijkste oorzaak van ICP-stijgingen. In de daaropvolgende dagen dragen andere mechanismen – waaronder systemische inflammatie (pneumonie, sepsis), elektrolytstoornissen, maar ook gestoorde cerebrale autoregulatie, ischemie en toename van contusiehaarden – bij aan veranderingen in ICP en CPP. Ook locatiegebonden of gegeneraliseerde epileptische aanvallen kunnen leiden tot ICP-stijgingen. De intracranële druk-volumeverhouding en de cerebrale autoregulatie spelen een belangrijke rol in het ontstaan van schommelingen in ICP en

CPP. Veranderingen in sympathische activiteit door een acute stressrespons kunnen in de acute fase ook leiden tot ECG-afwijkingen (*cardiac mimicry*) of neurogeen longoedeem, wat een reflectie kan zijn van de ernst van het THL en niet van onderliggende long- of hartproblemen (Lenstra et al. 2021).

6.2.2 Druk-volumeverhouding in de hersenen

Onder normale omstandigheden is het totale volume binnenin de niet-vervormbare schedel constant conform de Monro-Kellie-doctrine (jonge kinderen uitgezonderd, zie ▶ H. 8). Het totale volume wordt gevormd door de hersenen, de cerebrospinale vloeistof (liquor) en het veneuze en arteriële bloed. Wanneer als gevolg van een hoofdtrauma oedeem en/of een bloeding ontstaat, wordt een extra component toegevoegd aan het intracraniële volume en zal de intracraniële druk toenemen. Dit kan voor een deel worden gecompenseerd door liquor richting de spinale subarachnoïdale ruimte te persen en het cerebrale veneuze compartiment te comprimeren. Dit compensatiemechanisme is echter zeer beperkt en zal uiteindelijk zelfs tot afname van de arteriële bloedvoorziening leiden.

De relatie tussen het totale schedelvolume en de ICP is exponentieel, wat betekent dat de ICP bij een intracraniële volumetoename initieel slechts beperkt stijgt, maar wanneer de compensatiemechanismen uitgeput raken, neemt de ICP sterk toe (◘ fig. 6.1). Dit verklaart de snelle klinische achteruitgang die kan worden gezien bij patiënten met een traumatische intracraniële bloeding.

6.2.3 Cerebrale autoregulatie

Diverse observationele studies hebben aangetoond dat langer bestaande verhoogde ICP- en verlaagde CPP-waarden geassocieerd zijn met verhoogde mortaliteit bij patiënten met ernstig THL. De huidige behandelrichtlijnen op de IC zijn dan ook geheel op deze fysiologische waarden gericht (zie ▶ par. 6.3). Door nog niet geheel opgehelderde redenen is de cerebrale autoregulatie bij ernstig THL vaak lokaal of diffuus in de hersenen gestoord. Cerebrale autoregulatie is een complex proces, waarbij wordt aangenomen dat door vasoconstrictie of vasodilatatie van de weerstandsvaten (kleine slagaders, arteriolen) in het hoofd de cerebrale perfusie over een brede range van bloeddrukwaarden constant gehouden wordt. Er is een breed plateau van constante cerebrale perfusie dat onafhankelijk is van de bloeddruk, met als uitersten een 'passief' dalende cerebrale perfusie bij hypotensie en een 'passief' stijgende cerebrale perfusie bij hypertensie (◘ fig. 6.2). Op die momenten is sprake van een verstoorde autoregulatie. Zowel te lage perfusiewaarden (kans op ischemie) als ook te hoge perfusiewaarden (toename herseneoedeem) moeten vermeden worden.

Een stoornis in de cerebrale autoregulatie als gevolg van het THL kan worden gemeten aan de hand van simultane MAP- en ICP-metingen. Deze waarden zijn beschikbaar voor het behandelteam op de IC. In de huidige praktijk is het intermitterend of continu meten van de cerebrale autoregulatie nog geen gemeengoed. In sommige klinieken is in het behandelprotocol van ernstig THL opgenomen om bij patiënten met een geobserveerde intacte cerebrale autoregulatie voorzichtig hogere CPP-waarden na te streven, omdat hierbij door actieve vasoconstrictie het totaal intracranieel bloedvolume en derhalve ook de ICP daalt (Hawryluk et al. 2019).

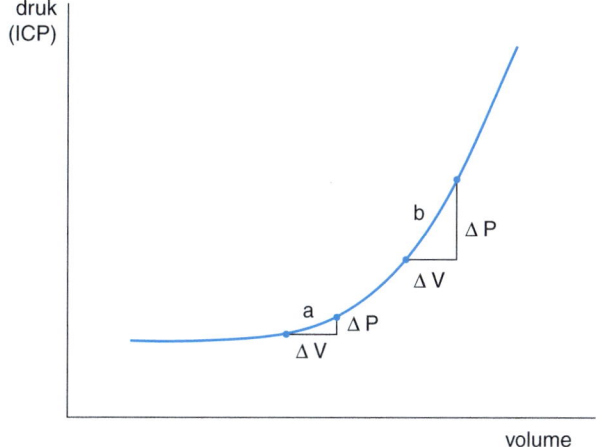

◘ **Figuur 6.1** Druk-volumecurve met weergave van de relatie tussen het intracraniële volume en de intracraniële druk. Initieel is de druktoename beperkt bij een intracraniële volume-expansie, maar bij verdere toename van het volume zal de ICP door de beperkte compensatiemechanismen exponentieel stijgen

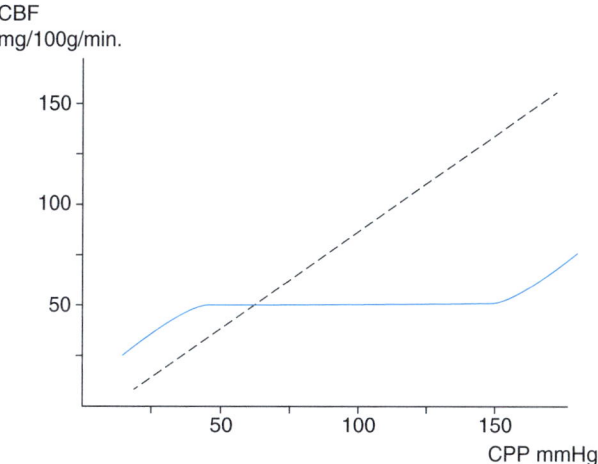

◘ **Figuur 6.2** Concept van cerebrale autoregulatie met een schematische weergave van de relatie tussen de cerebrale bloeddoorstroming (CBF) en de cerebrale perfusiedruk (CPP) met een stabiel plateau (doorgetrokken lijn). Bij ernstig THL kan een directe relatie tussen het stijgen en dalen van de CPP en de CBF ontstaan, wat past bij een gestoorde cerebrale autoregulatie (gestippelde lijn)

6.3 Behandeling op de IC

De algemene principes van behandeling op de IC van patiënten met THL bestaan uit adequate oxygenatie en ventilatie door mechanische beademing waarmee secundaire (hersen)schade kan worden voorkomen. Daarnaast wordt initieel een normale bloeddruk nagestreefd en moet hypotensie worden voorkomen dan wel adequaat behandeld (zie ◘ tab. 6.1) (Stocchetti en Maas 2014).

Tabel 6.1 Basale interventies bij patiënten met ernstig THL op de IC

interventie	voorbeeld	opmerking
intubatie en mechanische ventilatie	gecontroleerde beademingsvorm (druk- of volumegestuurd)	*ter voorkoming van hypoxemie *streefwaarde etCO$_2$ 4,5-5,5 kPA *monitoring arteriële bloedgas
regelmatig (beperkt) neurologisch onderzoek	regelmatige pupilcontroles	
hoofdelevatie	*30–45 graden *midline-positie	*compressie op nek vermijden (geen nekkraag) voor optimalisatie veneuze afvloed hersenen
continue pijnstilling	(synthetische) opioïden, ketamine	*eventueel met bolus bij verzorging *stabilisatie van fracturen (gips/fixateur externe)
continue sedatie	propofol, midazolam, ketamine	CAVE propofol infusiesyndroom
intermitterende of continue spierverslapping	rocuronium	*niet-depolariserende spierverslapper *spierverslapping te couperen met suggamadex
temperatuurregulatie	*paracetamol *externe koeling *interne (invasieve) koeling	koorts voorkomen (< 38 graden)
hemodynamische bewaking	*invasieve continue bloeddrukmetingen *blaaskatheter	*aanvullend extra controle d.m.v. echo cor-metingen/ECG/continue PICCO-metingen *Cushing respons *polyurie (diabetes insipidus)
vochttoediening	*NaCl 0,9 % infusie (voorkeur) *infusie met Ringer-lactaat	*normovolemie nastreven *hyponatriëmie voorkomen
tromboseprofylaxe	*laagmoleculaire heparines *alternatief: pneumatische compressiekousen	zo snel mogelijk te starten na overleg met neurochirurg/neuroloog
preventie contracturen	antispitsvoetspalken	
preventie decubitus	*antidecubitusmatras *wisselligging	

6.3.1 Indicatie continue ICP-monitoring

Internationale richtlijnen adviseren om continue ICP/CPP-monitoring toe te passen bij alle patiënten met ernstig THL die op de IC worden opgenomen en traumatische afwijkingen op de blanco CT-scan van de hersenen hebben bij opname (Carney et al. 2017). Ook patiënten > 40 jaar met hypotensie óf abnormaal buigen (M3 score) of strekken (M2 score) op een pijnprikkel moeten invasief bewaakt worden ondanks een normale CT-scan bij opname. In 2014 is er daarnaast tijdens een consensusbijeenkomst van experts geadviseerd om de indicatie voor invasieve monitoring bij een bredere groep patiënten te stellen omdat het beloop van de hersenzwelling bij individuele patiënten moeilijk in te schatten is (Stocchetti et al. 2014). Deze adviezen zijn vooral gebaseerd op de zeer beperkte informatie over de rol en de timing van dagelijkse *wake-up calls* (het tijdelijk staken van de sederende medicatie om de neurologische (bewustzijns)toestand van de patiënt te onderzoeken) en er daarom veelal voor een observatieperiode op basis van ICP/CPP-monitoring met absolute rust van enkele dagen wordt gekozen (Carney et al. 2017; Hawryluk et al. 2019).

6.3.2 Klinische presentatie van verhoogde intracraniële druk

In de klinische praktijk geeft verhoogde ICP mechanische dan wel vasculaire cerebrale problemen. Door de eerder genoemde beperkte compensatiemechanismen binnen de schedel zal een focale laesie zoals een bloeding of contusiehaard al snel verplaatsing van hersenweefsel geven in horizontale (*midline shift*) of verticale richting. Afhankelijk van de positie van de focale laesie en de begrenzende structuren zoals de hersenvliezen – bijvoorbeeld de falx cerebri en het tentorium cerebelli – kunnen verschillende inklemmingssyndromen optreden die een kenmerkend klinisch beeld kunnen geven (zie ook ▶ H. 5 en 9). Een uncale herniatie vanuit een contusiehaard in de linker temporaalkwab hoeft niet direct door een ICP-meter in de rechter frontale hemisfeer te worden opgemerkt (▶ H. 5). Als teken van intracraniële drukverhoging met inklemming kan het Cushing-respons ontstaan (zie ook ▶ H. 5). Hierbij treedt een bradycardie in combinatie met een hypertensie op om de cerebrale circulatie op peil te houden (◘ fig. 6.3). Bij verdenking op inklemming dient een CT-scan hoofd/hersenen te worden verricht om de oorzaak te onderzoeken en met de neurochirurg te overleggen om irreversibele en veelal fatale schade aan de hersenstam te voorkomen.

6.3.3 IC-behandeling (van verhoogde intracraniële druk)

Richtlijnen voor behandeling van patiënten met ernstig THL op de IC adviseren direct actie te ondernemen bij verhoogde ICP-waarden en/of verlaagde CPP-waarden. De frequentie, de hoogte en duur van verhoogde ICP zijn geassocieerd met een slechte neurologische uitkomst. De ICP dient onder de 20 mmHg te worden gehouden en de CPP boven de 60 mmHg (en bij voorkeur onder de 70 mmHg), waarbij er van streefwaarden kan worden afgeweken rekening houdend met de voorgeschiedenis (zoals hypertensie), demografische gegevens (zoals leeftijd) en (andere) meetgegevens (zoals lokale cerebrale

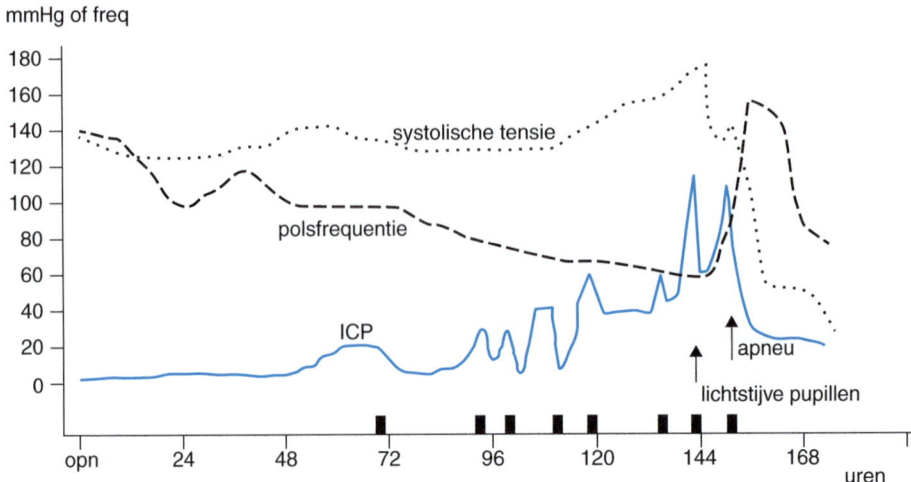

◘ **Figuur 6.3** Verloop van monitoring van een patiënt op de IC. Typerend beeld van een Cushingrespons met bradycardie en hypertensie, waarbij de pupillen relatief laat wijd en niet-reactief worden (zwarte blokjes op de x-as geven interventies weer om de ICP of CPP te beïnvloeden)

zuurstofspanning en cerebrale autoregulatie). Voor het starten van de behandelingen is het belangrijk om fysiologische veranderingen die uitingen zijn van systemische ontregelingen uit te sluiten zoals bijvoorbeeld hypotensie (met reactieve cerebrale vasodilatatie), hypercapnie (directe cerebrale vasodilatatie) of epilepsie (met vasodilatatie bij een verhoogd cerebraal metabolisme). Voor de praktijk zijn diverse behandelalgoritmes ontwikkeld die per centrum vaak aangepast zijn aan de hand van de beschikbare cerebrale bewakingsmogelijkheden.

Op de IC wordt een trapsgewijze opschaling van de intensiteit van de therapie toegepast om te hoge ICP (c.q. te lage CPP) te behandelen en onder controle te houden (zie ▶ H. 8 voor behandeling van bij kinderen met THL). Wanneer een behandelingstap onvoldoende effect heeft, moet overwogen worden of een CT-scan hoofd/hersenen noodzakelijk is, voordat de behandeling geïntensiveerd wordt, om chirurgisch behandelbare afwijkingen zoals massaal oedeem, bloedingen of contusiehaarden op te sporen.

1. Basismaatregelen

De eerst stap bestaat uit het nastreven van een zo laag mogelijk cerebraal metabolisme (◘ tab. 6.1). Simpele maatregelen, zoals het hoofd voldoende omhoog leggen (30 graden in de midline), compressie op de hals voorkomen en (tijdelijk) inperken van de verzorging (wisselligging) voor een optimale veneuze afvloed, mogen hierbij niet vergeten worden. Voor een harde of zachte halskraag is bij voldoende gesedeerde patiënten in principe geen indicatie. Direct bij opname dienen maatregelen genomen te worden om koorts te voorkomen en normothermie na te streven. Er wordt verder begonnen met pijnstilling en sedatie om motorische onrust te voorkomen en continue beademing resulterend in normoxie en normocapnie mogelijk te maken. Intermitterend hogere doseringen van sedatieve middelen worden toegepast om ongewenste reacties op verpleegmomenten (zoals tracheaal uitzuigen of wisselliggingen) en transport te minimaliseren. Keerzijde van deze bolustherapie is de hypotensie die kan ontstaan door systemische vasodilatatie van sederende medicatie, en extra maatregelen zoals vasopressie (met bijvoorbeeld noradrenaline), en/of extra intraveneuze vulling vaak noodzakelijk maken om de streef CPP-waarden te behalen.

2. Opties voor verder opschalen van de behandeling

- Liquordrainage

Drainage van liquor met een externe ventrikeldrain (EVD) is een effectieve manier om de ICP te verlagen (zie ook ▶ H. 5). Het inbrengen van een EVD is echter niet eenvoudig bij gezwollen hersenen met smalle en samengedrukte ventrikels. In sommige klinieken wordt daarom een intraparenchymateuze drukmeter ingebracht, waardoor liquordrainage geen optie is tenzij een aparte EVD wordt ingebracht. Het is wel belangrijk om te realiseren dat het meten van de ICP met een EVD waarbij continu liquor draineert, niet betrouwbaar is aangezien er door de *flow* ook drukverval over het drainagesysteem aanwezig is. Derhalve wordt geadviseerd om intermitterend de EVD te sluiten voor een meer betrouwbare ICP-meting. Het gebruik van een externe lumbale drain (ELD) wordt ontraden wegens de kans op cerebrale herniatie bij een verhoogde ICP. Daarnaast is het belangrijk om dagelijks de liquor te kweken vanwege het risico op een intracraniële infectie.

- Neuromusculaire blokkade

Intermitterende of continue spierverslapping kan worden toegepast indien patiënten ondanks voldoende sedatie en pijnstilling toch reacties op externe prikkels blijven vertonen of tegenademen.

- Hyperosmolaire therapie

Wanneer van bovenstaande behandelstappen geen evidente effecten worden gezien, wordt behandeling met intraveneuze hyperosmolaire infusen toegepast. Hierbij kan een keuze worden gemaakt tussen mannitol en hypertoon zout. Deze stoffen verhogen de plasma-osmolariteit, waardoor vocht uit het hersenweefsel onttrokken wordt doordat er een osmotische gradiënt over de bloed-hersenbarrière ontstaat. Het effect en de duur van deze behandeling is moeilijk te voorspellen en afhankelijk van een intacte bloed-hersenbarrière. Het dagelijks meten van de plasma-osmolariteit en natriumconcentratie is aan te bevelen. In de literatuur wordt geen duidelijk voordeel voor een van beide hyperosmolaire therapieën beschreven. Bij traumapatiënten in shock is mannitol gecontra-indiceerd aangezien dit ook een osmotisch diureticum is en geforceerde diurese en hypotensie veroorzaakt.

- Hyperventilatie

Hyperventileren om pCO_2-waarden < 4,0 kPa (arterieel bloedgas) te bereiken, wordt slechts voor een korte periode geadviseerd – als noodmaatregel om bijvoorbeeld een periode naar neurochirurgische interventie te overbruggen. Door de vasoconstrictie, als gevolg van een lage CO_2-spanning in het bloed, kan bij deze behandeling namelijk cerebrale ischemie optreden. Gestreefd wordt naar milde hypocapnie (kPa 4,5).

3. Laatste opties (last tier therapy)

Dit betreft behandelingen die niet standaard worden toegepast en waarbij het behandelteam per individuele patiënt bekijkt of ze een optie zouden kunnen zijn. Voorwaarde is dat er sprake is van refractaire (therapieresistente) verhoging van de ICP waarbij eerdere escalatietherapie niet effectief is geweest, inclusief maximale sedatie en ook spierverslapping. Daarnaast is het belangrijk om met beeldvorming een indruk te krijgen van de ernst van de aanwezige intracraniële afwijkingen.

- **Hypothermie**

Hypothermie (32–35 graden) is effectief in het verlagen van de ICP, maar een consistent effect op de neurologische uitkomst lijkt er niet te zijn. Dit wordt mogelijk verklaard door het frequent optreden van bijwerkingen zoals stollingsstoornissen en hemodynamische effecten (onder andere bradycardie). Wel dient aangemerkt te worden dat het effect van hypothermie (nog) niet afdoende is uitgezocht bij patiënten met refractair verhoogde ICP. Dit verklaart waarom er in diverse behandelprotocollen nog steeds plaats is voor hypothermie bij het verder opschalen van de behandeling.

- **Barbituratencoma**

In het geval van persisterend verhoogde ICP en ontbreken van chirurgische opties (bijvoorbeeld door gegeneraliseerd oedeem of diepgelegen contusiehaarden, zie ook ▶ H. 5) is hoog gedoseerde barbituraten nog een laatste optie. Met barbiturateninfusie onder EEG-bewaking (streven naar burst-suppressie-patroon) wordt het cerebrale metabolisme nog verder onderdrukt, met als gevolg het verlagen van het cerebraal arterieel volume. De behandeling kent echter serieuze potentiële bijwerkingen, zoals ernstige hypotensie, dat weer tot stijging van de ICP kan leiden (bij intacte autoregulatie). Daarnaast kunnen ten gevolge van de barbituraten de pupilreacties, motorische reacties en reflexen volledig en langdurig verdwijnen, waardoor de patiënt niet meer klinisch te beoordelen is. Hierdoor is bij een eventuele refractaire ICP een klinische beoordeling ook in het kader van een eventuele hersendoodprocedure (zie ▶ par. 6.7.2) bij infauste prognose niet meer mogelijk.

6.4 Neurochirurgische behandeling

De chirurgische behandeling van verhoogde ICP bestaat naast het plaatsen van een EVD uit het verwijderen van bloedingen/contusiehaarden middels craniotomie of een decompressieve craniëctomie (zie ▶ H. 5). Tijdige en snelle verwijdering van ruimte-innemende laesies vormt van oudsher de meest effectieve en toegepaste manier om het intracraniële volume onder controle te krijgen en verhoging van de ICP te bestrijden. Tegenwoordig wordt er tevens van uitgegaan dat er door het verwijderen van bloed/een bloeding niet alleen meer ruimte intracranieel ontstaat, maar dat met deze behandeling ook een toxisch dan wel inflammatoir effect op het onderliggende hersenparenchym wordt verminderd. Wanneer direct na het trauma de patiënt wordt geopereerd en het botluik niet wordt teruggeplaatst, dan is er sprake van een primaire decompressieve craniëctomie. Indien de operatie wordt uitgevoerd nadat de intensiteit van de ICP/CPP-behandeling al is opgeschaald maar onvoldoende effectief is gebleken, wordt van een secundaire decompressieve craniëctomie gesproken.

Het toepassen van een secundaire decompressieve craniëctomie is in twee grote internationale studies systematisch onderzocht bij patiënten met ernstig THL (Cooper et al. 2011; Hutchinson et al. 2016). Bij deze operatie wordt een groot botluik verwijderd, waarbij de hersenen buiten de schedel kunnen zwellen. Het botluik kan frontaal aan beide zijden worden verwijderd (bifrontale craniëctomie) of aan één zijde van frontaal naar temporaal (unilaterale hemicraniëctomie) (zie ▶ H. 5). Deze operatie is niet zonder risico en kent relatief veel bijwerkingen op zowel korte als langere termijn. In een Australische studie (DECRA-trial) uit 2011 werd geen voordeel gevonden voor de groep patiënten met diffuse hersenzwelling die werd gerandomiseerd voor deze behandeling (bifrontale craniëctomie) na initiële medicamenteuze behandeling en ICP-waarden > 20 mmHg voor meer dan 15 minuten (Cooper et al. 2011). In een Europese studie (RESCUE-ICP) uit 2016 was de mortaliteit lager in de groep patiënten die deze operatie ondergingen (verschillende typen craniëctomieën) en bij wie de ICP langdurig verhoogd (ICP > 25 mmHg voor > 60 minuten) was ondanks maximale medicamenteuze therapie. In de operatiegroep waren echter ook meer mensen met een ernstige handicap als uitkomst. In de verschillende richtlijnen wordt geadviseerd om deze ingrijpende operatie als laatste redmiddel ('last tier therapy') voor blijvend verhoogde en therapieresistente ICP in te zetten na overleg met het behandelteam en de familie (Hutchinson et al. 2016).

6.5 Typen ICP-meters

Er zijn verschillende typen ICP-meters op de markt waarbij de externe ventrikeldrain (EVD) – ontwikkeld in de jaren 1950–1960 – nog steeds als de gouden standaard wordt gezien (Stocchetti en Maas 2014). Bij een EVD kan de waarde op de monitor eenvoudig gecontroleerd worden met het aflezen van de hoogte van de liquor vloeistofkolom (omgerekend naar mmHg) in het opvangsysteem. Ook kan de transducer eenvoudig gekalibreerd worden. Aangezien de drain in het ventrikel ligt, heeft het behandelteam ook direct een behandelmethode ter beschikking om met het intermitterend laten aflopen van liquor de ICP te verlagen. Bij ventriculaire katheters worden in 1–7 % bloedingscomplicaties bij het inbrengen beschreven, maar deze behoeven vrijwel nooit een neurochirurgische interventie. Ventriculaire katheters hebben een vrij hoog infectierisico (variërend van 1–27 %), waarbij er een duidelijke relatie is met de verblijfsduur, aanwezigheid van een open schedel(basis)fractuur en lekkage rondom de EVD insteekopening. In veel klinieken worden elektronische of fiberoptische drukmeters in het hersenparenchym geplaatst, met als voordelen dat ze gemakkelijk in te brengen zijn, duidelijk minder bloedingscomplicaties en een lager infectie risico hebben (< 1 %).

Niet-invasieve ICP-metingen met bijvoorbeeld Transcraniële Doppler (TCD)-metingen of echometingen van de vloeistofschede rondom de nervus opticus ('*optic nerve sheath diameter*', ONSD) worden momenteel uitgebreid getest, maar zijn nog onvoldoende gevalideerd voor inzet in de klinische praktijk bij patiënten met ernstig THL.

6.6 Andere bewakings-/monitoringtechnieken

Er bestaan verschillende apparaten om de lokale cerebrale zuurstofvoorziening en het metabolisme van de hersenen te meten. Het correct uitvoeren van de metingen en positioneren van de katheters vereist expertise die niet in elk traumacentrum (continu) aanwezig is (Smith et al. 2018). Hetzelfde geldt voor de interpretatie van de meetgegevens. Derhalve worden deze meetmethoden niet in alle klinieken structureel ingezet en zijn ze vaak nog onderdeel van wetenschappelijk onderzoek.

- **Cerebrale zuurstofspanning ($PBTiO_2$)-meters**

Met deze invasieve methode wordt de cerebrale temperatuur en de zuurstofspanning in het hersenparenchym gemeten. De normaalwaarden liggen tussen de 25–30 mmHg. Het streven is om de $PBTiO_2 > 15$ mmHg te houden om secundaire ischemische schade te voorkomen. Er bestaan verschillende manieren om de zuurstofspanning omhoog te brengen, bijvoorbeeld door het verhogen van de CPP of van de arteriële zuurstofspanning (paO_2). Diverse protocollen worden momenteel onderzocht in onderzoeksverband.

- **Veneuze zuurstofsaturatie ($SjvO_2$)-meters**

Deze invasieve meters worden retrograad in de vena jugularis (richting de hersenen) ingebracht om continu de veneuze zuurstofsaturatie te meten, wat de globale cerebrale zuurstofextractie (%) reflecteert. De zuurstofextractie gaat omhoog bij hersenoedeem met bijkomende cerebrale hypoperfusie en zal uiteindelijk tot lagere $SjvO_2$-waarden leiden. Zowel een verhoogd zuurstofmetabolisme (bijvoorbeeld bij koorts en epileptische aanvallen) als verlaagde zuurstoftoevoer (bijvoorbeeld door verhoogde ICP, lage bloeddruk of anemie) zullen tot langdurige saturatiedalingen zorgen. Deze dalingen (gedefinieerd als $SjvO_2 < 50\%$) hebben een relatie met een slechtere uitkomst bij patiënten met ernstig THL.

- **Microdialysekatheters**

Ook deze invasieve meters worden in het hersenparenchym ingebracht en geven informatie over veranderingen in het lokale weefselmetabolisme en celverval. De concentraties van extracellulair glucose, lactaat, pyruvaat en glutamaat kunnen per uur worden gemeten. Een lactaat-pyruvaatratio > 25 wordt gebruikt als een vroeg teken van anaerobe verbranding door verminderde zuurstofaanvoer naar de hersenen, gestoorde weefseldiffusie dan wel mitochondriële disfunctie.

- *Transcraniële Doppler* **(TCD)-metingen**

Bij deze niet-invasieve metingen wordt met ultrasoon geluid de cerebrale bloeddoorstromingssnelheid in de grotere cerebrale arteriën berekend. Niet elke schedel is afdoende doorgankelijk voor ultrasoon geluid en het vereist frequente oefening van de gebruiker om de juiste arterie te vinden. Momenteel is het nog niet mogelijk om langdurige betrouwbare metingen te krijgen waarbij veranderingen over langere tijd gevolgd kunnen worden. Wel kunnen metingen gebruikt worden om intermitterend geïnformeerd te worden over de cerebrale autoregulatie, de cerebrale vaatweerstand (als indirect teken van verhoogde ICP) en de aanwezigheid van vaatspasmen. De klinische betekenis van traumatische vaatspasmen is nog niet geheel duidelijk.

- *Near Infrared Spectroscopy* **(NIRS)-metingen**

Deze gebruiksvriendelijke en niet-invasieve techniek maakt het mogelijk om veranderingen in de concentraties van geoxygeneerd en gedeoxygeneerd hemoglobine in het lokale corticale hersenweefsel weer te geven. Er zijn diverse monitors op de markt die deze veranderingen in het hemoglobine door een wiskundig algoritme combineren tot een regionale saturatie (rSO_2, %)-waarde. De meetsensoren worden meestal bilateraal op het voorhoofd aangebracht. NIRS-monitoring wordt vooralsnog alleen nog in het kader van onderzoek verricht bij patiënten met ernstig THL.

> **Box 6.1 Toekomst van *intensive care* behandeling**
>
> In 2012 onderzocht een gerandomiseerde studie in Zuid-Amerika (BEST-TRIP-trial) het effect van ICP-monitoring en het daaraan gekoppelde behandelprotocol. Patiënten met ernstig THL werden gerandomiseerd naar (1) een behandelprotocol op basis van ICP-monitoring of (2) een behandelprotocol op basis van klinische en radiologische gegevens. Uiteindelijk werden geen verschillen in functionele uitkomst tussen beide groepen gevonden. Ook de ingezette therapie en de intensiteit daarvan was vergelijkbaar in beide groepen. Omdat een verbetering van de uitkomst niet door de monitoring sec, maar door verschillen in behandeling komt, heeft deze studie niet tot een duidelijke verandering in de bewaking van patiënten met ernstig THL geleid. Wel heeft de studie tot gevolg gehad dat de huidige ICP/CPP-behandelprotocollen kritisch bekeken worden omdat de behandelingen waarschijnlijk te weinig patiënt- en ziektespecifiek zijn (Chesnut et al. 2015). Dit heeft geleid tot het streven van diverse onderzoeksgroepen om binnen enkele jaren in plaats van een *'one size fits all'*-insteek tot een meer individuele en dynamische behandeling te komen. Het beter begrijpen van de pathofysiologie van ernstig THL en de individuele reactie op behandelingen zijn daarbij speerpunten van wetenschappelijk onderzoek. Daarbij is ook de behoefte ontstaan om nieuwe behandelmogelijkheden en monitoringtechnieken te ontwikkelen aangezien er al zeker 25 jaar geen enkele nieuwe behandeling of vorm van monitoring toegevoegd is aan het reeds beschikbare arsenaal.
>
> Ten aanzien van complexere monitoring en behandelprotocollen worden resultaten van gecombineerde ICP en $PbTiO_2$ en cerebrale autoregulatie-gestuurde CPP-behandelingen in de komende jaren verwacht (Chesnut et al. 2020). Het toevoegen van deze *bedside* monitoring gegevens kan mogelijk de uitkomst beter voorspellen (Bennis et al. 2020). Een voorbeeld hiervan is het 'optimale CPP'-concept (CPPopt; zie fig. 6.4) (Zeiler et al. 2020). Het nastreven van de CPPopt-waarde zou kunnen betekenen dat patiënten een betere autoregulatie krijgen. In een observationeel onderzoek was het afwijken van CPPopt geassocieerd met een slechtere klinische uitkomst (Beqiri et al. 2019). Of dit nieuwe behandelconcept ook tot een betere uitkomst leidt, wordt momenteel onderzocht.

6.7 Beleid bij infauste neurologische prognose

Bij een aantal patiënten is de primaire schade dermate ernstig en/of zijn de secundaire problemen zo groot dat de verdere intensieve behandeling (na een multidisciplinair overleg) niet zinvol wordt geacht (infauste neurologische prognose). Vanaf het moment van het ongeval overlijdt uiteindelijk ongeveer een derde van alle patiënten met ernstig THL (Bossers et al., 2020). Bij uitval van de functies van de hersenen en hersenstam kunnen de hartactie en circulatie nog enige tijd intact zijn; deze worden kunstmatig in stand gehouden door de behandeling op de IC.

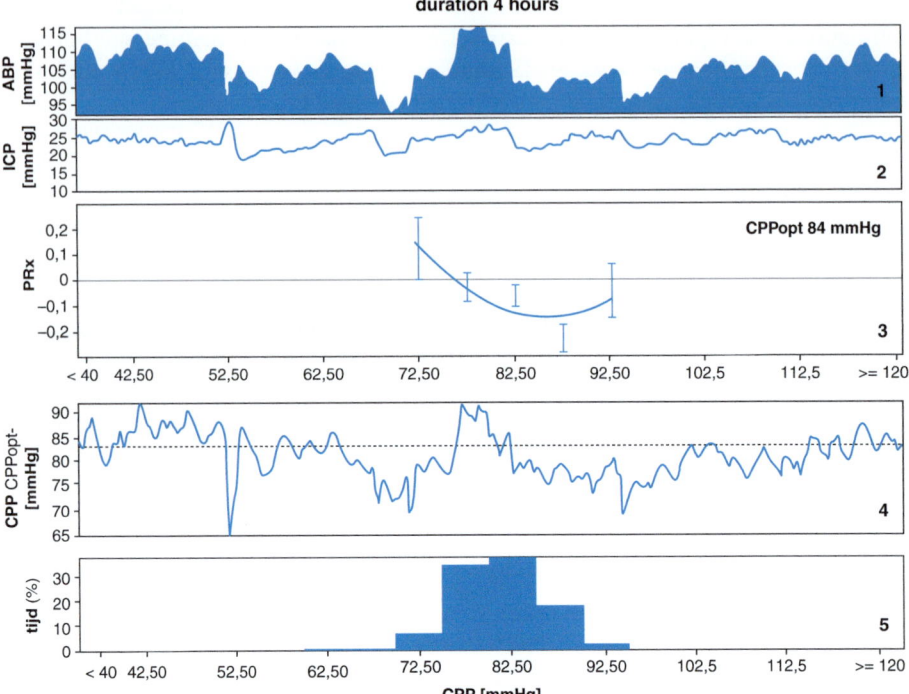

■ **Figuur 6.4** Voorbeeld van een nieuwe behandelstrategie van intracraniële hypertensie, gebaseerd op het berekenen en nastreven van de 'optimale' CPP' (CPPopt). **Curve 1 en 2** geven de arteriële bloeddruk en intracraniële druk over een meetperiode van 4 uur weer. **Curve 3** toont de PRx (Pressure Reactivity Index) als maat voor de cerebrale autoregulatie. De PRx wordt berekend uit de bloeddruk en intracraniële-drukwaarden (uit curve 1 en 2) over periodes van 5 minuten. Met speciale software wordt vervolgens een 'optimale' CPP (CPPopt)-waarde berekend met de laagste PRx-waarde (= beste cerebrale autoregulatie). Bij deze patiënt is de CPPopt-waarde 84 mmHg (curve 3). In **curve 4** worden de berekende CPPopt-waarde (stippellijn) en daadwerkelijk gemeten CPP-waarden (blauwe lijn) over de 4-uursperiode weergegeven. **Curve 5** geeft de verdeling (% tijd) van de gemeten CPP-waarden in deze periode weer

6.7.1 Hersenstamdood

Het niet functioneren van de hersenstam kan met behulp van klinisch neurologisch onderzoek worden beoordeeld. Er is dan sprake van een GCS-somscore van 3, met niet op licht reagerende pupillen en afwezigheid van overige hersenstamfuncties (corneareflex, oculovestibulaire reflexen, hoestreflex) (zie ook ▶ H. 1) inclusief de ademprikkel (apneu). Alleen wanneer deze toestand onherstelbaar is, spreekt men van klinisch hersen(stam)dood. Patiënten zijn vaak ook hemodynamisch instabiel met forse diurese en oplopend natrium (diabetes insipidus). Na enkele uren tot dagen zullen ook de circulatie en hartactie spontaan verdwijnen.

6.7.2 Hersendoodprocedure

Wanneer bij klinisch neurologisch onderzoek de verdenking bestaat op hersen(stam)dood kan de behandeling gestaakt worden. Voor het vaststellen van afwezigheid van hersen(stam)activiteit en het bepalen van de prognose en het bepalen van het verdere beleid is strict medisch gezien geen aanvullend onderzoek nodig. In de huidige wetgeving is bepaald dat iedere patiënt die geen bezwaar heeft aangetekend als donor wordt beschouwd. Voor een *heart-beating* donorprocedure is aanvullend onderzoek nodig, hetgeen wettelijk vastgelegd is in een protocol (▶ https://wetten.overheid.nl/zoeken). Voorwaarde is dat er sprake moet zijn van een irreversibele toestand en een diagnose waarbij andere oorzaken die een alternatieve verklaring kunnen geven voor het ontbreken van hersen(stam)reactiviteit moeten zijn uitgesloten (de *prealabele voorwaarden*). Dit zijn: hypothermie (temperatuur < 32 graden), hypotensie (systolische bloeddruk < 80 mmHg, intoxicatie, (sederende) medicatie, blokkade van de neuromusculaire overgang of een metabole stoornis. Er moet een uitvoerig in de wet vastgelegd neurologisch onderzoek worden verricht waarbij specifieke hersenstamfuncties worden getest, inclusief de calorische vestibulaire prikkelingstest en apneutest.

Om zekerheid te verkrijgen over de corticale functies is aanvullend onderzoek vereist. Dit kan een onderzoek zijn dat geen registreerbare corticale functie meer aantoont zoals een EEG, of een aanvullend onderzoek dat aantoont dat er geen cerebrale circulatie meer is van de hersenen zoals een cerebrale angiografie of een transcranieel Dopleronderzoek (TCD). De uitvoering en beoordeling van deze onderzoeken is wettelijk vastgesteld. Na de bevestiging via dit aanvullende onderzoek dat er een afwezige corticale functie of geen cerebrale circulatie is, vindt de apneutest plaats.

Het is goed om te realiseren dat bij patiënten met ernstig THL vaak sprake is van onbehandelbare refractaire ICP, waarvoor als behandeling hoge doseringen sedatieve middelen zijn gegeven en mogelijk zelfs een barbituratencoma (medicamenteuze neurodepressie) kan zijn toegepast. In dat geval moet er langer gewacht worden waarbij ook een inschatting van de hemodynamische stabiliteit van de patient moet worden gemaakt. Wanneer dit niet mogelijk of wenselijk is, kan als alternatief ook voor een *non-heart-beating* donatieprocedure gekozen worden.

Verder lezen

Maas AIR, Menon DK, Adelson PD, Andelic N, Bell MJ, Belli A et al. InTBIR Participants and Investigators. Traumatic brain injury: integrated approaches to improve prevention, clinical care, and research. Lancet Neurol. 2017;16(12):987–1048.

Stocchetti N, Carbonara M, Citerio G, Ercole A, Skrifvars MB, Smielewski P, et al. Severe traumatic brain injury: targeted management in the intensive care unit. Lancet Neurol. 2017 Jun;16(6):452–64.

Richtlijnen voor behandeling van verhoogde intracraniële druk op de intensive care: ▶ www.braintrauma.org/coma/guidelines.

Literatuur

Bennis FC, Teeuwen B, Zeiler FA, Elting JW, Van der Naalt J, Bonizzi P, et al. Improving prediction of favourable outcome after 6 months in patients with severe traumatic brain injury using physiological cerebral parameters in a multivariable logistic regression model. Neurocrit Care. 2020;33(2):542–51.

Beqiri E, Smielewski P, Robba C, Czosnyka M, Cabeleira MT, Tas J, et al. Feasibility of individualised severe traumatic brain injury management using an automated assessment of optimal cerebral perfusion pressure: the COGiTATE phase II study protocol. BMJ Open. 2019 Sep 20;9(9):e030727.

Bossers SM, Boer C, Bloemers FW, Van Lieshout EMM, Den Hartog D, Hoogerwerf N et al. BRAIN-PROTECT Collaborators. Epidemiology, prehospital characteristics and outcomes of severe traumatic brain injury in The Netherlands: The BRAIN-PROTECT Study. Prehosp Emerg Care. 2020 Nov 3:1–12.

Carney, N Totten AM, O'Reilly C, Ullman JS, Hawryluk GWJ, Bell MJ et al. Guidelines for the management of severe traumatic brain injury, Fourth Edition Neurosurgery 2017 Jan 1;80(1):6–15.

Chesnut R, Aguilera S, Buki A, Bulger E, Citerio G, Cooper DJ, et al. A management algorithm for adult patients with both brain oxygen and intracranial pressure monitoring: the Seattle International Severe Traumatic Brain Injury Consensus Conference (SIBICC). Intensive Care Med. 2020 May;46(5):919–29.

Chesnut RM, Bleck TP, Citerio G, Classen J, Cooper DJ, Coplin WM, et al. A consensus-based interpretation of the benchmark evidence from South American trials: treatment of intracranial pressure trial. J Neurotrauma. 2015 Nov 15;32(22):1722–4.

Cooper DJ, Rosenfeld JV, Murray L, Arabi YM, Davies AR, D'Urso P et al. DECRA Trial Investigators; Australian and New Zealand Intensive Care Society Clinical Trials Group. Decompressive craniectomy in diffuse traumatic brain injury. N Engl J Med. 2011 Apr 21;364(16):1493–502.

Hawryluk GWJ, Aguilera S, Buki A, Bulger E, Citerio G, Cooper DJ, et al. A management algorithm for patients with intracranial pressure monitoring: the Seattle International severe Traumatic Brain Injury Consensus Conference (SIBICC). Intensive Care Med. 2019 Dec;45(12):1783–94.

Hutchinson PJ, Kolias AG, Timofeev IS, Corteen EA, Czosnyka M, Timothy J, et al. RESCUE-ICP Trial Collaborators. Trial of decompressive craniectomy for traumatic intracranial hypertension. N Engl J Med. 2016 Sep 22;375(12):1119–30.

Lenstra JJ, Kuznecova-Keppel Hesselink L, la Bastide-van Gemert S, Jacobs B, Nijsten MWN, Van der Horst ICC et al. The association of early electrocardiographic abnormalities with brain injury severity and outcome in severe traumatic brain injury. Front Neurol. 2021 Jan 8;11:597737.

Stocchetti N, Maas AI. Traumatic intracranial hypertension. N Engl J Med. 2014 Sep 4;371(10):972.

Stocchetti N, Picetti E, Berardino M, Buki A, Chesnut RM, Fountas KN, et al. Clinical applications of intracranial pressure monitoring in traumatic brain injury: report of the Milan consensus conference. Acta Neurochir (Wien). 2014 Aug;156(8):1615–22.

Smith M. Multimodality neuromonitoring in adult traumatic brain injury: a narrative review. Anesthesiology. 2018;128(2):401–15.

Zeiler FA, Ercole A, Czosnyka M, Smielewski P, Hawryluk G, Hutchinson PJA, Menon DK, Aries M. Continuous cerebrovascular reactivity monitoring in moderate/severe traumatic brain injury: a narrative review of advances in neurocritical care. Br J Anaesth. 2020 Jan 23:S0007-0912(19)30966-3.

Sport

J. van der Naalt en B. Jacobs

Samenvatting

Traumatisch hoofd-/hersenletsel (THL) is een regelmatig voorkomende blessure bij verschillende sporten. Het vroegtijdig herkennen en vaststellen van traumatisch hersenletsel en het monitoren van symptomen op het veld is belangrijk. De biomechanica is sterk bepalend voor de ernst van THL bij sport. De achterliggende pathofysiologie die kan leiden tot 'subconcussive impacts' en eventuele langetermijngevolgen zijn een actueel onderwerp van wetenschappelijk onderzoek en publiek debat. Er zijn diverse risicofactoren die kunnen leiden tot langdurige klachten. In het veld vindt reeds de eerste behandeling plaats. De behandeling van specifieke klachten na sportletsel zoals autonome stoornissen, nekklachten en vestibulo-oculaire symptomen kent een eigen aanpak. De kennis over de langetermijngevolgen van recidiverend THL en het risico op neurodegeneratieve afwijkingen neemt toe. Nieuwe ontwikkelingen op het gebied van beeldvorming en serumbiomarkers bieden aanvullende mogelijkheden om hersenschade na THL bij sporters vast te stellen.

■ **Leeswijzer**

Het voorkomen, herkennen op het veld en behandelen van traumatisch hoofd-/hersenletsel (THL) na sport staan centraal in dit hoofdstuk. ▶ Hoofdstuk 1 behandelt de basisprincipes van diagnostiek van THL. In ▶ H. 2 wordt de opvang op de spoedeisende hulp uitgebreid beschreven. De aspecten van behandeling van licht THL in bredere zin komen in ▶ H. 3 aan de orde. ▶ H. 8 gaat specifiek in op THL bij kinderen. De indicatie(s) voor beeldvorming en specifieke (intra)craniële posttraumatische afwijkingen worden in detail in ▶ H. 9 beschreven. De risico's van recidiverend THL op lange termijn worden uitgebreid toegelicht in ▶ H. 13.

© Bohn Stafleu van Loghum is een imprint van Springer Media B.V., onderdeel van Springer Nature 2022
J. van der Naalt en B. Jacobs (Red.), *Handboek traumatisch hersenletsel*,
https://doi.org/10.1007/978-90-368-2659-4_7

7.1 Epidemiologie – 111

7.2 Definitie – 111

7.3 Herkenning en diagnostiek op het veld – 112

7.4 Pathofysiologie – 114

7.5 Restverschijnselen – 115
7.5.1 Risicofactoren voor ongunstig herstel – 116
7.5.2 Risico van recidiverend traumatisch hoofd-/hersenletsel – 117

7.6 Neuropsychologisch onderzoek – 118

7.7 Beeldvorming en nieuwe MRI-technieken – 118

7.8 Serumbiomarkers – 119

7.9 Behandeling – 120

Verder lezen – 121

7.1 Epidemiologie

In Nederland komen per jaar gemiddeld 76.000 hoofdtrauma voor tijdens het beoefenen van sport. Eén op de vijf patiënten wordt daarna voor verdere behandeling op de spoedeisende hulp (SEH)-afdeling van een ziekenhuis gezien. Vooral jonge sporters in de leeftijd van 10–29 jaar lopen een hoofdtrauma op. De sporten die in Nederland het meest worden gezien op de SEH als oorzaak van een hoofdtrauma zijn: voetbal, hockey, schaatsen, wielrennen en paardrijden. De meest voorkomende mechanismen waardoor sportletsels aan het hoofd optreden, betreffen een klap door een bal of stick, een val of botsing, al dan niet na/met lichamelijk contact. In de meeste gevallen is er sprake van een open wond aan het hoofd of fracturen in het gelaat.

Eén op de vier sporters die op de SEH worden behandeld voor een hoofdtrauma, heeft traumatisch hoofd-/hersenletsel (THL) opgelopen waarvoor opname in het ziekenhuis nodig is: in totaal 4.000 patiënten per jaar. Het risico op het optreden van THL is afhankelijk van het type sport en niet van de frequentie van de sportbeoefening. In Nederland is voetbal veruit de meest beoefende veldsport, gevolgd door hockey. Bij deze sporten treden naast hoofdtrauma's vooral veel knie- en enkelblessures op. Sporten waar snelheid een grote rol speelt, zoals wielrennen en schaatsen, worden minder vaak beoefend, maar leiden bij een trauma in verhouding vaker tot een THL. Vooral bij sporten als paardrijden, wielrennen en schaatsen is het percentage patiënten dat vanaf de SEH moet worden opgenomen met bijkomend THL hoog (◘ tab. 7.1).

Naar schatting 5–8 % van het totaal aantal gevallen van THL is gerelateerd aan sporten. De gemiddelde medische kosten van de behandeling van hoofdtrauma opgelopen tijdens sporten bedragen 1.000 euro per patiënt. De totale jaarlijkse medische kosten worden geraamd op 14 miljoen euro, waarbij de verzuimkosten op het werk – die in totaal geschat 19 miljoen euro bedragen – niet zijn meegerekend.

7.2 Definitie

Een hoofd-/hersenletsel door sport (ENG: *sport related concussion*, SRC) wordt gedefinieerd als het optreden van een hoofd-/hersenletsel tijdens het beoefenen van sport waarbij (in)directe impact op het hoofd, gelaat of de nek optreedt met acuut optredende voorbijgaande symptomen, al dan niet met bewusteloosheid als gevolg (McCrory et al. 2017).

◘ Tabel 7.1 Incidentie van THL bij verschillende sporten (VeiligheidNL Letsel Informatie Systeem 2013-18)

type sport	sporters in Nederland	SEH-bezoeken per jaar i.v.m. hoofdtrauma	hoofdtrauma (t.o.v. aantal sporters)	THL-diagnose (t.o.v. SEH)	THL-opnames (t.o.v. SEH)
voetbal	1.400.000	2900	0,2 %	320 (11 %)	1 %
hockey	280.000	2000	0,7 %	80 (4 %)	< 1 %
paardrijden	360.000	990	0,3 %	580 (59 %)	410 (41 %)
wielrennen	510.000	970	0,2 %	410 (42 %)	330 (34 %)
schaatsen	650.000	1100	0,2 %	510 (46 %)	210 (19 %)

Dit betekent dat het optreden van bewusteloosheid en posttraumatische amnesie (PTA) niet per se een voorwaarde is om een hoofdtrauma na sport aan te merken als THL. Bij sporters kunnen ook *subconcussive impacts* optreden, dat wil zeggen een trauma met impact op hoofd en hersenen dat niet gepaard gaat met klinische symptomen zoals bewustzijnsverlies of PTA. De duur van een sportcarrière wordt gezien als een indirecte maat voor het aantal *subconcussive impacts:* hoe langer de carrière, des te meer impacts zijn er optreden.

7.3 Herkenning en diagnostiek op het veld

Er zijn wat betreft THL verschillende fasen voor het beleid rondom de wedstrijden en trainingen te onderscheiden: de evaluatie in het veld na een THL, het verwijderen van de sporter uit de wedstrijd, de eventuele hervatting van de wedstrijd, en in een later stadium hervatten van de trainingen/wedstrijden. Na het stellen van de diagnose THL tijdens een wedstrijd is de eerste (be)handeling het verwijderen van de sporter uit de wedstrijd. Daarna kunnen op geleide van de ernst van de symptomen de sportactiviteiten geleidelijk aan worden hervat.

Symptomen die direct na een hoofdtrauma kunnen optreden bestaan uit klachten van duizeligheid, misselijkheid en/of hoofdpijn. Aanhoudend braken, heftige hoofd- of nekpijn en neurologische verschijnselen zoals dubbelzien, epileptische aanvallen en verandering in bewustzijn of aanhoudende inprentingsstoornissen zijn alarmsymptomen en vormen een reden (◘ fig. 7.1) om de sporter in te sturen naar het ziekenhuis voor nadere diagnostiek (zie ook ► H. 2).

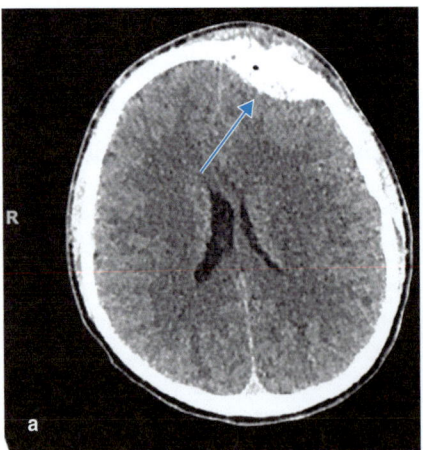 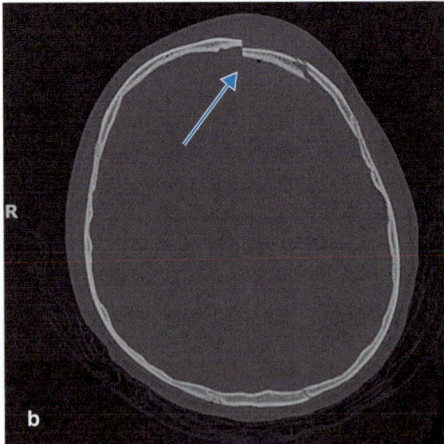

◘ **Figuur 7.1** 23-Jarige patiënt met een licht THL na een hoofd-hoofdcontact tijdens een voetbalwedstrijd. (**a**) CT-scan van hoofd/hersenen laat een epiduraal hematoom links frontaal zien, met intracerebraal lucht (ronde zwarte configuratie in het hematoom) als teken van een open verbinding van de hersenen met de buitenwereld. (**b**) In de botsetting is een impressiefractuur zichtbaar

De diagnose moet tijdig, bij voorkeur al op het sportveld, gesteld worden. Kenmerkende symptomen van een hersenletsel zijn het optreden van een kortdurende bewusteloosheid en/of PTA. Iemand die in een fase van PTA verkeert, is tijdelijk niet in staat om gegevens of gebeurtenissen in het geheugen op te slaan. Gewone 'dagelijkse' handelingen zijn echter wel mogelijk. Een typisch voorbeeld hiervan is een sporter die na een THL terug het veld in wordt gestuurd. Na afloop van de wedstrijd kan deze speler zich geen enkel detail meer herinneren, terwijl hij de wedstrijd wel heeft uitgespeeld (zie ◘ fig. 7.1).

Het is belangrijk om de symptomen van een THL tijdens de wedstrijd al te herkennen. Een gemiste diagnose kan leiden tot onvoldoende behandeling van posttraumatische klachten, wat de prognose ongunstig kan beïnvloeden. Wanneer iemand steeds dezelfde vragen stelt, is dit suggestief voor de aanwezigheid van PTA. Langs de lijn kan bijvoorbeeld ook worden nagegaan of er sprake is van PTA door de driewoordentest af te nemen: de speler in kwestie moet drie woorden na vijf minuten volledig kunnen reproduceren. Er kan ook gevraagd worden naar gebeurtenissen die tijdens de voorafgaande 5–10 minuten van de wedstrijd hebben plaatsgevonden. Daarnaast is het observeren en vaststellen dat iemand bewusteloos is geweest een belangrijk gegeven. Met deze twee waarnemingen kan de diagnose licht THL al tijdens het sporten worden gesteld.

In de Verenigde Staten zijn er duidelijke regels hoe het handelen wanneer er sprake is van een hoofdtrauma tijdens sporten. Spelers die symptomen van THL vertonen worden direct uit de wedstrijd gehaald en beoordeeld met een gestandaardiseerde scorelijst, de *Sport Concussion Assessment Tool, versie 5* (SCAT-5; ▶ https://scat5.cattonline.com). Hiermee is het mogelijk de oriëntatie en het geheugen van de speler ter plekke te testen en ook te bepalen of er balans- en coördinatiestoornissen aanwezig zijn. Daarnaast zijn er specifieke tests beschikbaar om vestibulaire verschijnselen en oculaire klachten (dubbelzien, wazig zien) te meten door middel van oogvolgbewegingen en de convergentie. Alleen bij een maximale score mogen spelers de wedstrijd direct weer hervatten. In Nederland, zeker bij de recreatieve sport, zijn er geen vaste regels hoe te handelen tijdens een wedstrijd. Er is niettemin steeds meer aandacht voor het vaststellen van THL via publiekscampagnes, onder andere bij voetbal. Ook is er door een veiligheid-NL met NOC-NCF, KNVB en de Hersenstichting een alarmsymptomenlijst voor het signaleren van hoofd-hersenletsel in het veld ontwikkeld die als app 'Hoofdletsel' verkrijgbaar is.

Een (zeldzaam) risico van het niet diagnosticeren van een THL is het *second-impact* syndroom. Dit kan optreden wanneer een sporter nog niet geheel is hersteld van een hoofdletsel, en in deze herstelfase opnieuw een THL oploopt. Hierdoor kunnen de symptomen heftiger zijn en deze langer aanhouden, met als mogelijk gevolg een verlaagd bewustzijn en zelfs hersenoedeem (McLendon et al. 2016). Er is discussie over de pathofysiologie en entiteit van dit syndroom, waarbij een verstoorde cerebrale autoregulatie met hyperemie wordt verondersteld, vergelijkbaar met het beeld van een kindercontusie (zie ▶ par. 8.2.3). Daarnaast is het beeld van *voetballersmigraine* beschreven, waarbij na een licht THL passagère verschijnselen kunnen optreden die passen bij migraine. Mogelijk betreft het een (genetische) variant van migraine (familiaire hemiplegische migraine). Het onderscheid met posttraumatische hoofdpijn na een doorgemaakt THL is niet altijd eenvoudig te maken, maar het optreden van auraverschijnselen voorafgaand aan de hoofdpijn is een onderscheidend symptoom.

> **Box 7.1 Waarneming en rapportage van traumatisch hoofd-/hersenletsel**
> De diagnose van een doorgemaakt THL is afhankelijk van de waarneming tijdens de wedstrijd en/of de zelfrapportage na afloop. Dit kan met name bij kinderen een probleem zijn. Ook de observatie in het veld is verre van optimaal: alle hoofdtrauma's die optraden tijdens het wereldkampioenschap voetbal in 2018 zijn door vier onafhankelijke beoordelaars achteraf geanalyseerd op basis van videobeelden (Premkumar et al. 2019). Bij ruim 80 % van de hoofdtrauma's waren twee of meer kenmerken van een licht THL aanwezig. Toch werd maar één op de drie van deze hoofdtrauma's in het veld beoordeeld door een verzorger/teamarts en 43 % alleen door de scheidsrechter. Slechts 5 % van de spelers staakte door het hoofdletsel de wedstrijd, waarvan de helft zelfs nog wilde doorspelen.
> Mogelijk speelt bij het identificeren van een licht THL nog een andere factor mee: spelers zijn niet altijd geneigd om een licht THL te rapporteren omdat de kans om verder te spelen in gevaar komt of omdat ze het team niet in de steek willen laten. Een studie onder American Football-spelers liet zien dat met name aanvallers die frequente impacts op het hoofd oplopen, dit niet rapporteren als een licht THL. Ook bleek dat na een vastgesteld THL aanvankelijk de helft van de spelers uit het veld werd gehaald, terwijl 20 % direct en 30 % na een korte rustpauze de wedstrijd weer hervatte. Na aanscherpen van de spelregels om spelers met een hoofdtrauma direct uit het veld te halen, daalde het percentage spelers dat direct de wedstrijd hervatte weliswaar, maar hervatten meer spelers na een korte periode van rust weer de wedstrijd (Casson et al. 2011). Een recente studie onder profvoetballers met een THL liet zien dat ook na de wedstrijd door één op de drie spelers geen hulp werd gezocht (Hänni et al. 2020).

7.4 Pathofysiologie

Na een THL treedt een cascade aan celreacties op die uiteindelijk kunnen leiden tot verstoring van de bloed-hersenbarrière, hersenoedeem en blijvende (hersen)celschade (zie ook ▶ H. 1). Hierbij treedt een tijdelijke metabole *mismatch* op tussen de energiebehoefte van de hersenen en de cerebrale bloeddoorstroming. Uit dieronderzoek blijkt dat de klinische toestand kan verslechteren bij een volgende impact wanneer nog geen herstel van deze toestand van metabole stress is opgetreden. Met MR-spectroscopie is ook in mensen aangetoond dat het energiemetabolisme (gemeten via het N-acetylaspartaat, NAA) langer verlaagd is na meerdere hoofdtrauma's, met name wanneer binnen vijftien dagen na een eerste THL opnieuw een hoofdtrauma optreedt (Hunter et al. 2019). Dit mechanisme kan een rol spelen bij het *second-impact* syndroom.

Er treedt na een THL ook een inflammatoire respons op met activatie van microgliacellen, waarbij pro- en anti-inflammatoire cytokines vrijkomen die een rol spelen bij weefselherstel. Recidiverend THL kan door langdurige activatie van deze cytokines leiden tot een chronische ontstekingsrespons en het ontstaan irreversibele schade (zie ook ▶ par. 7.5.2, ▶ H. 13 en ▶ par. 1.3).

Box 7.2 Biomechanica

Biomechanische factoren zoals de lineaire en roterende versnelling van het hoofd tijdens het trauma spelen een rol bij het optreden van *subconcussive impacts* bij sportletsel. Lineaire acceleratie speelt een rol bij hoofd-hoofdcontact of hoofd-voorwerpcontact (vallen, koppen) naast rotatiekrachten die meespelen bij o.a. boksen (◘ fig. 7.2). Via speciale sensoren in helmen tijdens wedstrijden of in testsituaties in het laboratorium is informatie verzameld over de krachten die inwerken op het hoofd van een sporter. De grootste impact van een sportongeval treedt bij de helft van de sporters op in de frontale (hersen)gebieden. Dit wordt weergegeven met g-kracht: dit is de verhouding tussen de versnelling van het hoofd t.o.v. de zwaartekracht. Dit soort onderzoek is het meest gedaan bij sporten waarbij regulier een helm gedragen wordt, zoals American Football en ijshockey. Tijdens een THL kunnen krachten optreden van 43 tot 145 g. Ter vergelijking: een persoon ervaart bij het opstijgen in een vliegtuig tot 4,5 g, in een achtbaan tot 5,2 g en bij een auto-ongeluk met een snelheid tot 40 km/u een kracht van 100 g. De meeste incidenten tijdens American Football resulteren in een impact van 20–25 g, maar er kunnen ook incidenten tot 120 g optreden. Bij 85 g kunnen symptomen van een licht THL optreden (Spiotta et al. 2012).

Het type sport en de positie in het veld zijn ook bepalend voor het aantal impacts op het hoofd. De meeste impacts tijdens sporten treden op tijdens American Football; dit aantal varieert van 1.000 tot 1.400 tijdens een volledig speelseizoen. Verdedigers lopen met name occipitale en aanvallers vooral frontale impacts op. Spelers met een aanvallende rol vertonen meer (frontale) afwijkingen na het speelseizoen op een fMRI (zie ▶ par. 7.7) en presteren minder op neuropsychologische tests voor aandacht en concentratie (Crisco et al. 2010; Talavage et al. 2014). Mogelijk hangt dit samen met een flexie van het hoofd tijdens rennen of *scrummen*.

Biomechanische factoren spelen ook bij andere sporten waarbij hoofdimpacts optreden, zoals bij het koppen tijdens voetbal. Hier treden naast lineaire versnellingen ook roterende bewegingen op. Bij koppen is de techniek erg belangrijk: voor de stabilisatie van het hoofd wordt gebruikgemaakt van de nekspieren en de romp met lichte flectie van de benen. Door bewegingen of rennen tijdens het koppen kunnen balsnelheden tot 85 km/uur ontstaan. De impact van het koppen op hoofd en hersenen is ook afhankelijk van de massa van de bal. Bij kinderen kan dus naast de techniek van het koppen en een andere verhouding van het hoofd ten opzichte van de lichaamsmassa, ook het gewicht van de bal een belangrijke factor zijn in het ontstaan van *subconcussive impacts*.

7.5 Restverschijnselen

THL na een val, klap of bijvoorbeeld een elleboogstoot is niet altijd direct merkbaar tijdens het sporten. In het begin kan een sporter klagen over hoofdpijn en zich duizelig voelen, maar is niet bewusteloos geweest of heeft geen duidelijke PTA doorgemaakt. Pas later treden er posttraumatische klachten op van prikkelbaarheid, overgevoeligheid voor licht en/of geluid en concentratieproblemen. In het algemeen zijn de klachten na een hoofdtrauma na 7–10 dagen verdwenen. Ongeveer 85–90 % vertoont volledig herstel binnen één maand. Eén op de tien sporters heeft aanhoudende klachten en wanneer

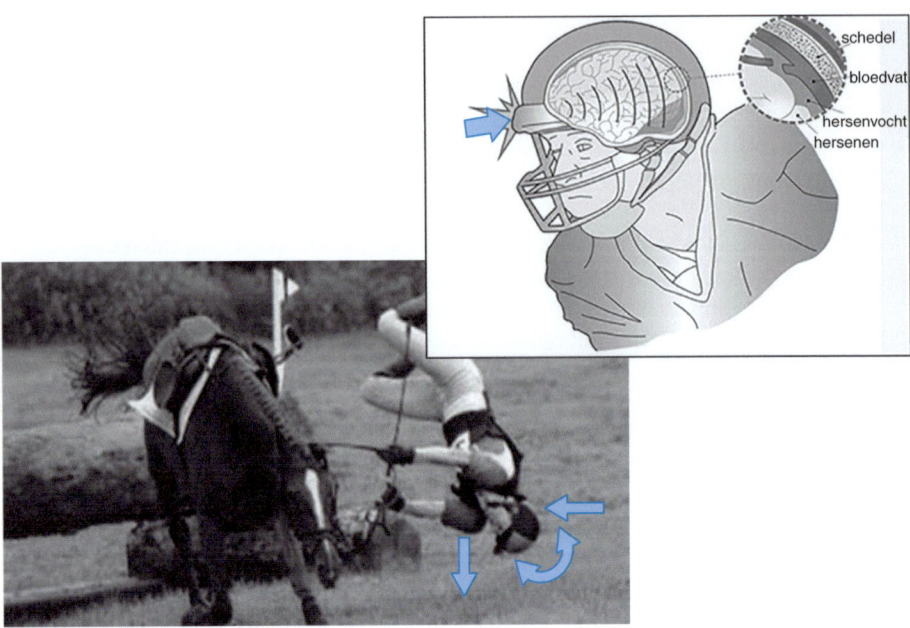

◘ **Figuur 7.2** Voorbeeld van biomechanische krachten die op het hoofd inwerken tijdens een sportgerelateerd ongeval

deze na drie maanden nog aanwezig zijn en het dagelijkse functioneren negatief beïnvloeden, is sprake van persisterende posttraumatische klachten, ook wel een postcommotioneel syndroom (PCS) genoemd (zie ▶ H. 3). Veelgehoorde klachten zijn hoofdpijn, duizeligheid, balansstoornissen, moeheid, prikkelbaarheid, geheugenproblemen en stoornissen van aandacht en concentratie.

7.5.1 Risicofactoren voor ongunstig herstel

Er zijn verschillende risicofactoren die van invloed kunnen zijn op het ontstaan van langdurige klachten na sportletsel. De ernst van de klachten direct na het trauma, het optreden van meerdere THL's en het optreden op een jongere leeftijd zijn voorspellend voor een incompleet of langzaam herstel (Iverson et al. 2017).

De hoeveelheid en aard van de klachten, vooral de aanwezigheid van vermoeidheid en prikkelbaarheid in de eerste week, zijn geassocieerd met een ongunstig herstelpatroon. Pre-existente migraine is ook een risicofactor (Cancelliere et al. 2014).

De beginleeftijd van het deelnemen aan contactsporten (met name voor het 12^e jaar) is geassocieerd met het optreden van cognitieve klachten op oudere leeftijd (Stamm et al. 2015). Op jonge leeftijd spelen anatomische verschillen (hoofdomvang en nekmusculatuur) en gebruikte techniek een rol (zie ook ▶ H. 8). Deze factoren spelen mogelijk ook mee bij vrouwen die meer en langduriger klachten rapporteren dan mannen (King 2019).

Daarnaast is er een associatie tussen het optreden van meerdere THL's en het optreden van klachten: sporters die twee of meer THL's hebben doorgemaakt, rapporteren meer cognitieve klachten jaren nadat zij zijn gestopt met de sport (Montenigro et al.

2017). Ook de positie in het veld en de aard van de sport spelen een rol bij het herstel en het ontwikkelen van langdurige klachten (zie ▶ box 7.2).

Wat betreft de individuele kwetsbaarheid kunnen erfelijke factoren ook bijdragen aan de ernst van hersenschade na een THL. Sporters die drager zijn van het ApoE4-allel en recidiverend THL oplopen, vertonen een hoger risico op cognitieve stoornissen (Hunter et al. 2019) (zie ook ▶ H. 13).

7.5.2 Risico van recidiverend traumatisch hoofd-/hersenletsel

Zowel het herhaaldelijk optreden van een THL als van *subconcussive impacts* zijn geassocieerd met het optreden van recidiverende microtrauma's in de hersenen, wat kan leiden tot blijvende restschade en neurodegeneratieve afwijkingen. Het meest bekende voorbeeld van recidiverend THL is het optreden van 'dementia pugilistica' bij boksers, wat wordt gekenmerkt door parkinsonisme en dementie (zie ▶ box 13.1).

Het risico op de ziekte van Alzheimer en de ziekte van Parkinson is driemaal zo hoog na eenmalig THL (Fleminger et al. 2003). In een cohortstudie onder overleden profvoetballers is een vergelijkbaar risico op neurodegeneratieve ziektes gevonden (MacKay et al. 2019). Bij American Football-spelers en voetballers is ook een driemaal verhoogd risico op ALS gerapporteerd (Pupillo et al. 2018; Lehman et al. 2012). Er is in deze studies echter niet gekeken naar modulerende factoren zoals levensstijl, alcohol- en drugsgebruik en genetische predispositie. Daarnaast is ook het beeld van een chronische traumatische encefalopathie (CTE) beschreven na recidiverende *subconcussive impacts* bij sporters. CTE is een diagnose die wordt gesteld aan de hand van neuropathologisch onderzoek. Tot nu toe ontbreken longitudinale studies om het directe verband tussen sporten en CTE aan te tonen. De meeste studies zijn cross-sectioneel en vertonen een correlatief verband, vaak bij geselecteerde patiënten die voor hun overlijden klachten hadden (zie ▶ H. 13).

Een actuele vraag bij voetbal is of bij koppen ook sprake kan zijn van *subconcussive* letsel, waarbij een cumulatief effect van koppen kan leiden tot (rest)verschijnselen. De gemiddelde frequentie van koppen is bij professionele wedstrijden ongeveer 6–12 keer en dit aantal is hoger tijdens de trainingen (Spiotta et al. 2012). Het cumulatieve risico van een THL tijdens een professionele voetbalcarrière wordt geschat op 50 %, met het grootste risico op een licht THL tijdens het hoofd-hoofdcontact bij een kopduel (Withnall et al. 2005). Van alle hoofdletsels die op de SEH gezien worden, is 6% alleen tijdens het koppen ontstaan.

Er is bij een kleine groep amateurvoetballers een dosis-effectrelatie aangetoond tussen de frequentie van koppen en het optreden van MRI-afwijkingen en cognitieve functiestoornissen. Bij een frequentie van meer dan 885 kopincidenten per seizoen waren er wittestof afwijkingen op de MRI-scan aanwezig en bij een frequentie van meer dan 1.800 kopincidenten waren ook de prestaties op neuropsychologische tests slechter (Lipton et al. 2013; Koerte et al. 2012). Er zijn bij voetballers cognitieve functiestoornissen gerapporteerd in studies die neuropsychologisch testen vaak combineerden met fMRI-onderzoek (zie ▶ par. 7.7). Deze studies laten zien dat er onderscheid moet worden gemaakt tussen lange- en kortetermijn gevolgen.

Onderzoeken naar het effect van koppen betreft veelal kleine cross-sectionele studies waarbij spelers voor en na een wedstrijd of na het seizoen getest worden; longitudinale studies ontbreken vooralsnog ook hier. Er is op dit moment onvoldoende wetenschappelijk bewijs om onweerlegbaar het verband tussen koppen en persisterende structurele of functionele hersenafwijkingen aan te tonen (Tarnutzer et al. 2017; Kontos et al. 2017). Resultaten van longitudinale studies moeten worden afgewacht, waarbij het effect van modulerende factoren zoals genetische aanleg, levensstijl en andere risicofactoren worden meegenomen.

7.6 Neuropsychologisch onderzoek

Sporters kunnen na een THL cognitieve klachten rapporteren. Wanneer deze lang aanhouden is een neuropsychologisch onderzoek aangewezen (zie ook ▶ H. 11). Er is veel onderzoek verricht naar de aanwezigheid van cognitieve klachten, het aantal THL's en de duur van de sportcarrière. Studies suggereren dat er mogelijk een cumulatief effect is van meerdere THL's en mogelijk ook van de *subconcussive impacts* die bij veel sporten optreden.

In een studie onder ruim 5000 American Football-spelers en ijshockeyers waren meer cognitieve klachten aanwezig bij degenen die meerdere THL's hadden opgelopen, maar er was geen verschil in neuropsychologische testscores aantoonbaar (Brooks et al. 2016). Spelers die voor hun 12^e jaar met een contactsport waren gestart of twee of meer THL's hadden opgelopen, vertoonden in andere onderzoeken wel verminderde scores op neuropsychologische tests (Covassin et al. 2008; Stamm et al. 2015). Aan het einde van het seizoen werden bij ijshockeyers en American Football-spelers ook verminderde reactietijden en executieve functies gerapporteerd.

Deze bevindingen suggereren mede een cumulatief effect van *subconcussive impacts* (McAllister et al. 2012). Het probleem van de meeste studies is dat verschillen op groepsniveau de individuele cognitieve beperkingen na THL niet kunnen voorspellen. Vaak zijn kleinere groepen sporters retrospectief onderzocht en niet over langere tijd gevolgd (Manley et al. 2017).

7.7 Beeldvorming en nieuwe MRI-technieken

In het algemeen laten CT-scans en structurele MRI-scans geen afwijkingen zien bij sporters na een THL (Chamard et al. 2018). Daarom is er de afgelopen jaren veel onderzoek verricht met nieuwe MRI-technieken, die echter (nog) niet in de dagelijkse praktijk gebruikt worden als diagnostisch hulpmiddel. Met functionele MRI (fMRI) is het mogelijk om de samenwerking (connectiviteit) tussen verschillende hersennetwerken in rust of tijdens het uitvoeren van een bepaalde cognitieve taak te onderzoeken. Bij sporters met een THL was in rust en tijdens het uitvoeren van een geheugentaak een grotere activatie in de prefrontale gebieden te zien dan bij sporters zonder THL, terwijl de taakprestaties vergelijkbaar waren (Slobounov et al. 2010; Zhu et al. 2015). Deze patronen zijn tot twee maanden na een THL aanwezig en suggereren dat (tijdelijk) meer cerebrale inspanning nodig is om een cognitieve taak uit te voeren.

Met Diffusion Tensor Imaging (DTI) kan de organisatie van de witte stof onderzocht worden. Een 3D-reconstructie van de zenuwbanen (tractografie) geeft de structurele connectiviteit tussen hersengebieden weer. Met DTI zijn na een THL diffuus in de witte stof afwijkingen aangetoond die correleerden met cognitieve klachten (Wu et al. 2020).

MR-spectroscopie geeft informatie over het hersenmetabolisme. Er zijn aanwijzingen dat het aantal *impacts* geassocieerd is met een verstoring in het energiemetabolisme van de hersenen, waarbij ook tekenen van inflammatie aanwezig zijn (Churchill et al. 2017).

Deze nieuwe MRI-technieken tonen al dan niet tijdelijke verstoringen in functionele en structurele connectiviteit van hersengebieden na een THL aan. Onderzoek met (f-)MRI is meestal verricht in cross-sectionele studies bij professionele sporters die niet langdurig gevolgd zijn. Het beloop van de gerapporteerde afwijkingen is vaak niet duidelijk, en evenmin of de gerapporteerde afwijkingen ook aanwezig kunnen zijn bij amateursporters.

7.8 Serumbiomarkers

Het gebruik van biomarkers om de diagnose THL bij sporters vast te stellen is de afgelopen jaren onderwerp van veel wetenschappelijk onderzoek, maar (nog) geen onderdeel van de dagelijkse praktijk (O'Connell et al. 2018). Hierbij wordt gebruikgemaakt van *biomarkers* die uit bloed of liquor kunnen worden verkregen en informatie geven over schade aan gliacellen, neuronen of axonen (zie ◘ tab. 7.2).

Serum S100-B is als een van de eerste biomarkers van hersen(cel)schade na THL aangetoond bij verschillende sporten zoals boksen, American Football en ijshockey, maar dit eiwit kan ook verhoogd zijn bij andere traumatische letsels. In een recente studie bleek dat zowel het serum glial fibrillary acidic protein (GFAP), ubiquitin C-terminal hydrolase-L1 (UCH-L1) als het tau-eiwit op de SEH goed discrimineerden tussen sporters met THL en controles zonder THL. De GFAP-spiegel bleek ook goed te differentiëren tussen patiënten met of zonder PTA en bewusteloosheid (McCrea et al. 2020). Een biomarker diffuse (traumatisch axonale) schade is het neurofilament Light (NFL). Bij ijshockeyers is een associatie aangetoond tussen de aanwezigheid van serum NFL en posttraumatische klachten zeven dagen na een THL (Shahim et al. 2018). Het tau-eiwit als biomarker voor neurodegeneratie is bij onder andere boksers en ijshockeyers

◘ Tabel 7.2 Overzicht van meest frequent bepaalde biomarkers van celschade in het bloed

naam	functie/oorsprong	piekwaarde na THL	referentiewaarde
S100-B	eiwit in gliacellen (astrocyten)	3 uur	0,05–0,10 ug/l
Glial Fibrillary Protein (GFAP)	filamenteiwit van het astroglia-cytoskelet	6 uur	0,02–0,35 ug/l
Ubiquitin C-terminal hydrolase-L1 (UCH-L1)	enzym betrokken bij het ubiquitine metabolisme in neuronen	24 uur	0,03–0,09 ug/l
Neurofilament Light (NFL)	eiwit in subcorticale gemyeliniseerde axonen	48 uur	1,80–13,0 ng/l
Tau-eiwit	eiwit in ongemyeliniseerde axonen van corticale interneuronen	24 uur	0,06–22,0 ng/l

onderzocht en er zijn verhoogde spiegels gerapporteerd tot 48 uur na een hoofdtrauma (Di Battista et al. 2018). Deze bevindingen suggereren dat het meten van biomarkers in het bloed waardevolle informatie kan geven over de aanwezigheid van een THL, maar dat de voorspellende waarde vooralsnog onduidelijk is. Het type sport dat wordt beoefend en het moment van meten is erg belangrijk. Vaak is een tijdelijke verhoging aantoonbaar, die normaliseert naar het niveau van voor de wedstrijd of het seizoen.

7.9 Behandeling

Bij (professionele) sporters is ook het verlies van fysieke conditie na een THL een belangrijk aspect van de behandeling. De internationale consensus is dat na een korte periode van 24–48 uur rust, hervatting van sportactiviteiten plaats kan vinden op geleide van symptomen. Het effect van langdurige rust is niet bewezen en lijkt zelfs geassocieerd met meer posttraumatische klachten. Alleen bij aanhoudende klachten is een multidisciplinaire behandeling nodig (McCrory et al. 2017).

Bij het hervatten van groepssporten kan een stappenplan ('*graded activity*') worden aangehouden, waar bij afwezigheid van symptomen elke 24 uur de volgende stap kan worden gezet (zie tab. 7.3).

Na een hoofdtrauma kunnen er verschillende subgroepen onderscheiden worden, waarbij de behandeling zich kan richten op mee specifieke symptomen. Er kunnen vestibulo-oculaire symptomen, nekklachten of autonome stoornissen op de voorgrond staan. Er zijn aanwijzingen dat gerichte behandeling van deze specifieke symptomen effect kan hebben op het herstelpatroon van deze klachten (Makdissi et al. 2017; Collins et al. 2016).

Bij *autonome stoornissen* zijn er klachten van misselijkheid, hoofdpijn en prikkelbaarheid die toenemen bij inspanning, zowel fysiek als cognitief. In deze groep worden vaak submaximale aerobe oefeningen toegepast. Bij aanhoudende klachten is een multidisciplinaire behandeling aangewezen, waarvan cognitieve gedragstherapie onderdeel uitmaakt.

Vestibulo-oculaire symptomen treden bij ongeveer 30 % van de sporters met THL op en bestaan uit wazig zien, dubbelzien, concentratieproblemen, balansinstabiliteit en hoofdpijn uitgelokt door visuele prikkels of inspanning zoals lezen. De nadruk van de behandeling ligt hier op het integreren van visuele, vestibulaire en somatosensore systemen met een behandelprogramma door een fysiotherapeut.

Tabel 7.3 Stappenplan voor sporthervatting

niveau	activiteit	opmerking
1	rust gedurende 24–48 uur	geen bedrust
2	lichte fysieke inspanning (zonder polsverhoging)	wandelen, stationair fietsen
3	sportactiviteiten zonder hoofdimpact	intervaltraining
4	non-contact sporttraining	conditietraining
5	sporten met contact	
6	volledig hervatten sport, inclusief wedstrijden	

Nek(pijn)klachten worden vaker gezien na een hyperextensieletsel van de cervicale wervelkolom. Dit is het geval bij ongeveer 30 % van de sporters, waarbij (tendomyogene) cervicogene hoofdpijn aanwezig kan zijn die toeneemt bij activiteiten. Hierbij is het aangewezen de nek te stabiliseren. Er zijn klachten van vermoeidheid, een vol gevoel in het hoofd en duizeligheid, vooral bij houdingsveranderingen. Bij de behandeling ligt de nadruk op verbetering van de nekmobiliteit en vermindering van pijn en spierspanning. Deze behandeling kan ook effect hebben op aanwezige cervicogene hoofdpijn.

Er kan overlap aanwezig zijn van bovenstaande symptomen. Wanneer symptomen langdurig aanwezig zijn passend bij een postcommotioneel syndroom, is naast psycho-educatie vaak een multidisciplinaire revalidatiebehandeling noodzakelijk, al dan niet met cognitieve gedragstherapie of andere vormen van psychologische begeleiding (zie ook ▶ H. 3 en 11).

Verder lezen

King NS. 'Mild traumatic brain injury' and 'sport-related concussion': different languages and mixed messages? Brain Inj. 2019;33(12):1556–63.

Manley G, Gardner AJ, Schneider KJ, Guskiewicz KM, Bailes J, Cantu RC, et al. A systematic review of potential long-term effects of sport-related concussion. Br J Sports Med. 2017;51(12):969–77.

McCrory P, Meeuwisse W, Dvořák J, Aubry M, Bailes J, Broglio S, et al. Consensus statement on concussion in sport-the 5th international conference on concussion in sport held in Berlin, October 2016. Br J Sports Med. 2017;51(11):838–47.

Literatuur

Brooks BL, Mannix R, Maxwell B, Zafonte R, Berkner PD, Iverson GL. Multiple past concussions in high school football players: are there differences in cognitive functioning and symptom reporting? Am J Sports Med. 2016;44(12):3243–51.

Cancelliere C, Hincapié CA, Keightley M, Godbolt AK, Côté P, Kristman VL, et al. Systematic review of prognosis and return to play after sport concussion: results of the International Collaboration on Mild Traumatic Brain Injury Prognosis. Arch Phys Med Rehabil. 2014;95(3 Suppl):S210–29.

Casson IR, Viano DC, Powell JW, Pellman EJ. Repeat concussions in the national football league. Sports Health. 2011;3(1):11–24.

Chamard E, Lichtenstein JD. A systematic review of neuroimaging findings in children and adolescents with sports-related concussion. Brain Inj. 2018;32(7):816–31.

Churchill NW, Hutchison MG, Di Battista AP, Graham SJ, Schweizer TA. Structural, functional, and metabolic brain markers differentiate collision versus contact and non-contact athletes. Front Neurol. 2017;22(8):390.

Collins MW, Kontos AP, Okonkwo DO, Almquist J, Bailes J, Barisa M, et al. Statements of agreement from the targeted evaluation and active management (TEAM) approaches to treating concussion meeting held in Pittsburgh, October 15–16, 2015. Neurosurgery. 2016;79(6):912–29.

Covassin T, Stearne D, Elbin R. Concussion history and postconcussion neurocognitive performance and symptoms in collegiate athletes. J Athl Train. 2008;43(2):119–24.

Crisco JJ, Fiore R, Beckwith JG, Chu JJ, Brolinson PG, Duma S, McAllister TW et al. Frequency and location of head impact exposures in individual collegiate football players. J Athl Train. 2010;45(6):549–59.

Di Battista AP, Rhind SG, Baker AJ, Jetly R, Debad JD, Richards D, et al. An investigation of neuroinjury biomarkers after sport-related concussion: from the subacute phase to clinical recovery. Brain Inj. 2018;32(5):575–82.

Fleminger S, Oliver DL, Lovestone S, Rabe-Hesketh S, Giora A. Head injury as a risk factor for Alzheimer's disease: the evidence 10 years on; a partial replication. J Neurol Neurosurg Psychiatry. 2003;74(7):857–62.

Hänni S, Vedung F, Tegner Y, Marklund N, Johansson J. Soccer-related concussions among Swedish elite soccer players: a descriptive study of 1,030 players. Front Neurol. 2020;23(11):510800.

Hunter LE, Branch CA, Lipton ML. The neurobiological effects of repetitive head impacts in collision sports. Neurobiol Dis. 2019;123:122–6.

Iverson GL, Gardner AJ, Terry DP, Ponsford JL, Sills AK, Broshek DK, Solomon GS. Predictors of clinical recovery from concussion: a systematic review. Br J Sports Med. 2017;51(12):941–8.

Koerte IK, Ertl-Wagner B, Reiser M, Zafonte R, Shenton ME. White matter integrity in the brains of professional soccer players without a symptomatic concussion. JAMA. 2012 Nov 14;308(18):1859–61.

Kontos AP, Braithwaite R, Chrisman SPD, McAllister-Deitrick J, Symington L, Reeves VL, et al. Systematic review and meta-analysis of the effects of football heading. Br J Sports Med. 2017;51(15):1118–24.

Lehman EJ, Hein MJ, Baron SL, Gersic CM. Neurodegenerative causes of death among retired National Football League players. Neurology. 2012 Nov 6;79(19):1970–4.

Lipton ML, Kim N, Zimmerman ME, Kim M, Stewart WF, Branch CA, Lipton RB. Soccer heading is associated with white matter microstructural and cognitive abnormalities. Radiology. 2013;268(3):850–7.

Mackay DF, Russell ER, Stewart K, MacLean JA, Pell JP, Stewart W. Neurodegenerative disease mortality among former professional soccer players. N Engl J Med. 2019 Nov 7;381(19):1801–8.

Makdissi M, Schneider KJ, Feddermann-Demont N, Guskiewicz KM, Hinds S, Leddy JJ, et al. Approach to investigation and treatment of persistent symptoms following sport-related concussion: a systematic review. Br J Sports Med. 2017;51(12):958–68.

McAllister TW, Flashman LA, Maerlender A, Greenwald RM, Beckwith JG, Tosteson TD, et al. Cognitive effects of one season of head impacts in a cohort of collegiate contact sport athletes. Neurology. 2012 May 29;78(22):1777–84.

McCrea M, Broglio SP, McAllister TW, Gill J, Giza CC, Huber DL, et al. Association of blood biomarkers with acute sport-related concussion in collegiate athletes: findings from the NCAA and Department of Defense CARE Consortium. JAMA Netw Open. 2020 Jan 3;3(1):e1919771.

McLendon LA, Kralik SF, Grayson PA, Golomb MR. The controversial second impact syndrome: a review of the literature. Pediatr Neurol. 2016;62:9–17.

Montenigro PH, Alosco ML, Martin BM, Daneshvar DH, Mez J, Chaisson CE, et al. Cumulative head impact exposure predicts later-life depression, apathy, executive dysfunction, and cognitive impairment in former high school and college football players. J Neurotrauma. 2017 Jan 15;34(2):328–40.

O'Connell B, Kelly ÁM, Mockler D, Orešič M, Denvir K, Farrell G et al. Use of blood biomarkers in the assessment of sports-related concussion-a systematic review in the context of their biological significance. Clin J Sport Med. 2018;28(6):561–71.

Premkumar A, Farley KX, Anastasio AT, Lee SW, Mirza F, Gottschalk MB, et al. Video assessment of the frequency and evaluations of head collision events during the 2018 world cup tournament. JAMA Neurol. 2019 Feb 1;76(2):232–4.

Pupillo E, Poloni M, Bianchi E, Giussani G, Logroscino G, Zoccolella S, et al. Trauma and amyotrophic lateral sclerosis: a european population-based case-control study from the EURALS consortium. Amyotroph Lateral Scler Frontotemporal Degener. 2018;19(1–2):118–25.

Shahim P, Tegner Y, Marklund N, Blennow K, Zetterberg H. Neurofilament light and tau as blood biomarkers for sports-related concussion. Neurology. 2018 May 15;90(20):e1780–8.

Slobounov SM, Zhang K, Pennell D, Ray W, Johnson B, Sebastianelli W. Functional abnormalities in normally appearing athletes following mild traumatic brain injury: a functional MRI study. Exp Brain Res. 2010;202(2):341–54.

Spiotta AM, Bartsch AJ, Benzel EC. Heading in soccer: dangerous play? Neurosurgery. 2012;70(1):1–11.

Stamm JM, Bourlas AP, Baugh CM, Fritts NG, Daneshvar DH, Martin BM, et al. Age of first exposure to football and later-life cognitive impairment in former NFL players. Neurology. 2015 Mar 17;84(11):1114–20.

Talavage TM, Nauman EA, Breedlove EL, Yoruk U, Dye AE, Morigaki KE, et al. Functionally-detected cognitive impairment in high school football players without clinically-diagnosed concussion. J Neurotrauma. 2014 Feb 15;31(4):327–38.

Tarnutzer AA, Straumann D, Brugger P, Feddermann-Demont N. Persistent effects of playing football and associated (subconcussive) head trauma on brain structure and function: a systematic review of the literature. Br J Sports Med. 2017;51(22):1592–604.

Withnall C, Shewchenko N, Gittens R, Dvorak J. Biomechanical investigation of head impacts in football. Br J Sports Med. 2005 Aug;39 Suppl 1(Suppl 1):i49–57.

Wu YC, Harezlak J, Elsaid NMH, Lin Z, Wen Q, Mustafi SM, et al. Longitudinal white-matter abnormalities in sports-related concussion: a diffusion MRI study. Neurology. 2020 Aug 18;95(7):e781–92.

Zhu DC, Covassin T, Nogle S, Doyle S, Russell D, Pearson RL, et al. A potential biomarker in sports-related concussion: brain functional connectivity alteration of the default-mode network measured with longitudinal resting-state fMRI over thirty days. J Neurotrauma. 2015 Mar 1;32(5):327–41.

Kinderen met traumatisch hoofd-/hersenletsel

M. Hunfeld en Z. Metting

Samenvatting

Traumatisch hoofd-/hersenletsel (THL) is in ontwikkelde landen de meest voorkomende oorzaak van niet-aangeboren hersenletsel bij kinderen en de belangrijkste doodsoorzaak op de kinderleeftijd. In Nederland lopen per jaar 15.000 kinderen een THL op. Kindermishandeling is een belangrijke oorzaak voor THL bij het jonge kind tot 2 jaar. De opvang van kinderen met THL in het ziekenhuis vindt plaats volgens de principes van de *Advanced Pediatric Life Support* (APLS). De indicaties voor een CT-scan hoofd/hersenen en opname bij licht THL zijn beschreven in een landelijke richtlijn. Kinderen met middelzwaar/ernstig THL worden altijd opgenomen en bij ernstig THL wordt geadviseerd een ICP-meter te plaatsen en de behandeling te richten op het optimaliseren van de cerebrale perfusiedruk. Na licht THL herstelt de meerderheid van de kinderen goed. Bij kinderen met middelzwaar/ernstig THL is de prognose minder gunstig, met restverschijnselen die een grote impact hebben op het leven van het kind en diens omgeving.

- **Leeswijzer**

Dit hoofdstuk behandelt traumatisch hoofd-/hersenletsel (THL) bij kinderen. Hoewel er veel overeenkomsten zijn met THL bij volwassenen, zijn er ook diverse belangrijke verschillen die hier specifiek worden uitgediept: de rol van de schedel, kindermishandeling en de kindercontusie. Er is extra aandacht voor de afwijkende Glasgow Coma Schaal (GCS)-score bij het jonge kind. De behandeling op de intensive care bij kinderen met ernstig THL wijkt af van die bij volwassenen (zie daarvoor ▶ H. 6). De neurochirurgische behandeling wordt ook kort besproken, ▶ H. 5 gaat daar uitgebreider op in.

© Bohn Stafleu van Loghum is een imprint van Springer Media B.V., onderdeel van Springer Nature 2022
J. van der Naalt en B. Jacobs (Red.), *Handboek traumatisch hersenletsel*,
https://doi.org/10.1007/978-90-368-2659-4_8

8.1	Epidemiologie – 127	
8.1.1	Incidentie – 127	
8.1.2	Oorzaken – 128	
8.2	Pathofysiologie – 129	
8.2.1	Schedel – 129	
8.2.2	Toegebracht letsel – 130	
8.2.3	Kindercontusie – 131	
8.3	Diagnostiek in de acute fase – 132	
8.3.1	Glasgow Coma Schaal (GCS)-score – 132	
8.3.2	Kindermishandeling – 132	
8.3.3	Beeldvorming – 133	
8.4	Behandeling – 135	
8.4.1	Opname en behandeling licht en middelzwaar THL – 135	
8.4.2	Opname en behandeling ernstig THL – 135	
8.4.3	Neurochirurgisch ingrijpen – 136	
8.5	Beloop en uitkomst – 137	
8.5.1	Uitkomst licht THL – 137	
8.5.2	Uitkomst middelzwaar en ernstig THL – 138	

Verder lezen – 139

8.1 Epidemiologie

Traumatisch hoofd-/hersenletsel (THL) is in ontwikkelde landen de meest voorkomende oorzaak van niet-aangeboren hersenletsel bij kinderen. Tevens is het de belangrijkste doodsoorzaak op de kinderleeftijd. Het vormt derhalve een groot gezondheids- en socio-economisch probleem.

THL betekent iedere vorm van letsel aan het hoofd, uitgezonderd oppervlakkig letsel in het aangezicht. De definitie van THL is voor kinderen niet anders dan voor volwassenen; hetzelfde geldt voor de classificatie naar ernst van het hersenletsel (◘ tab. 8.1 en ▶ H. 1). Wel zijn er evidente verschillen tussen volwassenen en kinderen met THL in onder andere de epidemiologie, pathofysiologie en de zorgbehoefte. Ten aanzien van de zorg voor THL bij kinderen dient er rekening te worden gehouden met de leeftijdsfase van het kind, de rol van het gezin, schoolhervatting als ook het toekomstperspectief. Dit heeft ertoe geleid dat in opdracht van de Hersenstichting in 2016 een aparte zorgstandaard voor kinderen en jongeren met THL is opgesteld (Hersenstichting Nederland 2016).

8.1.1 Incidentie

In de internationale literatuur is er een sterke variatie wat betreft de incidentiecijfers van THL bij kinderen, variërend van 30–800 per 100.000 kinderen. Deze variatie is mede het gevolg van het gebruik van verschillende definities en inclusiecriteria.

In Nederland is de geschatte incidentie van licht THL voor de leeftijdsgroep van 0–14 jaar 271 per 100.000 kinderen per jaar, van middelzwaar 15 per 100.000 en van ernstig THL circa 2 per 100.000. Voor de leeftijdsgroep van 15–24 jaar zijn de geschatte incidentiecijfers 262 per 100.000, 27 per 100.000 en 8 per 100.000 per jaar voor respectievelijk licht, middelzwaar en ernstig THL. Er wordt verder geschat dat jaarlijks 14.000–15.000 kinderen en jongeren in de leeftijd van 0–24 jaar in ziekenhuizen in Nederland de diagnose THL krijgen (De Kloet et al. 2013).

De werkelijke incidentie ligt waarschijnlijk hoger omdat veel kinderen met (licht) THL zich niet presenteren in het ziekenhuis. Van de kinderen en jongeren die zich in het ziekenhuis presenteren, heeft het merendeel (85–90 %) licht THL, 5–10 % middelzwaar en circa 5 % ernstig THL.

◘ Tabel 8.1 Classificatie ernst traumatisch hoofd-/hersenletsel

	GCS-score	duur bewustzijnsverlies	duur PTA
licht THL	13–15	0–30 min.	< 24 uur
middelzwaar THL	9–12	30 min.–24 uur	1–7 dagen
ernstig THL	3–8	> 24 uur	> 7 dagen

THL traumatisch hoofd-/hersenletsel; *GCS* Glasgow Coma Schaal; *PTA* posttraumatische amnesie.

8.1.2 Oorzaken

Bij de jonge kinderen (0-4 jaar) zijn ongevallen in en rond het huis de meest voorkomende oorzaak van THL, door bijvoorbeeld een val van de trap, meubel, fiets of speeltoestel (De Kloet et al. 2013; Hersenstichting Nederland 2016).

Niet-accidenteel of toegebracht THL wordt voornamelijk gezien bij kinderen onder de 2 jaar, waarbij geldt dat hoe jonger het kind des te groter de kans hierop is. Het toegebrachte hoofd-/hersenletsel is zelfs de meest voorkomende oorzaak van overlijden als gevolg van een trauma bij kinderen < 1 jaar en is tevens de meest voorkomende oorzaak van een fataal beloop na kindermishandeling (Duhaime et al. 1998).

Bij kinderen van 4–11 jaar vormen ongevallen tijdens het spelen en sporten de meest frequente oorzaak van THL. Daarnaast komen verkeersongevallen bij de oudere kinderen in deze leeftijdscategorie vaak voor. Verkeersongevallen zijn de belangrijkste oorzaak van het THL in de leeftijdsgroep van 12–24 jaar (zie ▶ box 8.1). Ongeveer de helft van het totale aantal ernstige verkeersslachtoffers bestaat uit fietsers. Bij jongvolwassenen tussen 19–24 jaar zijn fysiek geweld en ongevallen na alcohol- en drugsgebruik ook een belangrijke oorzaak van THL (De Kloet et al. 2013; Hersenstichting Nederland 2016).

> **Box 8.1 Fietshelm**
> Kinderen vormen een risicogroep voor het krijgen van THL na een fietsongeval. Ongeveer driekwart van alle THL's bij fietsers is het gevolg van een eenzijdig ongeval zonder betrokkenheid van gemotoriseerd verkeer; bij jonge kinderen (0–5 jaar) betreft dit zelfs negen op de tien ongevallen, bijvoorbeeld door onervarenheid, slippen, vallen, door een mankement aan de fiets. Van de jongere fietsers (0–17 jaar) die ernstig gewond raken na een botsing heeft 33–56 % een THL; dit is meer dan 60% wanneer een ander motorvoertuig betrokken is.
> Het preventieve effect van de fietshelm is aangetoond. Ook is uit de literatuur bekend dat het verplichten van de fietshelm leidt tot toename van het gebruik ervan, in het bijzonder als dit beleid breed in de maatschappij wordt doorgevoerd. Derhalve kan de fietshelm een belangrijke bijdrage leveren aan de bescherming tegen risico's die kinderen lopen op een THL als zij van de fiets vallen en tegen de risico's bij verkeersongelukken.
> In Nederland is er geen wet- of regelgeving opgesteld omtrent het gebruik van de fietshelm, terwijl van alle inwoners van de Europese Unie Nederlanders veruit het meest de fiets als dagelijks vervoermiddel (31 %) gebruiken. In meerdere landen in Europa is het dragen van een fietshelm wel bij de wet verplicht, met verschillende sancties en restricties, namelijk in: Finland, Spanje, Tsjechië, Kroatië, Slowakije, Frankrijk, Slovenië, IJsland, Zweden en Oostenrijk. Buiten Europa is het dragen van een fietshelm verplicht in Australië, Nieuw-Zeeland, Japan, Zuid-Korea, 20 staten van de Verenigde Staten en in een aantal provincies in Canada. Ook in deze landen gaat het meestal om een verplichting voor kinderen en jongeren.

8.2 Pathofysiologie

THL kan worden onderscheiden in primaire en secundaire schade. Net als bij volwassenen ontstaat bij kinderen primaire schade als gevolg van de directe impact van het trauma en kan bestaan uit onder meer schedelfracturen, contusiehaarden, epi- en subdurale bloedingen (◘ fig. 8.1) en traumatisch, al dan niet diffuus, axonaal letsel (◘ fig. 8.2).

Binnen uren tot dagen na het ongeval kan zich secundaire cerebrale schade manifesteren, als gevolg van zowel systemische als intracraniële factoren. Een cascade van biochemische en metabole processen, zoals de productie van excitatoire neurotransmitters en vrije radicalen tezamen met een verstoring van de calciumhomeostase en cerebrale bloedvoorziening, kan uiteindelijk leiden tot secundaire hypoxisch-ischemische cerebrale schade, met als gevolg een verhoogde intracraniële druk (zie ook ▶ H. 1 en 6).

De andere samenstelling van de schedel en andere lichaams- en volumeverhoudingen, en de nog in ontwikkeling zijnde myelinisatie van het centrale zenuwstelsel, dragen ertoe bij dat de pathofysiologische mechanismen die optreden na THL bij kinderen verschillen van die bij volwassenen. Met het naderen van de puberteit nemen deze verschillen steeds meer af.

8.2.1 Schedel

Het hoofd is bij jonge kinderen ten opzichte van het lichaam relatief groot en zwaar. Dit maakt kinderen gevoeliger voor impact op het hoofd wanneer zij vallen. Mede door de nog zwakke nekmusculatuur in combinatie met het zware hoofd zijn zij eveneens kwetsbaarder bij flexie-extensietrauma's.

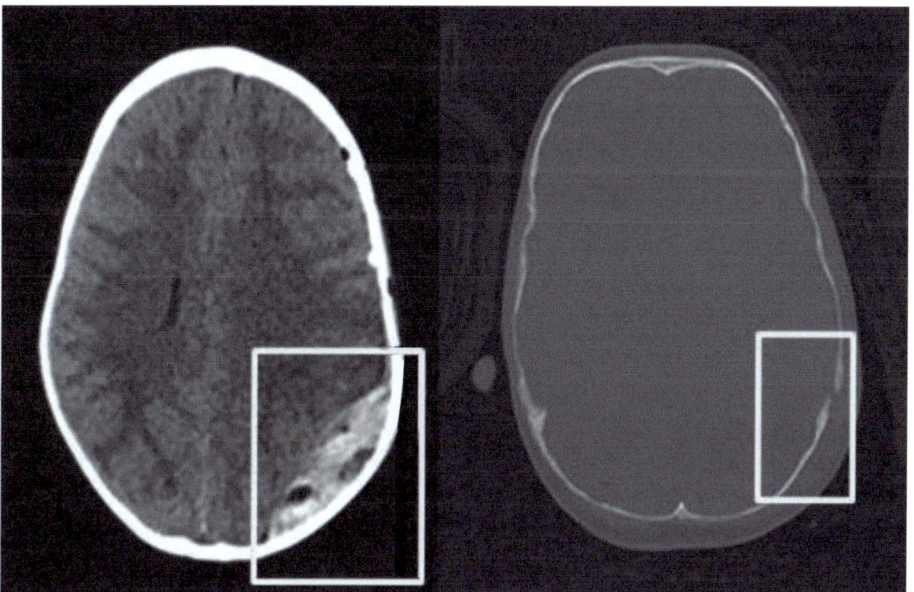

◘ **Figuur 8.1** CT-scan van hoofd/hersenen toont een epidurale bloeding links pariëtaal met ter plaatse een schedelfractuur bij een meisje van 2 jaar na val van een commode. Bij presentatie had zij een GCS-score van E1M1V1, met twee wijde en lichtstijve pupillen. Er werd een spoedcraniotomie verricht met verwijdering van het hematoom, waarna patiëntje goed hersteld is

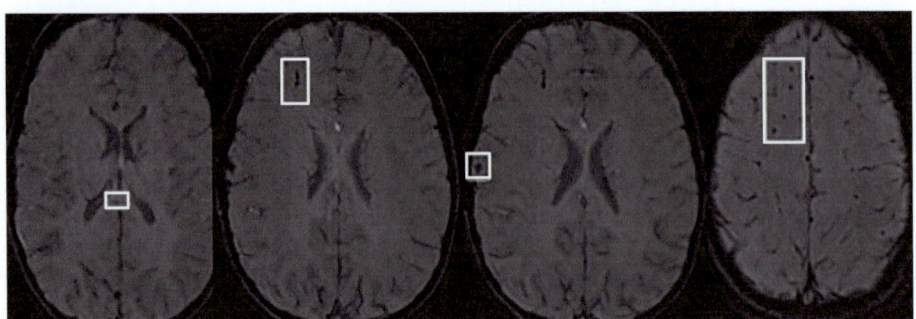

◘ **Figuur 8.2** MRI-scan (Susceptibility Weighted Imaging sequentie) toont diffuse traumatische axonale schade bij een jongen van 7 jaar met klinisch ernstig THL na een fietsongeval

Zeer jonge kinderen hebben nog een open fontanel en schedelnaden. De achterste fontanel sluit rond de leeftijd van twee maanden, de voorste tussen de één en twee jaar. Een open fontanel en schedelnaden geven een buffermogelijkheid in het geval van verhoogde intracraniële druk (zie ook ▶ H. 1 en 6). Bij klinisch onderzoek is dan een gespannen fontanel bij palpatie en een toename van de schedelomvang aanwezig (Figaji 2017).

Bij jonge kinderen is de schedel nog dun. Hierdoor treden gemakkelijker fracturen op, waarbij lineaire fracturen het meest gezien worden op de kinderleeftijd. Bij een open fontanel en schedelnaden ontstaat er tevens gemakkelijker deformatie van de schedel bij externe druk, ook zonder de aanwezigheid van fracturen. Dit verklaart dat er ook zonder aanwezigheid van een complexe fractuur beduidende cerebrale schade kan zijn na impact op de schedel.

Een ander fenomeen typisch voor de kinderleeftijd is de groeiende schedelfractuur ('growing skull fracture'). Deze zeldzame complicatie na een lineaire schedelfractuur wordt voornamelijk gezien bij kinderen onder de leeftijd van drie jaar. De incidentie wordt geschat op 0,05–1 % van alle schedelfracturen. Een groeiende schedelfractuur kan ontstaan als er naast de fractuur tevens een scheur in de dura mater en lokale hersenschade is ontstaan. Hierbij herniëren weke delen, vooral de meningen, tussen de fractuurranden door. Dit kan leiden tot progressief wijkende fractuurranden, waarbij een leptomeningeale cyste kan ontstaan, die te palperen is als een weke zwelling. De wijkende fractuurranden zijn hierbij ook te palperen (◘ fig. 8.3). Neurochirurgische behandeling is dan aangewezen.

8.2.2 Toegebracht letsel

Op de zuigelingenleeftijd ontstaat toegebracht THL door geforceerde flexie-extensie bewegingen van het hoofd. Door het relatief grotere hoofd en de zwakke nekmusculatuur is juist het jonge kind hier kwetsbaar voor. De subdurale hematomen en retinabloedingen die hierdoor optreden zijn kenmerkende verschijnselen. Subdurale hematomen worden vooral gezien langs de convexiteit, maar ze kunnen ook tussen beide hemisferen en in de fossa posterior aanwezig zijn (Duhaime et al. 1998). Van alle kinderen met een subduraal hematoom zonder duidelijk voorafgaand evident dan wel hoogenergetisch hoofdtrauma blijkt dit bij 60–80 % het gevolg te zijn van kindermishandeling. Door de

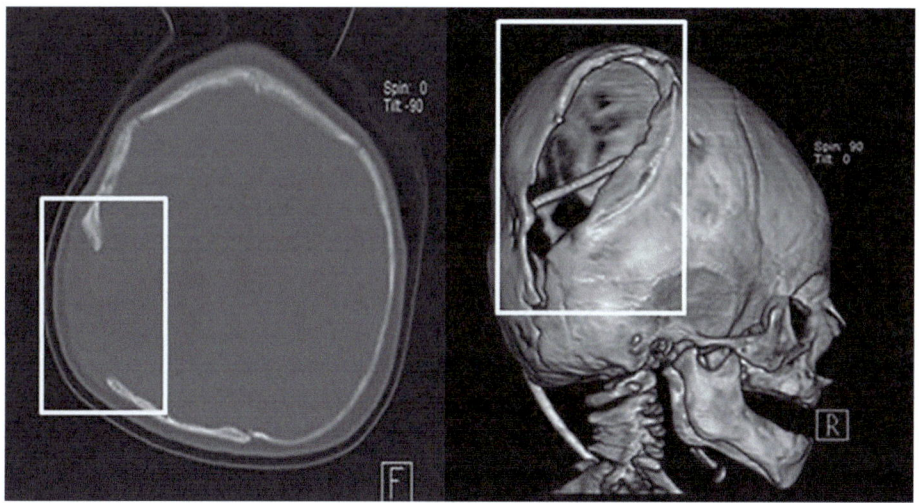

■ **Figuur 8.3** CT-scan schedel en een 3D-reconstructie tonen een *growing skull fracture* parieto-occipitaal rechts bij een zuigeling van zes maanden, enkele maanden na een ernstig THL

angulaire acceleratie- en deceleratiebewegingen, al dan niet in combinatie met een direct impacttrauma van het hoofd, ontstaat er een voor-achterwaartse beweging en rotatiebeweging van de hersenen binnen de schedel, waarbij er door tractie aan de ankervenen subdurale bloedingen kunnen ontstaan. Dit kan tevens leiden tot diffuse traumatische axonale schade door tractie aan de axonen. Naast deze directe letsels ontstaat er ook vaak secundaire schade door hypoxie, ischemie en cytotoxisch oedeem. Over de precieze onderliggende neuropathologische mechanismen bestaat discussie. Het heeft – mede om die reden – de voorkeur om de term '*shaken baby*-syndroom' niet meer te gebruiken.

Andere tekenen van toegebracht letsel bij de zuigeling zijn posterieure ribfracturen of fracturen van de lange pijnbeenderen. Deze ontstaan doordat het kind bij schudden krachtig rondom de thorax of aan de extremiteiten wordt vastgehouden. Uitwendige verschijnselen kunnen ook ontbreken. Indien er blauwe plekken worden gezien bij kinderen onder de leeftijd van zes maanden dient de arts beducht te zijn op toegebracht letsel, aangezien deze normaliter zeer zeldzaam zijn op deze leeftijd (Van Berkensteijn 2018).

8.2.3 Kindercontusie

Bij de kindercontusie, in het Engels ook wel 'delayed cerebral oedema' of 'juvenile head trauma syndrome' genoemd, ontstaat er na een interval van minuten tot uren na het hoofdtrauma een neurologische achteruitgang. De incidentie varieert in de literatuur van 2,5 tot 13 % bij de kinderen met THL. Het treedt met name op bij jonge kinderen onder de vijf jaar, maar ook bij adolescenten is het beschreven. Soms is een triviaal hoofdtrauma al voldoende om dit beeld te induceren. Het klinische beeld varieert van secundaire verslechtering met hoofdpijn, epileptische aanvallen, (focale) neurologische uitval en bewustzijnsdaling tot zelfs overlijden door fatale zwelling met cerebrale inklemming. Een dergelijke fatale afloop is echter zeer zeldzaam. In de meeste gevallen houdt deze secundaire achteruitgang hooguit enkele uren aan.

De CT-scan van hoofd/hersenen is meestal volstrekt normaal, maar fatale casus met fulminant cerebraal oedeem zijn eveneens beschreven. Het is niet precies bekend waardoor specifiek jongere kinderen zo veel gevoeliger zijn voor het ontwikkelen van cerebrale zwelling na ogenschijnlijk licht THL. Er wordt wel een vergelijking gemaakt met de bij migraine optredende 'cortical spreading depression' en genetisch bepaalde disfunctie van neuronale calciumkanalen. Het hoofdtrauma kan neuronale celmembraandepolarisaties induceren, met als gevolg massale influx van ionen en zwelling van de hersencellen. Hierbij komen excitatoire neurotransmitters vrij die dit proces verder versterken.

De meest bekende genetische afwijking die in relatie wordt gebracht met het ontstaan van een kindercontusie, is die van mutaties in het *CACNA1A*-gen, dat ook aanwezig is bij patiënten met een hemiplegische migraine, met een calciumkanalopathie als gevolg (Pikstra et al. 2017).

8.3 Diagnostiek in de acute fase

De eerste opvang van kinderen en jongeren met THL in het ziekenhuis dient plaats te vinden volgens de principes van de *Advanced Pediatric Life Support* (APLS)/*European Pediatric Life Support* (EPLS) en de landelijke richtlijn 'Licht traumatisch hoofd-/hersenletsel' van de Nederlandse Vereniging voor Neurologie (NVN 2010/2017). Nadat de vitale respiratoire en hemodynamische functies veilig zijn gesteld, dient oriënterend neurologisch onderzoek te worden uitgevoerd. Dit bestaat uit het bepalen van de Glasgow Coma Schaal (GCS)-score, het beoordelen van de pupillen (grootte en lichtreacties), en het vaststellen van eventuele asymmetrie in de motoriek van armen en benen (zie ook ▶ par. 2.1, ATLS).

8.3.1 Glasgow Coma Schaal (GCS)-score

Net als bij volwassenen wordt de klinische ernst van het THL bij het kind vastgesteld met behulp van de GCS-score, die de mate van bewustzijn weergeeft. Bij kinderen onder de leeftijd van vier jaar is een aangepaste 'GCS voor kinderen' beschikbaar, die rekening houdt met de taalontwikkeling en de motorische ontwikkeling (◘ tab. 8.2).

8.3.2 Kindermishandeling

Bij kinderen, met name onder de twee jaar, moet er altijd specifiek aandacht zijn voor de mogelijkheid van kindermishandeling als oorzaak van het THL. Voor het in kaart brengen van de mogelijkheid van kindermishandeling wordt er op iedere spoedeisende hulp in Nederland het SPUTOVAMO-formulier, of varianten hiervan, gehanteerd. Ten aanzien van letselduiding kan overlegd worden met forensisch-medisch experts voor kinderen. Bij een vermoeden van kindermishandeling is het voor alle professionals die werkzaam zijn binnen de spoedeisende medische zorg, verplicht te handelen volgens de Meldcode (vanuit de *Wet verplichte meldcode huiselijk geweld en kindermishandeling*). *Veilig Thuis* dient in alle gevallen, ook bij twijfel, benaderd te worden voor advies (NVK 2016).

◘ **Tabel 8.2** Glasgow Coma Schaal (GCS)-score voor kinderen < 4 jaar versus kinderen ≥ 4 jaar en volwassenen

kind ≥ 4 jaar en volwassenen			kind < 4 jaar
E = (actief) openen van de ogen			
E	4	spontaan	spontaan
	3	op aanspreken	op aanspreken
	2	op (pijn)prikkel	op (pijn)prikkel
	1	geen reactie	geen reactie
M = beste motorische reactie/bewegingsreactie (aan de armen)			
M	6	voert verbale opdracht uit	spontaan of voert verbale opdracht uit
	5	lokaliseert (pijn)prikkel	lokaliseert (pijn)prikkel
	4	trekt terug op (pijn)prikkel	trekt terug bij (pijn)prikkel
	3	abnormaal buigen op (pijn-)prikkel	abnormaal buigen op (pijn)prikkel
	2	abnormaal strekken op (pijn-)prikkel	abnormaal strekken op (pijn)prikkel
	1	geen reactie	geen reactie
V = beste verbale reactie			
V	5	georiënteerd	alert, brabbelen, kirren, gebruikelijke woordjes
	4	gedesoriënteerd	woordjes minder dan gebruikelijk, spontaan geprikkeld huilen
	3	onsamenhangende woorden	huilt alleen op (pijn)prikkel
	2	onverstaanbare geluiden	kreunt op (pijn)prikkel
	1	geen reactie	geen reactie
15 = maximale score			

8.3.3 Beeldvorming

Een CT-scan is de beeldvormende techniek van eerste keus bij de acute opvang van traumapatiënten. Het is een betrouwbare techniek om traumatische, met name hemorragische, intracraniële en ossale afwijkingen aan te tonen. Daarnaast is de CT snel beschikbaar op iedere spoedeisende hulp (SEH)-afdeling en is de scanduur relatief kort.

Wel brengt de stralingsbelasting (röntgenstraling) van een CT-scan van hoofd/hersenen enig risico op de lange termijn met zich mee en leidt bij kinderen tot een verhoogd risico op het ontwikkelen van een hersentumor en cognitieve problematiek op latere leeftijd. In een recent multicenter onderzoek in Nederland werd de verhoogde kans op een cerebrale maligniteit als gevolg van het verrichten van een CT-scan bij kinderen bevestigd, hoewel het berekende risico minder groot was dan in eerdere studies (Meulepas et al. 2019). Eén standaard CT-scan van hoofd/hersenen zou in de tien jaren daarna leiden tot één extra patiënt met een hersentumor per 10.000 gemaakte CT-scans, wat in Nederland zou neerkomen op één extra patiënt met een hersentumor per jaar. Hoewel het risico dus beperkt is, blijft het advies om kritisch te zijn ten aanzien van het verrichten van CT-scans bij kinderen. Kinderen onder de leeftijd van zes jaar worden dan ook vaker opgenomen ter observatie, zonder het eerst verrichten van een CT-scan.

Wanneer er toch een indicatie bestaat voor een CT-scan, dan dient de stralingsbelasting zo laag mogelijk gehouden te worden volgens het ALARA-principe ('As Low As Reasonably Achievable'). De indicaties voor een CT-scan bij kinderen na licht THL zijn beschreven in de landelijke richtlijn 'Licht traumatisch hoofd-/hersenletsel' van de Nederlandse Vereniging voor Neurologie (zie ▶ box 8.2; NVN 2010/2017). De voornaamste reden om een CT-scan te maken is het uitsluiten van intracraniële complicaties waarvoor neurochirurgisch ingrijpen nodig zou kunnen zijn. Gezien de ernst van het letsel bij middelzwaar of ernstig THL zal mogelijk eerder een CT-scan gemaakt worden.

In de (sub)acute fase zal een MRI-scan van de hersenen om verschillende redenen niet snel gemaakt worden. Niettemin kan dit zinvol zijn bij bijvoorbeeld verdenking op (ernstig) diffuse traumatische axonale schade en/of toegebracht letsel (zie hiervoor ook ▶ par. 9.4 en ◘ tab. 9.1).

Box 8.2 Criteria voor het verrichten van een CT-scan hoofd/hersenen bij kinderen

A. Voor kinderen van 6 jaar en ouder met licht THL kunnen dezelfde criteria voor het verrichten van een CT-scan van hoofd/hersenen worden aangehouden als voor volwassenen (zie ▶ H. 2).

B. Bij kinderen van 2 tot en met 5 jaar met licht THL is een CT-scan in principe altijd geïndiceerd bij aanwezigheid van minimaal één van de volgende criteria:

– GCS-score van < 15;
– klinische aanwijzingen voor een schedel(basis)fractuur;
– posttraumatisch insult;
– afwijkend gedrag;
– braken;
– focale neurologische afwijkingen;
– vermoeden van de aanwezigheid van intracranieel letsel na een lokaal 'high impact'-letsel van het hoofd.

Bij kinderen van 2 tot en met 5 jaar met licht THL is een CT-scan of *opname ter observatie* geïndiceerd wanneer bovenstaande symptomen afwezig zijn, maar wanneer wel sprake is van:

– doorgemaakt bewustzijnsverlies;
– val van meer dan 1 meter of ander ernstig traumamechanisme;
– hoofdpijn.

Bij een combinatie van meerdere van deze factoren of bij ernstige symptomen verdient een CT hoofd/hersenen de voorkeur.

C. Voor de CT-scan-criteria bij kinderen tot 2 jaar met licht THL wordt verwezen naar de landelijke richtlijn '▶ Licht traumatisch hoofd-/hersenletsel' van de Nederlandse Vereniging voor Neurologie (NVN 2010/2017). Hier kunnen ook eventueel actuele aanpassingen van de richtlijn worden nagezocht.

8.4 Behandeling

8.4.1 Opname en behandeling licht en middelzwaar THL

Kinderen met licht LTH (initiële GCS-score 13–15) kunnen meestal vanaf de SEH naar huis ontslagen worden. Redenen om een kind op te nemen ter observatie zijn onder andere:
- afwijkingen op de CT-scan;
- focale afwijkingen bij neurologisch onderzoek;
- aanwijzingen voor een kindercontusie bij kinderen jonger dan zes jaar;
- GCS-score lager dan 15;
- twijfel over traumamechanisme (zoals mishandeling);
- kinderen jonger dan twee jaar indien het ongeluk minder dan zes uur geleden is.

Kinderen jonger dan zes jaar die vanaf de SEH naar huis ontslagen worden, krijgen een wekadvies – ook bij een eventuele normale CT-scan – vanwege de kans op een kindercontusie (NVN 2010/2017).

Kinderen met middelzwaar THL (GCS-score 9–12) worden altijd opgenomen op de kinderafdeling en in enkele gevallen op de *intensive care (IC)* voor kinderen. Bij zowel licht als middelzwaar THL worden tijdens opname de vitale parameters nauwlettend bewaakt, naast neurologische controles van GCS-score en pupillen. Indien bij opname de GCS-score lager is dan 15, vinden de controles elk half uur plaats. Bij een GCS-score van 15 (en een afwijkende CT): elk halfuur gedurende de eerste twee uur, hierna één keer per uur gedurende vier uur, hierna elke twee uur. Bij licht THL volstaat vaak een opnameduur van 24 uur, bij middelzwaar letsel is meestal een opname van meerdere dagen nodig. De fysiotherapeut, psycholoog en/of kinderrevalidatiearts worden op indicatie in consult gevraagd.

8.4.2 Opname en behandeling ernstig THL

Kinderen met ernstig THL (GCS-score ≤ 8) worden opgenomen op de IC voor kinderen. Het plaatsen van een drukschroef c.q. drukmeter waarmee de intracraniële druk (ENG: *intracranial pressure*, ICP) gemeten wordt, wordt in toenemende mate toegepast. Er is geen specifiek bewijs dat hiermee de functionele uitkomst op langere termijn verbetert, maar het invasief monitoren van de intracraniële druk wordt in internationale richtlijnen niettemin aangeraden om secundaire schade te voorkomen door het verlagen van een verhoogde intracraniële druk en het handhaven van een goede cerebrale perfusiedruk (ENG: *cerebral perfusion pressure*, CPP) (Kochanek et al. 2019a, b). De CPP is te berekenen met behulp van de volgende formule: CPP = MAP (*mean arterial pressure*) – ICP. De optimale CPP is onbekend, maar er wordt aangeraden bij kinderen een waarde boven de 40–50 mmHg na te streven, waarbij er waarschijnlijk leeftijdsspecifieke minimumgrenswaarden zijn, die oplopen naarmate het kind ouder is (Kochanek et al. 2019b). In principe wordt hierbij een ICP bovengrens aangehouden van 20 mmHg. Om de ICP te verlagen en de CPP te optimaliseren zijn verschillende therapieën voorhanden (Kochanek et al. 2019b).

De behandeling van kinderen wijkt af van die van volwassenen (zie hiervoor ► H. 6). De aanbevelingen omtrent de algemene behandelprincipes ongeacht de waarde van ICP of CPP bestaan uit:

- Start sedatie en analgetica, bij voorkeur een combinatie van benzodiazepinen en morfine. Voorkom bij kinderen tot 18 jaar het gebruik van propofol vanwege de kans op het ontstaan van een propofol-infusiesyndroom. Dit kan zich uiten in hartfalen, rhabdomyolyse, metabole acidose en nierfalen met vaak een fatale afloop;
- Voorkom hypoxie en vermijdt hyperventilatie;
- Streef naar normothermie en voorkom/behandel koorts (< 38 C°);
- Houd het hoofd in *midline* en 30 graden elevatie;
- Waarborg voldoende intravasculair volume (normotensie en normovolemie o.b.v. centraal veneuze druk (CVD));
- Voorkom anemie en streef naar een minimum Hb van 4,5 mmol/L;
- Overweeg continue EEG-monitoring ter detectie van non-convulsieve epileptische activiteit en profylactisch anti-epileptica gedurende de eerste zeven dagen na trauma (levetiracetam of fenytoïne zijn hierbij eerste keus) (Herman et al. 2015). Toelichting: bij 14–70 % van kinderen met ernstig THL worden (sub)klinische insulten gerapporteerd. In een recente richtlijn wordt daarom profylactische anti-epileptica geadviseerd (Kochanek et al. 2019a, b).

De behandeling gericht op het handhaven/verlagen van de ICP bestaat stapsgewijs uit:
Eerste niveau ('first tier'):
1. liquordrainage (indien een externe ventrikeldrain geplaatst is);
2. hypertoon zout (bolus of continue infusie);
3. verhogen/aanpassen van sedatie/analgetica;
4. start neuromusculaire blokkade;
5. ophogen dosering hypertoon zout.

Bij falen van voorgaande stappen van het eerste niveau wordt overgegaan naar het tweede therapieniveau. Deze 'second tier' behandeling bij een therapieresistente hoge ICP en/of lage CPP kan bestaan uit:
- neurochirurgisch ingrijpen (evacuatie hematoom of decompressieve craniëctomie);
- start barbiturateninfusie;
- hypothermie (32–34 °C);
- milde hyperventilatie (pCO_2 4–4,5 kPa);
- ophogen dosering hypertoon zout.

Wanneer de ICP en CPP genormaliseerd zijn en gedurende minimaal 24 uur stabiel blijven, kan de drukbehandeling voorzichtig worden afgebouwd, te beginnen met de laatste stap in de behandeling.

8.4.3 Neurochirurgisch ingrijpen

Soms is er bij THL operatief ingrijpen geïndiceerd, bijvoorbeeld wanneer er sprake is van een intracraniële bloeding: subduraal dan wel epiduraal hematoom of eventueel een intraparenchymateuze bloeding (zie hiervoor ook ► H. 5). Dit hangt af van meerdere factoren zoals de leeftijd van het kind, lokalisatie en grootte van het hematoom op de

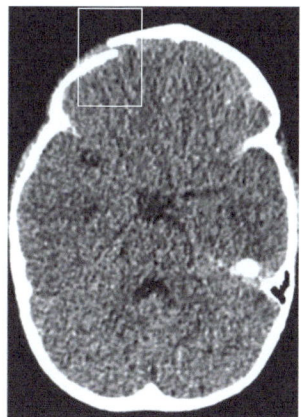

• **Figuur 8.4** CT-scan (low dose) toont een impressiefractuur van meer dan één schedeldikte bij een jongen van drie jaar met een licht THL na een val van de trap

CT-scan, het bewustzijnsniveau en het bestaan van focale afwijkingen bij neurologisch onderzoek zoals een parese. Wanneer er sprake is van een open fractuur met verplaatsing van meer dan één schedeldikte (• fig. 8.4), dan bestaat daarvoor een operatie-indicatie. Afwachtend beleid mag gevoerd worden bij een gesloten schedelfractuur met impressie minder dan 1 cm zonder aanwijzingen voor een liquorlek of duraletsel (Bullock et al. 2006).

8.5 Beloop en uitkomst

THL is een veel voorkomende oorzaak van ontwikkelingsproblemen bij kinderen. De gevolgen van het letsel hangen samen met de leeftijd waarop het letsel is opgelopen en de ernst van het letsel. Vooral jonge kinderen, onder de leeftijd van drie jaar in het bijzonder, zijn na het trauma extra kwetsbaar voor een stagneren of zelfs een terugval in hun ontwikkeling.

8.5.1 Uitkomst licht THL

Wat betreft herstel en uitkomst na licht THL bij kinderen zijn er tegenstrijdige resultaten in de literatuur terug te vinden. In de eerste dagen tot weken na het trauma kan er sprake zijn van posttraumatische klachten zoals geheugen- en concentratieproblemen, vermoeidheid, hoofdpijn en verhoogde prikkelbaarheid. Bij volwassenen verbeteren deze acute symptomen vaak in de eerste dagen tot weken na het ongeval (zie ▶ H. 3), bij kinderen is dat minder duidelijk. Er wordt beschreven dat ongeveer 20 % van de kinderen en adolescenten een langduriger beloop (langer dan zes maanden) laat zien aangaande dit herstel.

Wat betreft de prognose op lange termijn kan worden gesteld dat de meerderheid van de kinderen goed herstelt na een licht THL (Anderson et al. 2012; Catroppa 2016). Er zijn geen of slechts minimale verschillen in IQ, aandacht- en executieve functies, sociale vermogens en gedragsaspecten vergeleken met gezonde kinderen. Geschat wordt dat 10–15 % restklachten heeft op de lange termijn. Kinderen met pre-existente gedragsproblemen en een lager opleidingsniveau hebben een slechtere uitkomst. Kinderen met licht THL en één of meerdere risicofactoren (GCS-score 13 of 14, focale neurologische uitval, persisterend braken, posttraumatisch insult, progressieve hoofdpijn of een abnormale CT-scan) hebben eveneens een verhoogd risico op neurocognitieve beperkingen en gedragsproblemen. Deze gegevens benadrukken het belang om ook kinderen met licht THL, en zeker die met risicofactoren, goed te vervolgen en alert te zijn op de aanwezigheid van cognitieve en gedragsmatige beperkingen (Königs et al. 2015).

8.5.2 Uitkomst middelzwaar en ernstig THL

Middelzwaar en ernstig THL zijn sterk geassocieerd met een verhoogde morbiditeit en mortaliteit. De geschatte mortaliteit bij ernstig THL op de kinderleeftijd is 20 % en meer dan 50 % van de overlevenden heeft een ongunstige uitkomst zes maanden na het trauma (Coronado et al. 2011). Kinderen worden vaak vanuit het ziekenhuis overgeplaatst naar een revalidatiecentrum voor klinische revalidatie. Bij voldoende herstel in het ziekenhuis volgt er een poliklinisch revalidatietraject. Wanneer er sprake is van een aanhoudend laagbewuste toestand (zie hiervoor ook ▶ H. 10) volgt er vanuit het ziekenhuis overplaatsing naar revalidatiecentrum Leijpark te Tilburg voor Vroege Intensieve Neurorevalidatie (VIN). Het Leijpark is op dit moment het enige centrum in Nederland waar VIN toegepast wordt. Indien hier volledig herstel van het bewustzijn optreedt, dan komt een kind meestal in aanmerking voor verdere revalidatie. Onderzoek toont aanwijzingen dat VIN bij patiënten jonger dan 25 jaar effectief zou kunnen zijn. Ongeveer 60 % van de met VIN behandelde kinderen herstelt tot volledig bewustzijn, tegenover 30 % wanneer geen VIN wordt toegepast (Eilander et al. 2005).

Nog afgezien van de mogelijkheden die de omgeving biedt om het herstel te optimaliseren, dragen verschillende factoren bij aan de ernst van restverschijnselen, zoals het traumamechanisme, de ernst en locatie van het hersenletsel, het optreden van secundaire schade en de ontwikkelingsfase van het kind ten tijde van het trauma (Lax Pericall en Taylor 2014). Vrijwel altijd is er in meerdere of mindere mate sprake van achteruitgang van de motorische vaardigheden, de intelligentie, aandacht, geheugen, tempo en executief functioneren (Babikian en Asarnow 2009). Ook blijken gedragsveranderingen veel voor te komen, variërend van ongeremdheid tot initiatiefloosheid. Emotionele en psychiatrische problemen treden meestal op vanaf een jaar na het trauma (Li en Liu 2012; NVK 2017). Met name bij jonge kinderen kunnen de gevolgen pas later tot uiting komen omdat zij pas later in het leven een beroep doen op bepaalde cognitieve vaardigheden zoals planning en organisatie ('growing into deficit').

Dit alles heeft niet alleen een grote invloed op het kind zelf (zoals verandering van school of opleiding en hiermee het toekomstperspectief, verandering van vriendschappen en relaties), maar ook op de ouders en andere kinderen binnen het gezin (de rol van en relatie tussen ouders verandert, problemen in de werksituatie van de ouders, stress binnen het gezin, problemen in de omgang van broers/zussen met het aangedane kind). Een goede (neuro)psychologische begeleiding is dan ook onmisbaar, evenals een gestructureerde langetermijnfollow-up (Hersenstichting Nederland 2016; NVK 2017).

Verder lezen

Richtlijn 'Licht traumatisch hoofd-/hersenletsel', Nederlandse Vereniging voor Neurologie (NVN), 2010/2017, te raadplegen via: ▶ https://richtlijnendatabase.nl/richtlijn/licht_traumatisch_hoofd_hersenletsel_lth/licht_traumatisch_hoofd_hersenletsel_-_startpagina.html.

Richtlijn 'Signalering Kindermishandeling in de Spoedeisende Medische Zorg', 2016, ontwikkeld op initiatief van Nederlandse Vereniging voor Kindergeneeskunde (NVK), te raadplegen via: ▶ https://www.nvk.nl/Kwaliteit/Richtlijnen-overzicht/Details/articleType/ArticleView/articleId/1738/Kindermishandeling-Signalering-in-de-SEH.

Richtlijn 'Follow-up van kinderen na opname op een intensive care', Nederlandse Vereniging voor Kindergeneeskunde (NVK), 2017, te raadplegen via: ▶ https://www.nvk.nl/Kwaliteit/Richtlijnenoverzicht/Details/articleType/ArticleView/articleId/1831.

Richtlijnen geraadpleegd d.d. 06-01-2021.

Zorgstandaard 'Traumatisch Hersenletsel Kinderen & Jongeren', 2016, in opdracht van Hersenstichting Nederland, te raadplegen via: ▶ www.hersenstichting.nl/ ▶ https://www.zorgstandaardnah.nl/Zorgstandaard_THL_Kinderen_Jongeren.

Literatuur

Anderson V, Godfrey G, Rosenfeld JV, et al. Predictors of cognitive function and recovery 10 years after traumatic brain injury in young children. Pediatrics. 2012;129:e254–61.

Babikian T, Asarnow R. Neurocognitive outcomes and recovery after pediatric TBI: meta-analytic review of the literature. Neuropsychology. 2009;23(3):283–96.

Bullock MR, Chesnut R, Ghajar J, et al. Surgical management of traumatic brain injury author group. Surgical management of depressed cranial fractures. Neurosurgery. 2006;58(3, Suppl):S56–60.

Catroppa C, Anderson V, Beauchamp MH, et al. New frontiers in pediatric traumatic brain injury. An evidence base for clinical practice. Londen: Routledge; 2016.

Coronado V, Xu L, Basavaraju S, et al. Surveillance for traumatic brain injury-related deaths – United States, 1997–2007. Morbidity and Mortality Weekly Report: Surveill Summ. 2011;60(5):1–32.

De Kloet AJ, Hilberink SR, Roebroeck ME, et al. Youth with acquired brain injury in the Netherlands: a multi-centre study. Brain Inj. 2013;27:843–9.

Duhaime AC. Nonaccidental head injury in infants – the "shaken-baby syndrome". N Engl J Med. 1998;338:1822–9.

Eilander HJ, Wijnen VJM en Heutink M. Wetenschappelijk eindrapport 'Vroege Intensieve Neurorevalidatie (VIN) van kinderen en jongeren in een vegetatieve of laagbewuste toestand na ernstig hersenletsel'. Tilburg: Revalidatiecentrum Leijpark; 2005.

Figaji AA. Anatomical and physiological differences between children and adults relevant to traumatic brain injury and the implications for clinical assessment and care. Frontiers in Neurology. 2017;8,article 685.

Herman ST, Abend NS, Bleck TP, et al. Critical care continuous EEG task force of the american clinical neurophysiology society. Consensus statement on continuous EEG in critically ill adults and children, part I: indications. J Clin Neurophysiol. 2015;32(2):87–95.

Hersenstichting Nederland. Zorgstandaard 'Traumatisch Hersenletsel Kinderen & Jongeren'; 2016.

Kochanek PM, Tasker RC, Carney N, et al. Management of pediatric severe traumatic brain injury: 2019 Consensus and guidelines-based algorithm for first and second tier therapies. Pediatr Crit Care Med. 2019a;20(3):269–79.

Kochanek PM, Tasker RC, Carney N, et al. Guidelines for the management of pediatric severe traumatic brain injury, Third edition: Update of the brain trauma foundation guidelines. Pediatr Crit Care Med. 2019b;20(3S Suppl 1):S1-S82.

Königs M, Heij HA, Van der Sluijs JA, et al. Pediatric traumatic brain injury and attention deficit. Pediatrics. 2015;136:534–41.

Lax Pericall M, Taylor E. Family function and its relationship to injury severity and psychiatric outcome in children with acquired brain injury: A systematized review. Dev Med Child Neurol. 2014;56(1):19–30.

Li L, Liu J. The effect of pediatric traumatic brain injury on behavioral outcomes: a systematic review. Dev Med Child Neurol. 2012;55(1):37–45.

Meulepas JM, Ronckers CM, Smets AMJB, et al. Radiation exposure from pediatric CT scans and subsequent cancer risk in the Netherlands. J Natl Cancer Inst. 2019;111(3): djy104.

Nederlandse Vereniging voor Kindergeneeskunde (NVK), Richtlijn 'Signalering Kindermishandeling in de Spoedeisende Medische Zorg'; 2016.

Nederlandse Vereniging voor Kindergeneeskunde (NVK), Richtlijn 'Follow-up van kinderen na opname op een intensive care'; 2017.

Nederlandse Vereniging voor Neurologie (NVN), Landelijke richtlijn 'Licht traumatisch hoofd-/hersenletsel'; 2010/2017: ▶ https://richtlijnendatabase.nl/richtlijn/licht_traumatisch_hoofd_hersenletsel_lth/licht_traumatisch_hoofd_hersenletsel_-_startpagina.html.

Pikstra ARA, Metting Z, Fock JM, et al. The juvenile head trauma syndrome – deterioration after mild TBI: diagnosis and clinical presentation at the emergency department. Eur J Paediatr Neurol. 2017;21:344–9.

Van Berkensteijn van FMC. Per ongeluk? Kinderneurologische aspecten van kindermishandeling. Biemond Cursussen Nederlandse Vereniging voor Neurologie; 2018.

Beeldvormend onderzoek

F. J. A. Meijer en A. W. A. van der Eerden

Samenvatting

Beeldvormend onderzoek is van essentieel belang bij de diagnostiek en behandeling van patiënten met traumatisch hoofd-/hersenletsel (THL). Het tijdig signaleren van traumatische afwijkingen aan schedel en hersenen is belangrijk om de uitgebreidheid van het letsel en de juiste behandeling, primair gericht op het voorkomen van secundaire hersenschade, vast/in te stellen. Bij de beoordeling van een CT- of MRI-scan is het dan ook van belang de patronen van (dreigende) hersenschade, en het risico op cerebrale inklemming, te herkennen. In de acute fase is de CT het onderzoek van eerste keus. In de subacute en chronische fase is de MRI van meerwaarde, onder meer door de hogere sensitiviteit voor het aantonen van (diffuse) traumatische axonale schade. Ontwikkeling van de MRI-techniek geeft steeds meer mogelijkheden om traumatisch hersenletsel in kaart te brengen. Een MRI-scan van de hersenen kan bijdragen aan een inschatting van de prognose bij licht, middelzwaar en ernstig THL.

- **Leeswijzer**

Dit hoofdstuk is geheel gewijd aan beeldvormend onderzoek bij traumatisch hoofd-/hersenletsel (THL). Centraal staan CT en MRI van hoofd/hersenen. Ook is er specifiek aandacht voor de diverse vormen van cerebrale inklemming. Logischerwijs kent dit hoofdstuk nauwe relaties met eigenlijk bijna alle hoofdstukken in dit boek, waaronder de hoofdstukken over de acute opvang en eerste behandeling van THL (▶ H. 2), licht THL (▶ H. 3), middelzwaar/ernstig THL (▶ H. 4), THL bij kinderen (▶ H. 8) en de neurochirurgische behandeling van THL (▶ H. 5).

© Bohn Stafleu van Loghum is een imprint van Springer Media B.V., onderdeel van Springer Nature 2022
J. van der Naalt en B. Jacobs (Red.), *Handboek traumatisch hersenletsel*,
https://doi.org/10.1007/978-90-368-2659-4_9

9.1	Keuze van beeldvormende diagnostiek – 143	
9.2	Primaire versus secundaire traumatische schade – 143	
9.3	Acute fase – 145	
9.3.1	Traumatische bloedingen – 145	
9.3.2	Hersenzwelling en inklemming – 148	
9.3.3	Schedel(basis) en aangezicht – 150	
9.3.4	Vasculair letsel – 150	
9.4	Niet-accidenteel traumatisch hoofd-/hersenletsel bij kinderen – 152	
9.5	Subacute en chronische fase – 153	
9.5.1	Traumatische axonale schade – 155	
9.5.2	Beeldvorming bij aanhoudende klachten – 157	
9.5.3	Waarde van MRI ten behoeve van prognose – 158	
9.5.4	Posttraumatische neurodegeneratie – 158	

Verder lezen – 159

9.1 Keuze van beeldvormende diagnostiek

De afwegingen voor het wel of niet verrichten van beeldvormende diagnostiek bij traumatisch hoofd-/hersenletsel (THL) worden in diverse richtlijnen beschreven, zoals besproken in ▶ H. 2 en 8. Hierbij is het van belang rekening te houden met onder andere de leeftijd van de patiënt, de klinisch-neurologische beoordeling en het traumamechanisme. De keuze en interpretatie van beeldvormende diagnostiek is om deze reden een integraal onderdeel van de multidisciplinaire beoordeling van de patiënt.

In dit hoofdstuk wordt een onderscheid gemaakt tussen de acute fase, waar CT het onderzoek van eerste keus is, en de subacute en chronische fase waar de MRI van meerwaarde is. Het voordeel van CT ten opzichte van MRI is de snelle beschikbaarheid, de korte duur van het onderzoek en de hoge nauwkeurigheid voor de detectie van behandelbaar traumatisch letsel (Kubal 2012; Lee en Newberg 2005). Bij THL betekent dit snelle en adequate vaststelling van het traumatische letsel, zoals bloedingen, fracturen en letsel van de bloedvaten. Dit heeft directe consequenties voor de behandeling van en de prognosestelling bij de patiënt. In vergelijking met CT is MRI superieur voor het beoordelen van de mate van microstructurele schade van het hersenparenchym, zoals wordt gezien bij traumatische axonale schade, corticale contusie of ischemie. Ook de basale kernen en de hersenstam zijn op MRI beter beoordeelbaar dan op CT.

Bij verdenking op vasculair letsel kan CT-angiografie (CTA) of MR-angiografie (MRA) worden gebruikt, waarbij de diagnostische waarde van deze technieken vergelijkbaar is. Op groepsniveau zijn met MRI gedetecteerde focale hersenschade en diffuse traumatische axonale schade wel met functionele uitkomst geassocieerd, maar vanwege het ontbreken van acute beleidsconsequenties is MRI in de acute fase niet geïndiceerd (Hughes et al. 2004; Yuh et al. 2013). Bij kinderen is terughoudendheid geboden bij het verrichten van een CT-scan in de acute fase in verband met stralingsbelasting (zie ▶ H. 8). Eventueel, kan – met name bij verdenking op niet-accidenteel trauma – een aanvullende MRI overwogen worden ter beoordeling op eventuele oudere of op CT-occulte traumatische schade die de klinische verdenking kan ondersteunen (Lee et al. 2008; Orrison et al. 1994).

In de subacute en chronische fase van licht THL is beeldvormende diagnostiek alleen geïndiceerd indien er sprake is van persisterende posttraumatische klachten (zie ▶ H. 3). Indien nadere diagnostiek is geïndiceerd, dan heeft MRI bijna altijd de voorkeur boven CT, gezien de hogere sensitiviteit voor vrijwel alle posttraumatische afwijkingen, de stralingsbelasting en het feit dat CT vrijwel nooit beleidsconsequenties heeft in deze setting.

9.2 Primaire versus secundaire traumatische schade

Vroegtijdige herkenning van traumatische afwijkingen en geassocieerd letsel is van belang om een goede inschatting te maken van de uitgebreidheid van het letsel en om tijdig de juiste behandeling te kunnen instellen. Wat betreft THL wordt er onderscheid gemaakt tussen primair en secundair letsel (zie ook ▶ H. 1, 6 en 8).

Primaire schade is het directe, niet-vermijdbare gevolg van het trauma zoals bloeding, contusie, traumatische axonale schade of vaatletsel. Primair letsel kan focaal zijn, bijvoorbeeld contusie of bloeding, of meer diffuus zoals diffuse traumatische axonale schade. Dit is onder andere afhankelijk van het traumamechanisme (bijvoorbeeld stomp versus scherp). Secundaire schade betreft letsel dat ontstaat als complicatie van de primaire beschadiging en is potentieel vermijdbaar. De behandeling in de vroege fase heeft als doel secundaire schade te voorkomen of zoveel mogelijk te beperken. Bij de beoordeling van een CT- of MRI-scan is het belangrijk de patronen van primaire en secundaire schade te herkennen.

Bij secundaire schade kan er bijvoorbeeld sprake zijn van compressie van een cerebrale arterie door inklemming of herniatie, zoals de arteria cerebri posterior, die over de rand van het tentorium kan worden gecomprimeerd resulterend in ischemie van de occipitaalkwab, of de arteria cerebri anterior langs de rand van de falx cerebri met ischemie in de frontaalkwab als gevolg (zie hiervoor ook ▶ par. 5.1.2 en 9.3.2). Er kan echter ook sprake zijn van systemische hypoperfusie, bijvoorbeeld bij een multitraumapatiënt in hemodynamische shock, met hypoxische schade van de basale kernen en/of corticale gebieden als gevolg. Een relatief zeldzaam, maar klinisch belangrijke oorzaak van posttraumatische cerebrale ischemie betreft het vetemboliesyndroom, waarbij de hypothese is dat kleine vetpartikels afkomstig uit beenmerg bij een fractuur van het bekken of de lange pijpbeenderen de kleine cerebrale bloedvaten occluderen. Op MRI is dit zichtbaar als multipele kleine T2-hyperintense gebieden met diffusierestrictie, verspreid in de cerebrale witte en grijze stof (◘ fig. 9.1).

Een ander specifiek type van secundaire traumatische cerebrale schade betreft de Duret-bloeding (◘ fig. 9.2) (Parizel et al. 2002). Dit is een bloeding hoog in de hersenstam (mesencephalon/pons), die secundair aan compressie van de hersenstam ontstaat, bijvoorbeeld als gevolg van transtentoriële herniatie, en kent een slechte prognose.

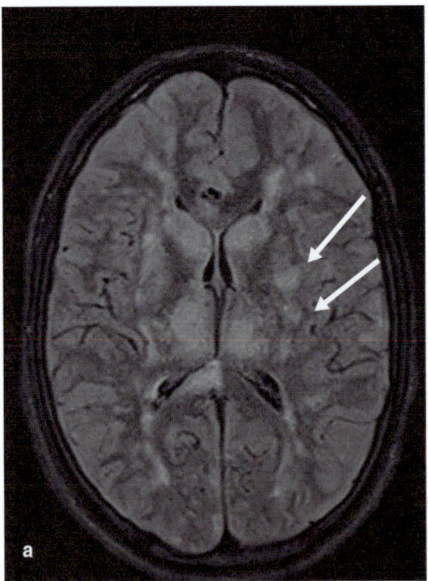 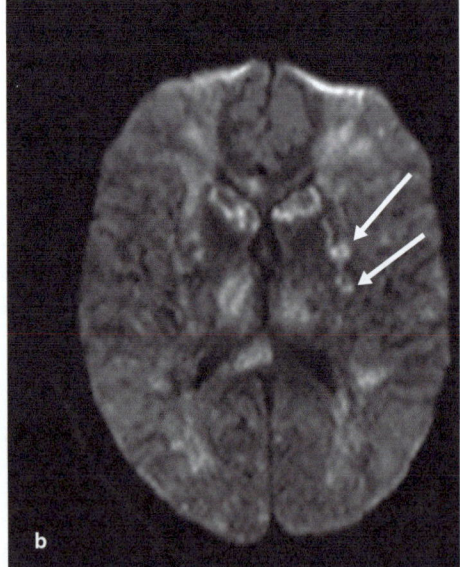

◘ **Figuur 9.1** Vetemboliesyndroom als voorbeeld van secundaire cerebrale schade: (**a**) multiple ischemische gebieden verspreid in de hersenen zichtbaar op MRI FLAIR en (**b**) DWI-sequenties (casus met dank aan dr. S.C.A. Steens)

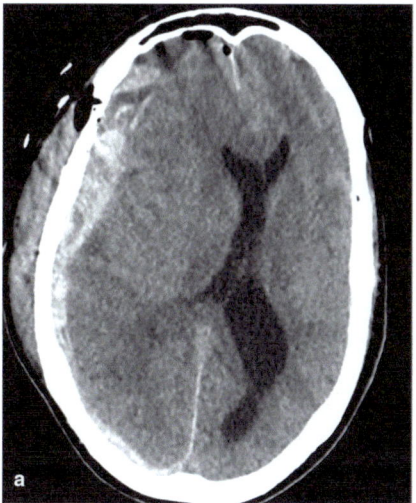 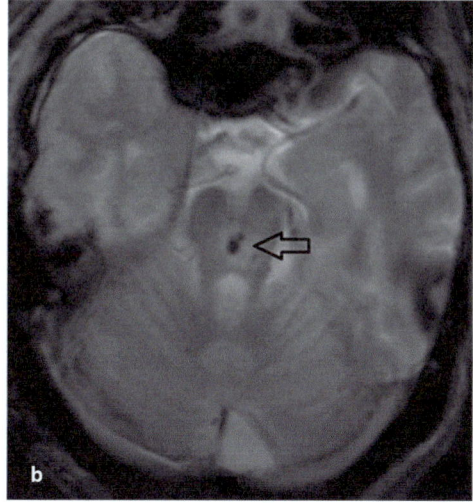

◘ **Figuur 9.2** Duret-bloeding in de hersenstam als voorbeeld van secundaire cerebrale schade. (a) CT-scan bij binnenkomst met een subdurale bloeding en subfalciene herniatie die direct chirurgisch werd ontlast. (b) MRI T2*-sequentie in de subacute fase laat een bloeding zien centraal in het mesencefalon (*pijl*)

9.3 Acute fase

9.3.1 Traumatische bloedingen

Intracraniële bloedingen in het acute stadium zijn typisch hyperdens (wit) op CT, maar niet in alle gevallen. Een snel in omvang toenemende bloeding kan wisselende densiteiten hebben, dat soms wordt aangeduid als het '*swirl sign*'. In zeldzame gevallen is een bloeding in het acute stadium isodens (zelfde densiteit als hersenparenchym) of hypodens (donker), wat het gevolg kan zijn van een onderliggende anemie of coagulopathie. Bij de beoordeling van de CT-scan moet het onderzoek zowel in bot- als in cerebrum-*setting* worden beoordeeld. Een dunne schil bloed aan de buitenzijde van het hersenparenchym is soms lastig te onderscheiden van de schedel (beiden zijn hyperdens – wit) en is soms alleen zichtbaar bij het aanpassen van de *window-level*-instelling (aanpassingen in de grijsschaal c.q. helderheid) van het beeld.

Intracraniële bloedingen worden onderverdeeld naar de locatie van de bloeding. ◘ Figuur 9.3 en 9.4 illustreren de verschillende typen extra-axiale bloedingen, dat wil zeggen bloedingen buiten het hersenparenchym. Een epidurale bloeding bevindt zich tussen schedel en de dura mater. Omdat de dura mater verkleefd is met de schedel en wordt begrensd door schedelnaden, is een tussenliggende epidurale bloeding typisch lensvormig (◘ fig. 9.4a) en steekt deze de suturen niet over anders dan een subduraal hematoom. Een epidurale bloeding gaat in 75 % van de gevallen gepaard met een fractuur van de aanliggende schedel en wordt in 75 % van de gevallen veroorzaakt door letsel van een arterie (90 % de arteria meningea media), maar kan ook letsel van een vene als oorzaak hebben. Een veneuze epidurale bloeding bevindt zich typisch langs de rand van het os sphenoidale of infratentorieel.

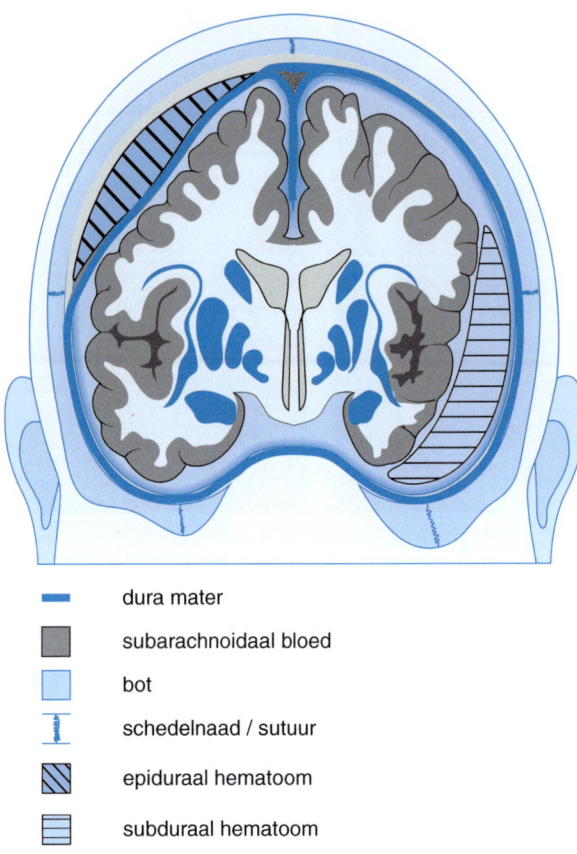

◘ **Figuur 9.3** Verschillende typen extra-axiale bloedingen en hun relatie met anatomische structuren

Een subdurale bloeding bevindt zich in de virtuele ruimte tussen de dura mater en het spinnenwebsvlies of arachnoidea. Omdat deze ruimte slechts door de falx en het tentorium wordt begrensd, verspreidt een subdurale bloeding zich als een schil langs de convexiteit van de cerebrale hemisfeer (◘ fig. 9.4b). Een subdurale bloeding is het gevolg van letsel van de zogenaamde 'overbruggende' (*bridging*) venen, die verlopen vanaf de oppervlakte van het cerebrum naar de dura. Deze beschadiging treedt op bij een hoogenergetisch traumamechanisme met rotatiebeweging van de hersenen ten opzichte van de schedel, maar ook een penetrerend traumamechanisme kan een subdurale bloeding tot gevolg hebben.

Een acute subdurale bloeding heeft veelal een slechtere prognose dan een epidurale bloeding, omdat een subdurale bloeding frequent gepaard gaat met uitgebreider bijkomend traumatisch letsel van de hersenen, zoals corticale contusie of DAI. Terwijl een acute subdurale bloeding typisch hyperdens is op CT, is een subdurale bloeding in het chronisch stadium, dat wil zeggen langer dan drie weken bestaand, isodens of hypodens. Bij de oudere patiënt met nieuwe neurologische klachten kan er sprake zijn van een chronische subdurale bloeding (zie ► par. 5.9). Vanwege cerebrale atrofie op laterale leeftijd zijn de overbruggende venen kwetsbaarder en kan een subdurale bloeding ontstaan na een beperkt hoofdtrauma. Dit type subdurale bloeding heeft een relatief goede prognose, maar het kan noodzakelijk zijn om de bloeding chirurgisch te draineren via een boorgat in de schedel.

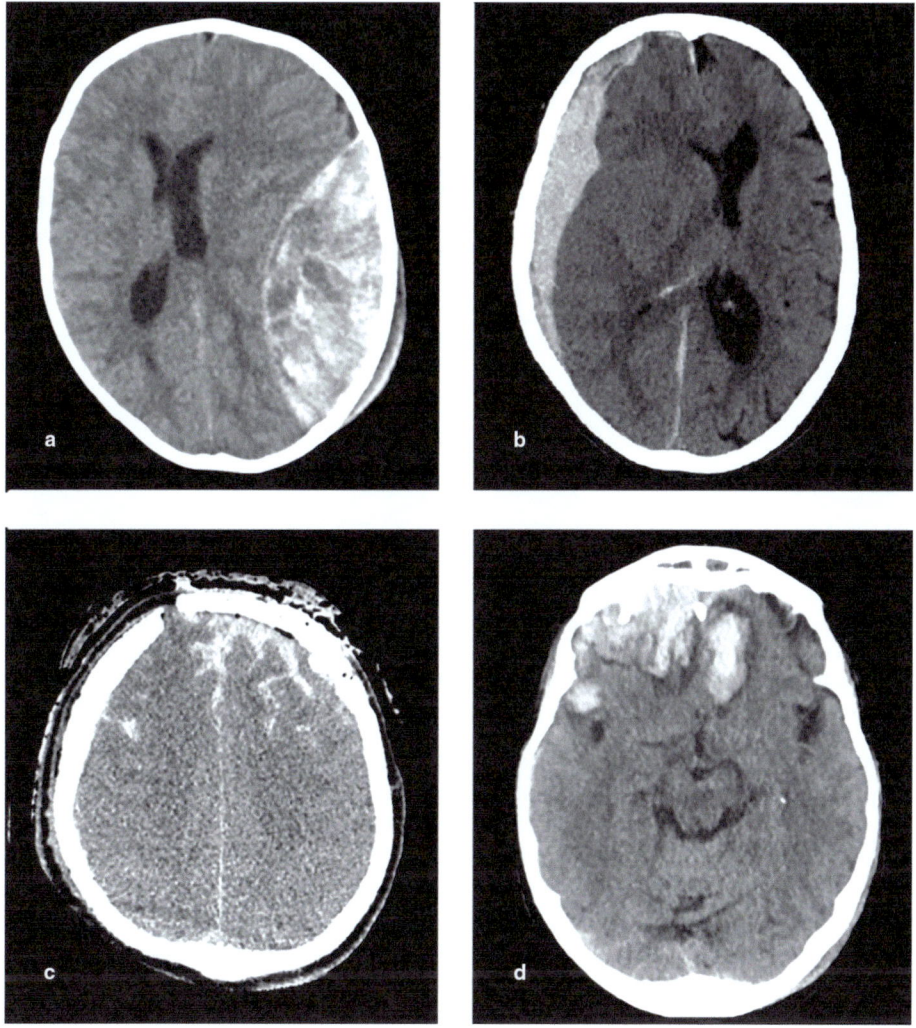

Figuur 9.4 Intracraniële bloedingen (CT-scan): (a) epiduraal hematoom; (b) subduraal hematoom; (c) traumatische subarachnoïdale bloeding; (d) intracerebrale bloeding (hemorragische contusiehaard)

Het kan lastig zijn een isodense subdurale bloeding te herkennen op CT. Aanwijzingen hiervoor zijn verstrijking van sulci en te mediaal gelokaliseerde overgang tussen de hersenschors en witte stof. Een chronisch subduraal hematoom moet niet verward worden met een subduraal hygroom, dat in het (sub)acute stadium na een hoofdtrauma kan worden gezien. Een subduraal hygroom betreft een schil vocht met de densiteit van liquor, en is meest waarschijnlijk het gevolg van een ruptuur van het arachnoïd waarbij de liquor in de subdurale ruimte lekt (fig. 9.5a). Een subduraal hygroom heeft geen klinische consequentie en resorbeert spontaan.

Een traumatische subarachnoidale bloeding verspreidt zich met het hersenvocht in de subarachnoïdale ruimte, met uitbreiding in de sulci en in de cisternen, maar kan zich vanuit hier ook naar de intraventriculaire ruimte verspreiden. Traumatisch subarachnoïdaal bloed bevindt zich typisch langs de convexiteit van de cerebrale hemisferen (fig. 9.4c), in de

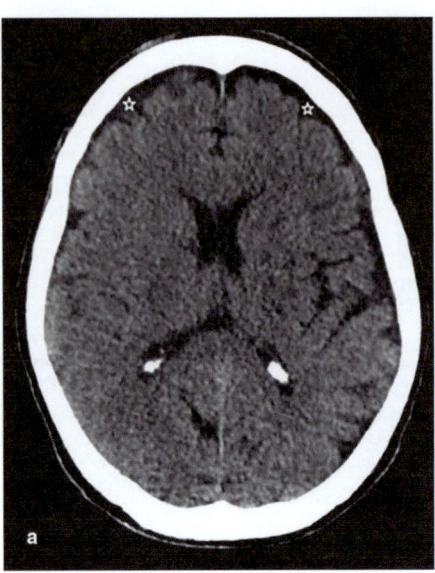 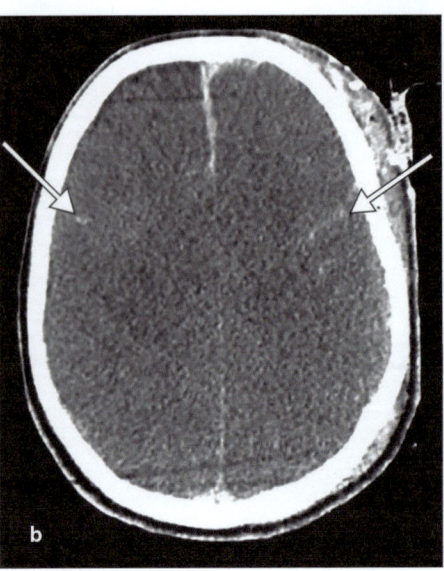

◘ **Figuur 9.5** Posttraumatisch afwijkend kaliber van de perifere liquorruimten. (**a**) Subduraal hygroom langs de frontaalkwab beiderzijds (*asterisk*). (**b**) Diffuse cerebrale zwelling met verstrijking van de sulci, niet herkenbare perifere liquorruimten, en verlies van differentiatie tussen de witte en de grijze stofstructuren. Ook is enig traumatisch subarachnoïdaal bloed in de sulci zichtbaar (pijlen).

regio van de impact van het trauma (coupletsel) of juist de tegenovergestelde zijde (contrecoupletsel). Indien er uitgebreid subarachnoïdaal bloed in de basale cisternen wordt gezien, moet er rekening gehouden worden met de mogelijkheid van een primair aneurysmatische subarachnoïdale bloeding. In dat geval kan worden besloten tot het vervaardigen van een CTA om te beoordelen of er sprake is van een onderliggend aneurysma.

Een intraparenchymateuze bloeding of contusie(haard) bevindt zich in het hersenparenchym. Deze bevinden zich typisch in de oppervlakkige corticale-subcorticale regio's langs de schedel (◘ fig. 9.4d), met name de delen die grenzen aan de schedelbasis (frontobasaal, anterieur temporaalkwab), maar ook in gebieden grenzend aan de falx cerebri of het tentorium. Hemorragische contusies en omgevend oedeem nemen veelal in de eerste dagen na het trauma in omvang fors toe, waardoor de patiënt achteruit kan gaan en er hernieuwde beeldvormende diagnostiek moet worden verricht. Indien er sprake is van kleine bloedingen in dieperliggende hersenstructuren, dan kan er sprake zijn van traumatische axonale schade, hetgeen meestal beter beoordeelbaar is op een MRI-scan (zie ook ▶ par. 9.5.1).

9.3.2 Hersenzwelling en inklemming

Alle hiervoor besproken traumatische letsels nemen in meerdere of mindere mate ruimte in en geven massawerking op de aanliggende structuren, zoals liquorruimten, bloedvaten en de hersenen. Omdat het volume van het intracraniële compartiment constant is, zal er in eerste instantie een compensatie optreden door verplaatsing van het hersenvocht (zie ▶ par. 6.2). Bij verdere toename van de ruimte-innemende werking van

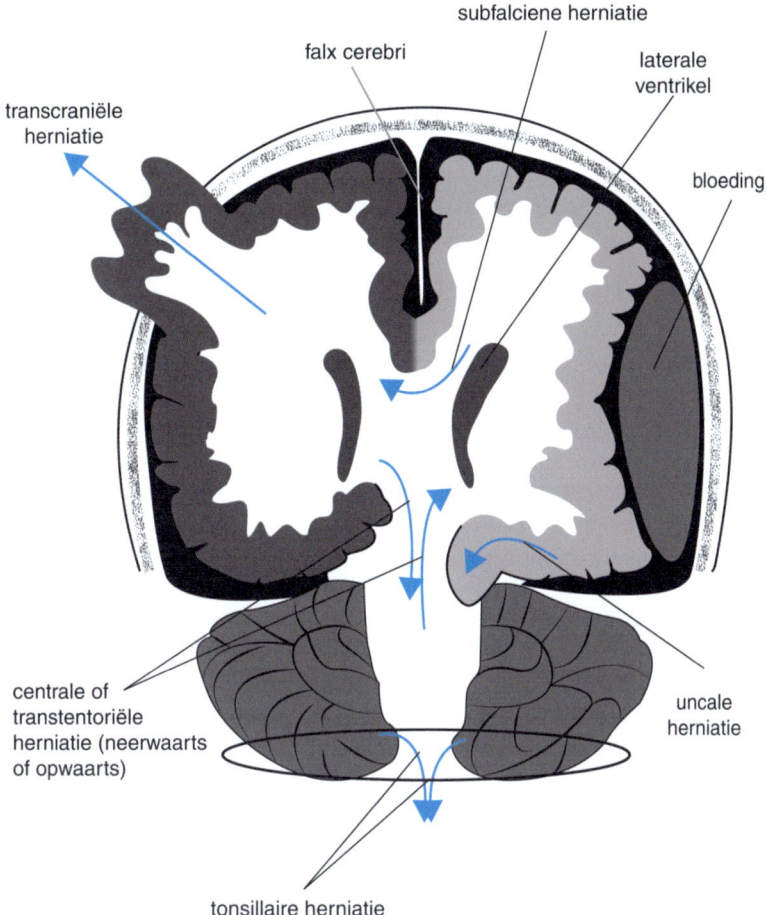

Figuur 9.6 Coronale doorsnede met verschillende typen inklemming (herniatie) van het hersenparenchym

bloeding en/of oedeem worden hersendelen verdrukt, wat kan resulteren in verschillende manieren van inklemming, ook wel herniatie genoemd (fig. 9.6); voor de klinische presentatie zie ▶ par. 5.1.2.

Bij subfalciene herniatie wordt (een deel van) de supratentoriële hemisfeer onder de falx cerebri gedrukt. Bij transtentoriële ofwel centrale herniatie wordt hersenweefsel door de hiatus tentorii gedrukt (zie fig. 9.2). Dit kan zowel opwaarts als neerwaarts zijn. Bij het verdrukken van de temporaalkwab kan de mediale temporaalkwab langs de rand van het tentorium worden gedrukt, hetgeen uncale herniatie wordt genoemd. Er is sprake van foraminale herniatie als de cerebellaire tonsillen en de hersenstam door het achterhoofdsgat worden gedrukt, bijvoorbeeld als gevolg van een bloeding in de achterste schedelgroeve. Wanneer er hersenweefsel door een schedeldefect hernieert, bijvoorbeeld bij een schedelfractuur of trepanatiedefect, wordt dit transcraniële herniatie genoemd.

Bij het beoordelen van inklemming is het belangrijk om de CT, of MRI, in drie richten te beoordelen: transversaal, coronaal en sagittaal. Hierbij moet rekening worden gehouden met de anatomische positie van belangrijke bloedvaten en hersenzenuwen ten opzichte van hardere structuren, zoals de falx cerebri en het tentorium, waartegen deze gecomprimeerd kunnen worden.

Bij een hoogenergetisch trauma kan er ook sprake zijn van diffuse cerebrale zwelling, dat zich kenmerkt door een verstrijking van de sulci van de hersenen met afgenomen diameter van de liquorruimten en basale cisternen, en in tweede instantie verlies van differentiatie tussen witte en grijze stof (◘ fig. 9.5b). Het gevolg is verhoging van de intracraniële druk, wat kan resulteren in een cerebrale perfusiestoornis met hypoxisch-ischemische schade (secundair letsel).

9.3.3 Schedel(basis) en aangezicht

Schedelbasisfracturen en aangezichtsfracturen zijn op CT beter beoordeelbaar dan op MRI. Ook voor de beoordeling van fracturen geldt dat de CT in drie richtingen moet worden beoordeeld en in de juiste *window-level setting* (bot-*window*). Een fractuur die in het horizontale vlak verloopt kan namelijk worden gemist als alleen de transversale richting wordt beoordeeld. Een fractuur kenmerkt zich door een onderbroken cortex van de tabula externa en/of tabula interna van de schedel. Soms kan het onderscheid met een schedelnaad lastig zijn. In dat geval is het zinvol om te vergelijken met de contralaterale zijde.

Het is belangrijk om de schedelbasis nauwgezet te beoordelen op eventuele fracturen aangezien deze potentieel ernstige gevolgen kunnen hebben, bijvoorbeeld door bijkomend letsel van bloedvaten of scheuring van de hersenvliezen met risico op liquorlekkage en/of port d'entrée voor een infectie, resulterend in een meningitis. Dit laatste geldt met name voor de benige begrenzingen met de neusbijholten en het rotsbeen. Bij een fractuur van het rotsbeen moet altijd worden beoordeeld of er sprake is van een luxatie van de gehoorbeenketen of betrokkenheid van de benige begrenzing van het facialis kanaal (◘ fig. 9.7). Dit kan namelijk hersenzenuwuitval met gehoorverlies of een faciale parese als gevolg hebben (zie ▶ par. 4.3.4).

Ook bij fracturen van het aangezicht is het van belang om de relatie tot de zenuwen nauwkeurig te beoordelen, zoals de relatie tot de nervus infraorbitalis in de orbitabodem, en de relatie tot de nervus opticus in het opticuskanaal en intra-orbitaal (met name indien er sprake is van een intraorbitaal hematoom). Aangezichtsfracturen dienen systematisch beoordeeld en beschreven te worden, aan de hand van gebruikelijke classificatiesystemen zoals de Le Fort-classificatie (Dreizin et al. 2018) (◘ fig. 9.8).

9.3.4 Vasculair letsel

Bij het vermoeden op letsel van de bloedvaten in het hoofd-halsgebied – op basis van de klinische beoordeling, het ongevalsmechanisme of het beeld op de initiële CT-scan – bestaat er een indicatie voor het vervaardigen van een CT-angiografie (CTA) (Malhotra et al. 2018; Sliker 2008). Er kan hierbij worden gedacht aan een patiënt met een ernstige bloeding uit de mond, neus of oren, of aan fracturen met verloop door benige begrenzingen van vaatstructuren in de schedelbasis of de cervicale wervelkolom (NVvR 2019). Met een CTA kan de exacte locatie van vaatletsel worden aangetoond door de detectie van actieve contrastlekkage (◘ fig. 9.9), hetgeen mogelijk directe behandeling vereist. Daarnaast kan er sprake zijn van een traumatische vaatocclusie, dissectie (zie

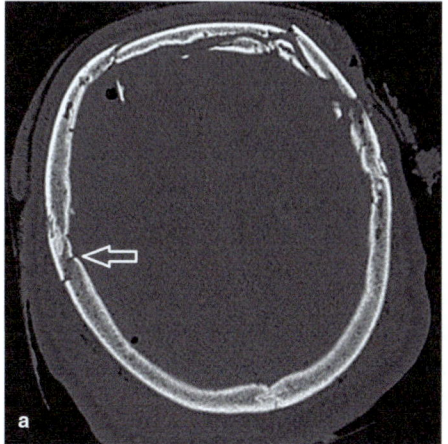 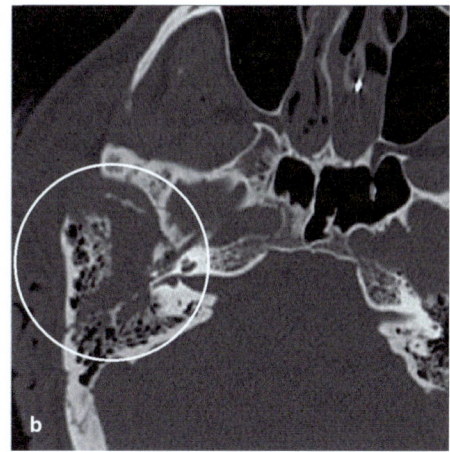

Figuur 9.7 Fracturen. (**a**) Multifragmentaire fractuur van de schedel (os frontale). Daarnaast is er een meer subtiele fractuur van het os pariëtale rechts (*pijl*), net dorsaal van de coronale schedelnaad. (**b**) Uitgebreide fractuur van het rotsbeen rechts (*omcirkeld*)

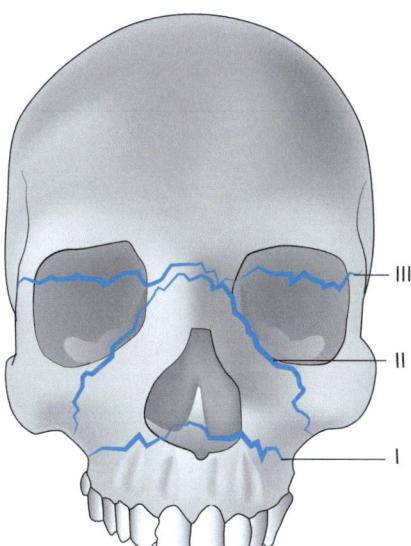

Figuur 9.8 Classificatie van aangezichtsfracturen volgens Le Fort

hiervoor ook ▶ box 4.1) of vaatwandhematoom, met het risico op het ontstaan van een herseninfarct. Ook het ontstaan van een veneuze trombose, bijvoorbeeld bij een schedelfractuur die doorloopt in een durale sinus, kan leiden tot ernstige secundaire schade van de hersenen.

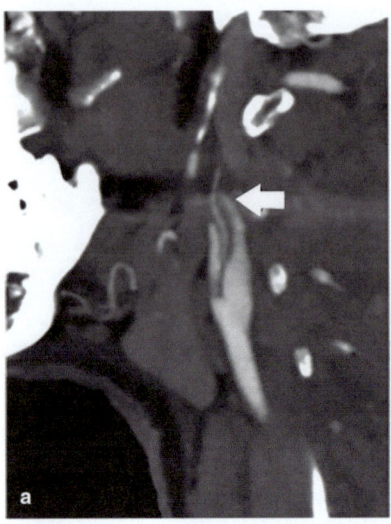
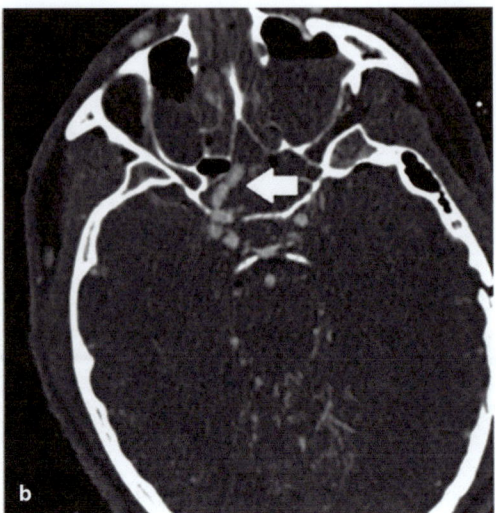
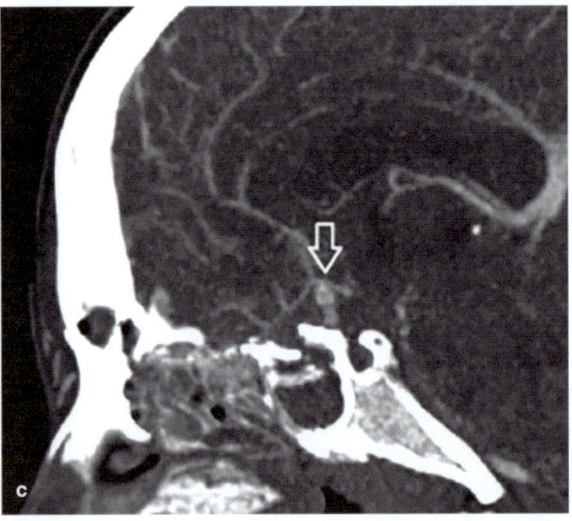

◘ **Figuur 9.9** Traumatisch vaatletsel op CT-angiografie. (**a**) Dissectie van de arteria carotis interna in het cervicale traject (*witte pijl*). (**b**) Transsectie van de arteria carotis interna met actieve bloeding in de neusbijholten (*witte pijl*). (**c**) Traumatisch pseudoaneurysma van de arteria cerebri anterior (*open pijl*)

9.4 Niet-accidenteel traumatisch hoofd-/hersenletsel bij kinderen

Ongevallen met THL bij kinderen komen frequent voor en zijn meestal onschuldig (zie ► H. 8); slechts in een minderheid van de gevallen is beeldvormende diagnostiek geïndiceerd. Het is echter niet altijd eenduidig of er een indicatie is voor nadere diagnostiek bij kinderen met een hoofdtrauma, aangezien de anamnese bij kleine kinderen moeilijk is en omdat het ongevalsmechanisme niet altijd duidelijk is. Bij de pediatrische populatie is het extra belangrijk de stralingsdosis te minimaliseren, uiteraard bij behoud van

Tabel 9.1 T1- en T2-signaalkarakteristieken (MRI) van bloedafbraakproducten van verschillende leeftijden. Deze karakteristieken kunnen worden gebruikt om een bloeding te dateren. (Hb: hemoglobine)

stadium	toestand en locatie van Hb	T1-signaal	T2-signaal
hyperacuut (uren)	intracellulair oxy-Hb	iso/laag	hoog
acuut (0–2 dagen)	intracellulair deoxy-Hb	iso/laag	laag
vroeg subacuut (2 dagen–1 week)	intracellulair met-Hb	hoog	laag
laat subacuut (1 week–maanden)	extracellulair met-Hb	hoog	hoog
chronisch (maanden–jaren)	extracellulair hemosiderine/ferritine	laag	laag

diagnostische kwaliteit van het onderzoek. Hiertoe wordt geadviseerd om bij kinderen een apart scanprotocol met lagere stralingsdosis te gebruiken (zie ook ▶ H. 8). Traumatische hersenletsels bij jonge kinderen (< 2 jaar) kunnen op CT erg subtiel zijn, zeker van ongemyeliniseerde hersenen, en soms kunnen zelfs diffuse afwijkingen van de hersenen, zoals zwelling en oedeem, over het hoofd worden gezien (Suskauer en Huisman 2009). Bij middelzwaar en ernstig THL bij kinderen zal aanvullende beeldvorming middels MRI vaak geïndiceerd zijn.

Daarnaast is het van belang om bij een trauma van een kind altijd de mogelijkheid van mishandeling te overwegen (zie par. 8.3.2). De combinatie van subdurale bloeding(en) op CT en retinale bloedingen bij oogheelkundig onderzoek is bij een baby suggestief voor niet-accidenteel THL (Demaerel et al. 2002). Op basis van de signaalkarakteristieken van bloedafbraakproducten op MRI is het mogelijk een bloeding te dateren en te beoordelen of er wellicht sprake is van bloedingen van verschillende tijdstippen (◘ tab. 9.1). Ook de mate van hersenparenchymschade kan op MRI beter worden beoordeeld dan op CT.

9.5 Subacute en chronische fase

Na de acute fase is er een opvallende variatie in klachten en in functionele uitkomst tussen patiënten die in de acute fase vergelijkbaar waren wat betreft klinische presentatie en afwijkingen op CT. Bij persisterende klachten en achterblijven van functioneel herstel kan MRI informatie geven die niet op een CT-scan zichtbaar is (◘ fig. 9.10). Dit kan helpen om de actuele schade te karakteriseren, de distributie over het brein in kaart te brengen en een inschatting te maken van de prognose op langere termijn (zie ▶ H. 3 en 4).

- MRI-technieken/-sequenties

Waar CT één weefseleigenschap afbeeldt, namelijk densiteit, bestaat een MRI-onderzoek uit een individualiseerbare combinatie van verschillende sequenties die allemaal andere eigenschappen van het weefsel afbeelden. Een deel van de traumatische afwijkingen (zoals contusie, oedeem, subtiel subduraal hematoom of effusie) is op conventionele sequenties zoals T1, T2 en FLAIR goed zichtbaar, en kan hiermee sensitiever

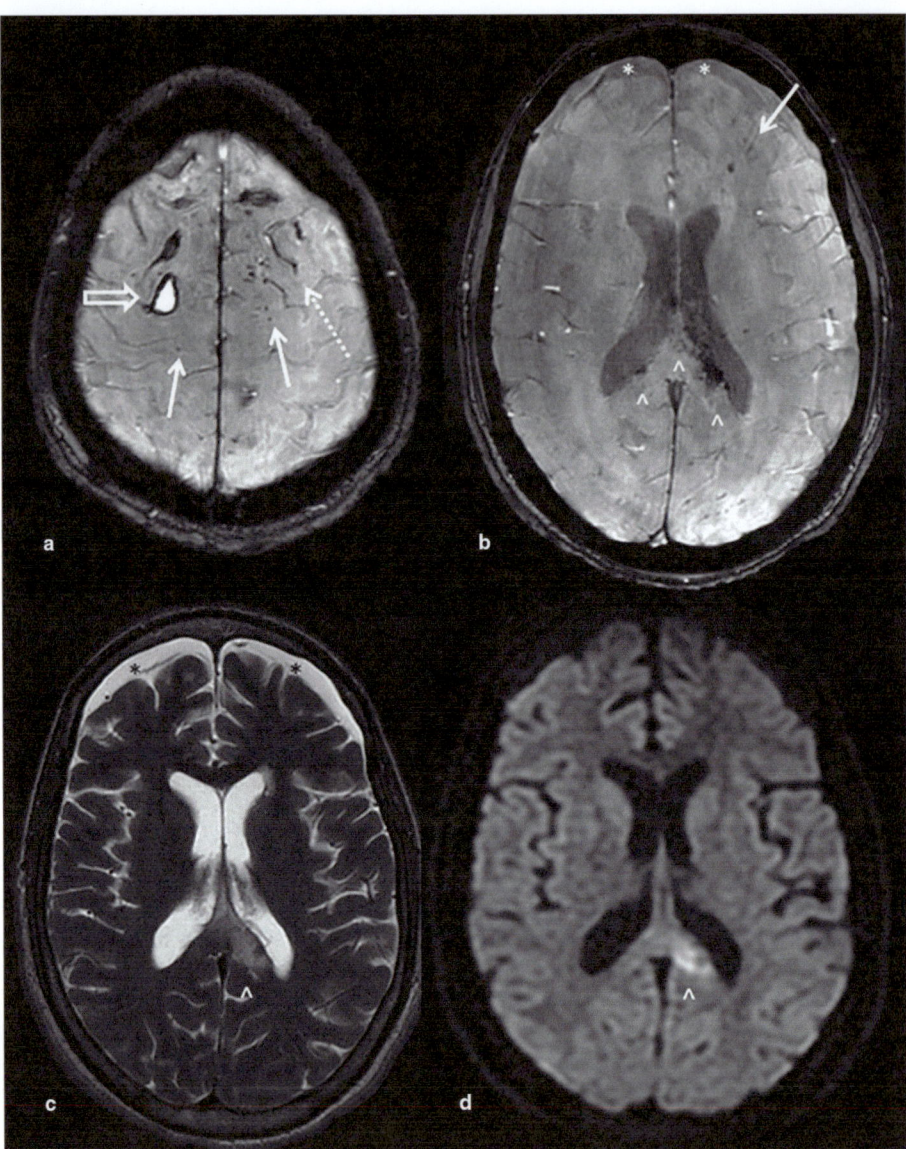

■ **Figuur 9.10** MRI: diffuse traumatische axonale schade en bijkomend traumatisch intracranieel letsel. Klinisch ernstig THL door hoogenergetisch traumamechanisme, initieel beperkte afwijkingen op CT, uiteindelijk slecht functioneel herstel. (**a**) en (**b**) SWI-sequentie. (**c**) T2-gewogen beeld. (**d**) DWI-sequentie. SWI-sequentie toont multipele microbloedingen in de witte stof op de cortico-subcorticale overgang en subcorticaal en in de diepe witte stof (*pijlen*), zonder ter plaatse signaalafwijkingen op overige sequenties. Daarnaast microbloedingen in het splenium en corpus van het corpus callosum met verhoogd T2-signaal en diffusierestrictie (^). Deze bevindingen passen bij diffuse traumatische axonale schade. Daarnaast is er traumatisch subarachnoïdaal bloed (*gestippelde pijl*), een hemorragische contusie (*open pijl*) en subdurale effusies (*asterisk*) (casus met dank aan prof. dr. M. Smits)

in kaart worden gebracht en beter gekarakteriseerd dan met CT. Andere afwijkingen zijn alleen te identificeren met op de specifieke vraagstelling gerichte MRI-technieken, zoals liquorlekkage bij schedelbasisfracturen (hoge resolutie zwaar T2-gewogen sequentie), of met geavanceerde MRI-technieken, zoals microbloedingen (T2*-gradient echo, T2*-GRE of *susceptibility weighted imaging*, SWI), cytotoxisch oedeem (*diffusion weighted imaging*, DWI), integriteit van de witte stof (*diffusion tensor imaging*, DTI), integriteit en eventueel rekrutering van functionele netwerken (fMRI) en metabolisme en celintegriteit (*magnetic resonance spectroscopy*, MRS) (zie ook ▶ H. 7). Met uitzondering van DWI en SWI, of het minder sensitieve alternatief T2*-GRE, worden deze geavanceerde technieken in een klinische setting nog weinig toegepast, en kunnen de meeste ziekenhuizen ze nog niet aanbieden.

9.5.1 Traumatische axonale schade

Bij plotse vertraging of rotatie van het hoofd door een trauma kan microstructurele schade in de hersenen ontstaan, zoals traumatische axonale schade (*traumatic axonal injury*, TAI), hetgeen diffuse (traumatische) axonale schade (*diffuse axonal injury*, DAI) wordt genoemd als het diffuus verspreid is in de hersenen.

Patiënten met ernstige DAI presenteren zich klassiek met een comateus toestandsbeeld dat direct na het hoofdtrauma ontstaat, in de regel zonder verhoogde intracraniële druk en meestal zonder alternatieve verklaring voor het bewustzijnsverlies op de initiële CT-scan (zie ook ▶ box 4.3). Bij middelzwaar en ernstig THL komt DAI vaker voor dan focale letsels; vaak ook is er sprake van een combinatie van beide (Skandsen et al. 2010). Maar ook bij licht THL-patiënten die slechter of trager klinisch herstellen dan op basis van het CT-beeld verwacht mag worden, speelt hemorragische en non-hemorragische traumatische, al dan niet diffuse, axonale schade vaak een rol (De Haan et al. 2017; Haller et al. 2018).

Beeldvorming bij beoordeling van TAI

Directe visualisatie van TAI is technisch uitdagend. Om toch een indruk te krijgen van axonale schade, wordt in de praktijk meestal naar microbloedingen gekeken op T2*-GRE of op SWI. Microbloedingen worden over het algemeen beschouwd als een teken van hemorragische TAI, maar betreffen eigenlijk traumatische vasculaire schade. Ze zijn dan ook niet specifiek voor TAI. Een microbloeding kan bijvoorbeeld ook veroorzaakt zijn door secundaire vasculo-ischemische schade (relatie met hypertensie) of door preexistente pathologie, zoals cerebrale amyloïdangiopathie of status na radiotherapie. Wel komen traumatische vasculaire en axonale schade vaak samen voor en zijn microbloedingen de best toepasbare markers van TAI in de dagelijkse praktijk. Om een indruk te krijgen van non-hemorragische TAI wordt in de praktijk gekeken naar hyperintensiteiten op FLAIR, met of zonder hyperintensiteit op DWI. Deze non-hemorragische afwijkingen kunnen met name in de eerste weken na het trauma gezien worden.

Prestatie van in de praktijk gebruikte technieken voor het afbeelden van TAI

Op een CT-scan is traumatische axonale schade meestal niet zichtbaar. In een studie die CT met MRI vergeleek, werd non-hemorragische axonale schade op CT gezien bij 0 % en hemorragische axonale schade bij 22 % van de patiënten met licht THL. MRI bleek sensitiever: met een 3-Tesla MRI-protocol, bestaande uit T1, FLAIR en T2* gewogen series, werd in dezelfde studie non-hemorragische axonale schade gezien bij 11 % en hemorragische axonale schade bij 47 % van de patiënten (Lee et al. 2008). Het aantal gedetecteerde microbloedingen wordt sterk beïnvloed door technische aspecten, zoals magnetische veldsterkte, de scanparameters en zelfs de positie van het hoofd. SWI toont bij dezelfde patiënt tweemaal zo veel microbloedingen aan als T2*-GRE (De Haan et al. 2017).

Er is nog geen studie verricht naar de relatie tussen bevindingen op MRI en bij obductie na THL, maar bij patiënten met microbloedingen door andere niet-traumatische oorzaken wordt zelfs met SWI slechts circa 50 % van de microbloedingen gedetecteerd (Haller et al. 2018).

Het aspect van TAI op MRI

Traumatische microbloedingen zijn op MRI zichtbaar als multipele bilaterale kleine (korte as < 10 mm) ronde, eivormige, puntvormige of langgerekte T2-hypo-intense letsels in wittestofbanen, soms met diffuus oedeem. Er is geen consensus over de beste definitie van traumatische microbloedingen. In tegenstelling tot niet-traumatische microbloedingen, kunnen traumatische microbloedingen langgerekt zijn, waarbij de lange as > 10 mm kan zijn en het verloop radiair georiënteerd kan zijn. Er zijn aanwijzingen dat langgerekte en radiair georiënteerde microbloedingen een sensitieve en specifieke *marker* zijn van hemorragische TAI (Haller et al. 2018) (◘ fig. 9.11c), terwijl bolvormige microbloedingen aspecifiek zijn (◘ fig. 9.11a). Het merendeel van de traumatische microbloedingen is alleen zichtbaar met sequenties die gericht zijn op het detecteren van bloedproducten, zoals T2*-GRE en SWI. Door axonale zwelling kunnen de letsels diffusierestrictie laten zien, met een hoog signaal op DWI (◘ fig. 9.10d) en donker op ADC.

Niet-hemorragische letsels zijn T2-hyperintens, wat op de FLAIR-beelden duidelijker zichtbaar is dan op gewone T2-gewogen beelden. Vaak zijn ze ook hyperintens op DWI. Sommige non-hemorragische letsels zijn alleen op DWI en niet op T2 of FLAIR zichtbaar (Schaefer et al. 2004). De locatie, vorm, distributie en het beeld op DWI helpen bij het onderscheid met acute micro-infarcten, hoewel er met name in de signaalkarak-

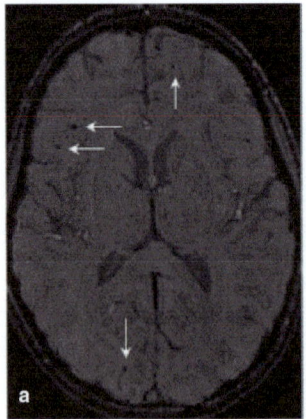
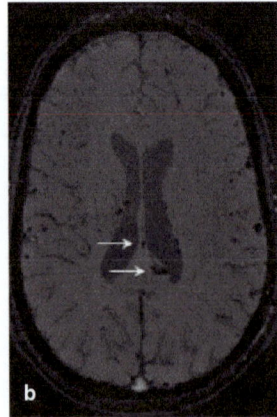
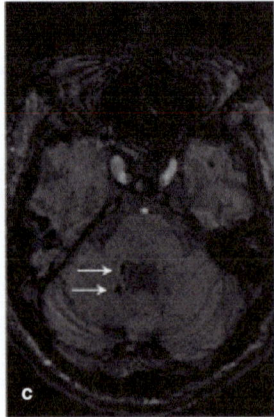

◘ **Figuur 9.11** Diffuse traumatische axonale schade: voorbeelden van SWI-beelden van patiënten met een oplopende Adams-gradering. De pijlen geven de microbloedingen aan die de graad bepalen: in de cerebrale hemisferen (graad I, (**a**)), in het corpus callosum (graad II (**b**)) en in de hersenstam/cerebellaire pedunkels (graad III (**c**))

teristieken belangrijke overlap is. Letsels beperkt tot de cortex duiden vaker op corticale infarcten, terwijl letsel op de cortico-subcorticale overgang en in het corpus callosum duiden op traumatische axonale schade. Toch is in de acute fase het onderscheid niet altijd mogelijk. In een latere fase zijn niet-hemorragische traumatische letsels vaak niet of nauwelijks meer zichtbaar, terwijl ter plaatse van infarctjes weefselverlies en gliose optreedt.

Classificatie van TAI

Hoewel er geen formeel radiologisch classificatiesysteem van TAI bestaat, wordt TAI radiologisch meestal geclassificeerd volgens het anatomisch-centripetale model van traumatisch hersenletsel van Adams, waarbij de graad hoger wordt naarmate de schade zich centraler in het brein bevindt, de Adams-gradering (Adams et al. 1989) (◘ fig. 9.11). De microstructurele schade bevindt zich typisch op de grijs-witte-stofovergang in de cerebrale hemisferen (graad I) – vooral in de parasagittale frontaalkwab, maar ook periventriculair temporaal –, in de capsula interna en externa en in het corpus callosum (graad II) en/of het cerebellum en de hersenstam (graad III).

Geavanceerde MRI-technieken (DTI)

Met DTI wordt de richting (*fractional anisotropy*, FA) en grootte (*mean diffusivity*, MD) van waterdiffusie in de witte stof in kaart gebracht. Een verlaging van de FA en een verhoging van de MD zijn een indicatie van witte stofschade. DTI-tractografie kan onderbreking van witte stofbanen laten zien, maar deze techniek is nog onvoldoende robuust voor routinematige toepassing in de klinische praktijk. DTI kan op groepsniveau een indruk geven van de regionale integriteit van de witte stof, maar doordat de DTI-bevindingen mede door andere factoren bepaald worden, zoals oedeem, ischemie en susceptibiliteitsartefacten door grotere bloedingen, heeft deze techniek vooralsnog weinig waarde bij de prognostiek en beleidsbepaling bij een individuele patiënt.

9.5.2 Beeldvorming bij aanhoudende klachten

Bij patiënten met aanhoudende klachten na THL kan een MRI overwogen worden met ten minste T2-gewogen (T2*-GRE of SWI) en bij voorkeur DWI-sequenties. Circa 30 % van de patiënten met licht THL zonder afwijkingen op CT van de hersenen heeft wel traumatische afwijkingen op MRI (Mittl et al. 1994; Yuh et al. 2013), met name microbloedingen en focale T2-hyperintensiteiten passend bij TAI (zie ook ▶ H. 3). In cohortstudies wordt bij deze patiëntengroep een relatie gevonden tussen functionele uitkomst en bevindingen met geavanceerde MRI zoals fMRI en vooral DTI, en deze methoden zouden in de toekomst mogelijk een rol kunnen spelen bij vroegtijdige indicatiestelling van interventies en/of ter preventie van neurodegeneratie. Nu zijn deze geavanceerde MRI-technieken echter nog niet voldoende robuust om in een klinische setting bij individuele patiënten toe te passen (Asken et al. 2018).

Bij persisterende klachten is het – met name bij patiënten met middelzwaar of ernstig THL of patiënten met een schedelfractuur of ongebruikelijk beloop – belangrijk ook bedacht te zijn op andere, zeldzamere complicaties, zoals het ontstaan van liquorlekkage, intracraniële infectie of trombose. Als daar klinisch aan gedacht wordt, is het belangrijk dat nauwkeurig bij de MRI aanvraag te vermelden, zodat er een gericht scanprotocol gebruikt kan worden. Bij een patiënt met liquorhypotensiesyndroom zal bijvoorbeeld een zwaar T2-gewogen sequentie met hoge spatiële resolutie vervaardigd worden, waarop een kleine liquorlekkage vaak zichtbaar is, terwijl deze niet zichtbaar is op de standaard MRI-sequenties. Bij klinische verdenking op een intracraniële infectie zal vaak gadoliniumhoudend contrastmiddel worden gebruikt, en bij verdenking op intracraniële trombose moet CTV (venografie) of MRV verricht worden.

9.5.3 Waarde van MRI ten behoeve van prognose

Een DAI-patroon op conventionele MRI is zowel bij licht, middelzwaar als ernstig THL geassocieerd met een slechtere functionele uitkomst (Haghbayan et al. 2017; Yuh et al. 2013), met name als $T2^*$-GRE- en/of SWI-sequenties in de definitie van het DAI-patroon worden betrokken (Haghbayan et al. 2017). Bij patiënten met middelzwaar en ernstig THL is de mortaliteit verhoogd bij ten minste één letsel in de hersenstam op conventionele MRI (T1, T2, FLAIR, $T2^*$-GRE sequenties), en de functionele uitkomst op lange termijn slechter bij ten minste één letsel in de pons of het mesencephalon (Haghbayan et al. 2017). De definitie van DAI op conventionele MRI verschilt echter tussen studies, of wordt niet altijd exact genoeg gedefinieerd.

Hoewel meerdere artikelen een correlatie beschrijven tussen geavanceerde MRI-bevindingen (DTI, SWI en fMRI) en functioneel herstel bijvoorbeeld na traumatisch coma (Galanaud et al. 2012), licht THL met posttraumatische klachten (Van der Horn et al. 2017) en licht THL in het algemeen (Palacios et al. 2017), is het nog niet duidelijk of deze correlatie voor een individuele patiënt consequenties heeft voor medische beleidsbeslissingen.

Er zijn meerdere onderzoeken verricht naar de waarde van geavanceerde MRI bij het voorspellen van (lichtere) functionele beperkingen. Deze laten een associatie zien van stoornissen in geheugen, aandacht en verbale functies met microbloedingen gedetecteerd met SWI en met verlaagde FA en verhoogde MD in met name het corpus callosum, de fornix en de fasciculus arcuata. Deze associaties lijken het sterkst te zijn bij DTI in de subacute fase (een week tot drie maanden) (Wallace et al. 2018). Dit betreffen echter overwegend associaties van DTI met neurocognitieve tests op hetzelfde moment, waardoor DTI in de klinische praktijk geen meerwaarde heeft boven het klinische beeld. DTI is nog niet bij individuele patiënten toepasbaar om vroeg na het trauma al de functionele prognose in te kunnen schatten.

9.5.4 Posttraumatische neurodegeneratie

Nog lang na traumatisch hersenletsel kan neurodegeneratie plaatsvinden (zie ▶ H. 13). Dit is onder meer bekend bij patiënten met recidiverend licht THL, zoals bij contactsporters (bijvoorbeeld boksers) (zie ▶ H. 7) en militairen, maar het komt ook voor bij mensen die een enkel middelzwaar of ernstig THL hebben doorgemaakt. Er is een verhoogd risico op het ontstaan van verschillende neurodegeneratieve ziekten, zoals de ziekte van Alzheimer, parkinsonisme inclusief de ziekte van Parkinson, frontotemporale dementie en amyotrofische laterale sclerose (zie ▶ par. 13.3). Daarnaast kunnen patiënten een neurodegeneratieve aandoening ontwikkelen die specifiek aan THL toe te schrijven lijkt te zijn. Bij patiënten met verdenking op deze chronische posttraumatische encefalopathie (CTE) kan met MRI progressief volumeverlies van de cortex en van de witte stof worden gezien. Met DTI, MRS en PET worden in cohortstudies afwijkingen in de witte stof beschreven, maar in de individuele patiëntenzorg zijn deze *advanced* MRI- en PET-scans nog niet geïndiceerd (Wilson et al. 2017) (zie ▶ H. 13).

Verder lezen

▶ https://richtlijnendatabase.nl/richtlijn/initi_le_radiodiagnostiek_bij_traumapati_nten/startpagina_-_initiele_radiodiagnostiek_bij_trauma_patienten.html.
▶ https://richtlijnendatabase.nl/richtlijn/initi_le_radiodiagnostiek_bij_traumapati_nten/cta_halsvaten.html.
Website 'Radiology Assistant' ▶ https://radiologyassistant.nl/neuroradiology/hemorrhage/traumatic-intracranial-haemorrhage.
Website 'Radiopaedia' ▶ https://radiopaedia.org/articles/traumatic-brain-injury.
Richtlijn en websites geraadpleegd d.d. 19-01-2021.

Literatuur

Adams JH, Doyle D, Ford I, et al. Diffuse axonal injury in head injury: definition, diagnosis and grading. Histopathology. 1989;15(1):49–59.
Asken BM, DeKosky ST, Clugston JR, et al. Diffusion tensor imaging (DTI) findings in adult civilian, military, and sport-related mild traumatic brain injury (mTBI): a systematic critical review. Brain Imaging Behav. 2018;12(2):585–612.
De Haan S, De Groot JC, Jacobs B, et al. The association between microhaemorrhages and post-traumatic functional outcome in the chronic phase after mild traumatic brain injury. Neuroradiology. 2017;59(10):963–9.
Demaerel P, Casteels I, Wilms G. Cranial imaging in child abuse. Eur Radiol. 2002;12(4):849–57.
Dreizin D, Nam AJ, Diaconu SC, et al. Multidetector CT of midfacial fractures: Classification systems, principles of reduction, and common complications. Radiographics. 2018;38(1):248–74.
Galanaud D, Perlbarg V, Gupta R, et al. (Neuro imaging for coma emergence and recovery consortium). Assessment of white matter injury and outcome in severe brain trauma: a prospective multicenter cohort. Anesthesiology. 2012;117(6):1300–10.
Haghbayan H, Boutin A, Laflamme M, et al. The prognostic value of MRI in moderate and severe traumatic brain injury: a systematic review and meta-analysis. Crit Care Med. 2017;45(12):e1280–8.
Haller S, Vernooij MW, Kuijer JPA, et al. Cerebral microbleeds: imaging and clinical significance. Radiology. 2018;287(1):11–28.
Hughes DG, Jackson A, Mason DL, et al. Abnormalities on magnetic resonance imaging seen acutely following mild traumatic brain injury: correlation with neuropsychological tests and delayed recovery. Neuroradiology. 2004;46(7):550–8.
Kubal WS. Updated imaging of traumatic brain injury. Radiol Clin North Am. 2012;50(1):15–41.
Lee B, Newberg A. Neuroimaging in traumatic brain injury. NeuroRx. 2005;2(2):372–83.
Lee H, Wintermark M, Gean AD, et al. Focal lesions in acute mild traumatic brain injury and neurocognitive outcome: CT versus 3T MRI. J Neurotrauma. 2008;25(9):1049–56.
Malhotra A, Wu X, Seifert K. Blunt cerebrovascular injuries: advances in screening, imaging, and management trends. AJNR Am J Neuroradiol. 2018;39(9):E103.
Mittl RL, Grossman RI, Hiehle JF, et al. Prevalence of MR evidence of diffuse axonal injury in patients with mild head injury and normal head CT findings. AJNR Am J Neuroradiol. 1994;15(8):1583–9.
Nederlandse Vereniging voor Radiologie (NVvR), Richtlijn 'Initiële radiodiagnostiek bij traumapatiënten', 2019.
Orrison WW, Gentry LR, Stimac GK, et al. Blinded comparison of cranial CT and MR in closed head injury evaluation. AJNR Am J Neuroradiol. 1994;15(2):351–6.
Palacios EM, Yuh EL, Chang Y, et al. Resting-state functional connectivity alterations associated with six-month outcomes in mild traumatic brain injury. J Neurotrauma. 2017;34(8):1546–57.
Parizel PM, Makkat S, Jorens PG, et al. Brainstem hemorrhage in descending transtentorial herniation (Duret hemorrhage). Intensive Care Med. 2002;28(1):85–8.

Schaefer PW, Huisman TA, Sorensen AG, et al. Diffusion-weighted MR imaging in closed head injury: High correlation with initial Glasgow coma scale score and score on modified Rankin scale at discharge. Radiology. 2004;233(1):58–66.

Skandsen T, Kvistad KA, Solheim O, et al. Prevalence and impact of diffuse axonal injury in patients with moderate and severe head injury: a cohort study of early magnetic resonance imaging findings and 1-year outcome. J Neurosurg. 2010;113(3):556–63.

Sliker CW. Blunt cerebrovascular injuries: Imaging with multidetector CT angiography. Radiographics. 2008;28:1689–710.

Suskauer SJ, Huisman TAGM. Neuroimaging in pediatric traumatic brain injury: Current and future predictors of functional outcome. Dev Disabil Res Rev. 2009;15(2):117–23.

Van der Horn HJ, Scheenen ME, De Koning ME, et al. The default mode network as a biomarker of persistent complaints after mild traumatic brain injury: a longitudinal functional magnetic resonance imaging study. J Neurotrauma. 2017;34(23):3262–9.

Wallace EJ, Mathias JL, Ward L. The relationship between diffusion tensor imaging findings and cognitive outcomes following adult traumatic brain injury: a meta-analysis. Neurosci Biobehav Rev. 2018;92:93–103.

Wilson L, Stewart W, Dams-O'Connor K, et al. The chronic and evolving neurological consequences of traumatic brain injury. Lancet Neurol. 2017;16(10):813–25.

Yuh EL, Mukherjee P, Lingsma HF, et al. (TRACK-TBI investigators). Magnetic resonance imaging improves 3-month outcome prediction in mild traumatic brain injury. Ann Neurol. 2013;73(2):224–35.

Langdurige bewustzijnsstoornissen

W. S. van Erp

Samenvatting

Langdurige bewustzijnsstoornissen zijn onlosmakelijk verbonden met medische vooruitgang, en patiënten en families die erdoor worden getroffen verdienen speciale zorg en aandacht. Neurologisch onderzoek is belangrijk om de diagnose te stellen en met behulp van aanvullend diagnostisch onderzoek is het mogelijk meer informatie te verkrijgen over de bewustzijnstoestand van een patiënt zoals een *minimally conscious state* en niet-responsief waaksyndroom. Ondanks de beperkte prognostische zekerheid is het op basis van de juiste diagnose, de gereconstrueerde wens van de patiënt en nauwe interdisciplinaire samenwerking voor deze kwetsbare doelgroep steeds beter mogelijk passende zorg te bieden. Behandeling moet naast het voorkómen van complicaties ook gericht zijn op het bevorderen van reactiviteit van de patiënt. Er zijn nieuwe inzichten wat betreft behandeling zoals vroege intensieve neurorevalidatie. Er spelen diverse ethische en maatschappelijke thema's rond langdurige bewustzijnsstoornissen.

- **Leeswijzer**

In dit hoofdstuk komen de verschillende definities van langdurige bewustzijnsstoornissen zoals *minimally conscious state* en niet-responsief waaksyndroom aan bod. De diagnostiek van verschillende bewustzijnstoestanden evenals de differentiaaldiagnose worden besproken. De langetermijnuitkomst van ernstig THL wordt toegelicht in ▶ H. 4. Aspecten van behandeling op de intensive care worden beschreven in ▶ H. 6 en in ▶ H. 12 komt de revalidatiebehandeling van traumatisch hersenletsel aan de orde.

© Bohn Stafleu van Loghum is een imprint van Springer Media B.V., onderdeel van Springer Nature 2022
J. van der Naalt en B. Jacobs (Red.), *Handboek traumatisch hersenletsel*,
https://doi.org/10.1007/978-90-368-2659-4_10

10.1 Definities – 163

10.2 Het niet-responsief waaksyndroom/de vegetatieve toestand – 163

10.3 De minimaal bewuste toestand – 164

10.4 Differentiële diagnose en onderzoek in de praktijk – 165

10.5 Diagnostisch onderzoek van bewustzijnsstoornissen – 168

10.6 Epidemiologie en prognose – 170

10.7 Behandeling – 170

10.8 Ethische en maatschappelijke aspecten – 171

Verder lezen – 173

10.1 Definities

De toestand van patiënten die na een acuut traumatisch hoofd-/hersenletsel THL geen helder bewustzijn lijken te hebben, wordt in de praktijk met allerlei termen aangeduid, van 'niet aanspreekbaar' tot 'soporeus', van 'subcomateus' tot 'suf'. Om verwarring en misdiagnosen te voorkomen is het belangrijk eenduidige en correcte termen te gebruiken.

Bewustzijn werd in 1890 al gedefinieerd als het 'zelf' en de omgeving (James 1890). Deze respectievelijk interne en externe gewaarwording lijkt op afzonderlijke hersencircuits te berusten, waarbij verschillende delen van de cortex in hoge mate functioneel verbonden zijn met onder meer de thalamus (Demertzi et al. 2013). Alertheid (ook 'arousal' en vigilantie genoemd) is evolutionair gezien een veel basalere functie van het centrale zenuwstelsel, waarvoor met name de hersenstam van belang is. Wanneer een patiënt niet alert is en geen tekenen van bewustzijn vertoont, wordt gesproken van coma: Grieks voor 'onwekbare slaap'. De comateuze patiënt ligt met gesloten ogen in bed en is in de regel afhankelijk van externe ondersteuning bij het in stand houden van zijn of haar vitale functies, bijvoorbeeld door beademingsapparatuur.

Coma is altijd tijdelijk. Als de patiënt de kritieke eerste uren tot dagen na een ernstig THL overleeft, zal het ascenderende reticulaire (ARAS)-systeem in de hersenstam op zeker moment weer actief worden, waarvan voor de buitenwereld het zich spontaan openen van de ogen meestal het eerste objectieve teken is (Laureys et al. 2004). In de literatuur zijn geen casus bekend waarbij dat later dan vier weken na het ontstaan van het hersenletsel plaatsvindt. Op het moment dat de patiënt de ogen spontaan opent, is het coma per definitie voorbij. Herstel van alertheid betekent echter niet automatisch een intact bewustzijn. Wanneer de patiënt wel een gedragsmatig slaap-waakritme heeft, maar geen of slechts minimale tekenen van zelfbesef of besef van de omgeving vertoont, is sprake van een langdurige bewustzijnsstoornis (LBS).

Binnen de langdurige bewustzijnsstoornissen worden twee klinische entiteiten onderscheiden: het niet-responsief waaksyndroom (NWS), vroeger aangeduid als vegetatieve toestand, en de minimaal bewuste toestand (in de Nederlandstalige literatuur en kliniek afgekort als MCS, *minimally conscious state*). Zodra een patiënt in staat is tot functionele communicatie of functioneel gebruik van voorwerpen, is geen sprake meer van een LBS, maar wordt het bewustzijn als intact beschouwd. Uiteraard kan de patiënt dan nog ernstige cognitieve en motorische restverschijnselen hebben die voor functiebeperkingen zorgen.

10.2 Het niet-responsief waaksyndroom/de vegetatieve toestand

In 1972 stelden de Britse neuroloog Brian Jennett en de Amerikaanse neurochirurg Fred Plum de term 'persistent vegetative state' voor als beschrijving van 'the absence of any adaptive response to the external environment, the absence of a functioning mind in a patient who has long periods of wakefulness'. Een dergelijk beeld was tot dan toe onder verschillende namen bekend, waaronder 'coma vigil' en 'apallisch syndroom'. De diagnostische criteria voor de vegetatieve toestand werden uiteindelijk in 1994 als volgt vastgesteld (Multi-Society Taskforce on PVS 1994):
- geen tekenen van bewustzijn van zichzelf of de omgeving en onvermogen contact te maken met anderen;

- geen tekenen van aanhoudende, reproduceerbare, doelgerichte respons op zintuiglijke stimuli;
- geen tekenen van taalbegrip of -expressie;
- voldoende behoud van hypothalame of hersenstamfunctie voor overleving;
- gedragsmatig slaap-waakritme;
- incontinentie voor urine en feces;
- variabel behoud van hersenzenuwreflexen en ruggenmergreflexen.

In 2010 werd de term 'vegetatieve toestand' door de groeiende inzichten in de kenmerken van de betreffende patiëntenpopulatie vervangen door de term 'unresponsive wakefulness syndrome', in het Nederlands vertaald als 'niet-responsief waaksyndroom' (NWS) (Laureys et al. 2010).

10.3 De minimaal bewuste toestand

De toestand van patiënten die minstens één teken van bewustzijn vertonen, zonder dat ze in staat zijn tot functionele communicatie of functioneel gebruik van voorwerpen, wordt 'minimaal bewuste toestand' genoemd (ENG: *minimally conscious state*, MCS). Enkele voorbeelden van minimale tekenen van bewustzijn waarop de diagnose MCS kan worden gebaseerd, zijn de volgende (Giacino et al. 2002):
- het volgen van een visuele stimulus met de ogen (denk hierbij aan een voorwerp, lampje, persoon, naar ook het eigen spiegelbeeld);
- het vasthouden van een voorwerp op een manier die past bij de grootte en vorm ervan;
- doelgericht gedrag, inclusief affectieve uitingen in adequate relatie tot de context;
- het uitvoeren van eenvoudige opdrachten;
- intentionele communicatie (verbaal of middels gebaren).

MCS wordt onderverdeeld in twee categorieën: de toestand waarbij MCS-patiënten bewijs laten zien van taalbegrip wordt gedefinieerd als MCS-plus, en bij MCS-patiënten bij wie bewijs voor taalbegrip ontbreekt als MCS-minus (Bruno et al. 2011).

> **Box 10.1 Nederlands perspectief op LBS**
> In de afgelopen honderdvijftig jaar is de overleving na ernstig THL spectaculair toegenomen (Stein et al. 2010), maar al halverwege de vorige eeuw bleek dat die vooruitgang niet louter positieve gevolgen had. In wetenschappelijke publicaties werden toen de eerste patiënten gepresenteerd die een acuut hersenletsel overleefden, maar geen enkel besef van hun omgeving leken te hebben (French et al. 1952).
> Nederland maakte in de jaren '60 van de vorige eeuw kennis met een vergelijkbaar dramatisch scenario toen de vader van een jonge vrouw, Mia Versluis, de publiciteit zocht nadat zijn dochter tijdens een electieve chirurgische ingreep het bewustzijn blijvend had verloren (Versluis 1970). In de jaren '80 werd in Nederland een verhit maatschappelijk debat gevoerd over de vraag of Ineke Stinissen, een jonge vrouw die na een anesthesiefout tijdens een keizersnede al jaren niet-responsief was, mocht

overlijden. Haar man, Gerard Stinissen, deed op indringende wijze een beroep op de medische stand, die haar in zijn ogen in deze toestand had doen belanden, maar vervolgens de handen niet vuil leek te willen maken (De Bie 1985). Uiteindelijk werd door de rechtbank toegestaan dat de kunstmatige voeding- en vochttoediening bij Ineke werd gestaakt. Zij overleed in 1990.
Datzelfde jaar verscheen een wetenschappelijke publicatie over een vergelijkbare casus; blijkbaar was de zaak-Stinissen geen uitzondering (Lavrijsen et al. 1990).
In de periode daarna publiceerden de Gezondheidsraad en de KNMG hun, vanuit internationaal perspectief ook nu nog vergaande, conclusies ten aanzien van het staken van de levensverlengende behandeling bij mensen met een uitzichtloze bewustzijnsstoornis (Gezondheidsraad 1994; KNMG 1997). (Zie ook ▶ par. 10.8).

10.4 Differentiële diagnose en onderzoek in de praktijk

Een acute verlaging van de responsiviteit, bijvoorbeeld bij een verkeersslachtoffer op straat of een patiënt op de verpleegafdeling die plots onwel wordt, wordt gekwantificeerd met behulp van de Glasgow Coma Schaal (GCS) (zie ▶ H. 1). Voor het bepalen van het bewustzijnsniveau voorbij de acute fase na een nieuw ontstaan hersenletsel is deze schaal echter niet geschikt. Wanneer een patiënt uit coma ontwaakt, ontstaat een geleidelijke verbetering van reactiviteit. Bij LBS is dit patroon van ontwaken verstoord en ligt de patiënt vaak met open ogen en voert geen opdrachten uit (GCS-score van 4-4-2 of 4-4-1). Voor een patiënt die niet meer in coma is (zie ▶ par. 10.1 voor definities), maar ook niet adequaat reageert op prikkels van buitenaf, bestaat een uitgebreide differentiële diagnose. De diagnose LBS stoelt niet op een objectieve kwantificering van het bewustzijn zelf, maar op het wel of niet aantonen van *tekenen* van bewustzijn door een onderzoeker. Daarmee zijn NWS en MCS in feite diagnoses *per exclusionem*, die pas mogen worden gesteld nadat alles op alles is gezet om te bewijzen dat de diagnoses *niet* juist zijn.

◘ Figuur 10.1 geeft schematisch en sterk vereenvoudigd weer welke processen worden doorlopen voordat een zintuiglijke stimulus resulteert in een reactie waaruit bewuste gewaarwording kan worden afgeleid. Het uitblijven van zo'n reactie kan, behalve door een bewustzijnsstoornis, ook het gevolg zijn van problemen in de alertheid (delier), een arousalstoornis (ernstige hersen(stam)schade), problemen in de zintuiglijke functies (doofheid, visus), affect (katatonie), conatie c.q. initiatief (apathie, akinetisch mutisme),

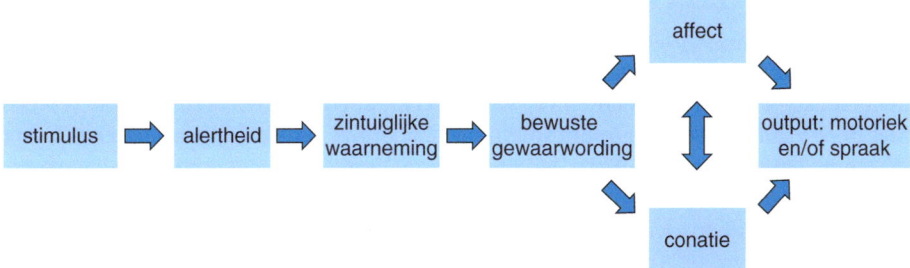

◘ **Figuur 10.1** Model van responsiviteit. (Uit: K. Arts, 'Abulie, apathie en avolitie: stoornissen van de wil?' In: P. Eling, A. Aleman, L. Krabbedam, *Cognitieve Neuropsychiatrie*. Amsterdam: Boom, 2013, p. 289)

Tabel 10.1 Factoren die responsiviteit negatief kunnen beïnvloeden

domein	beperking
alertheid	delier
	sederende medicatie
	hydrocefalie
	metabole stoornissen
	vermoeidheid
	subklinische epilepsie
zintuiglijke waarneming	doofheid
	visusstoornis
affect	katatonie
	depressie
conatie	apathie
	akinetisch mutisme
motoriek	paresen
	'locked in'-syndroom
	critical illness polyneuro(myo)pathie
taalfunctie	afasie

motoriek ('locked in'-syndroom) en taalfunctie (afasie) (tab. 10.1). De reactiviteit van patiënten met THL kan bovendien fluctueren, soms van uur tot uur (Candelieri et al. 2011). Het is dus aan te raden patiënten op wisselende tijdstippen te onderzoeken.

Initiatiefverlies door stoornissen in de wil (conatie) bestaat uit een spectrum van beelden, variërend van apathie tot akinetisch mutisme als uiterste vorm. Akinetisch mutisme is een beeld waarbij de patiënt wakker lijkt maar geen opdrachten uitvoert, en nauwelijks spontane motoriek vertoont op basis van uitgebreide bifrontale schade. Vaak zijn frontale ontremmingsreflexen zoals een grijpreflex aanwezig.

Een van de beelden die moeten worden uitgesloten in de differentiaaldiagnose van LBS is het 'locked in'-syndroom. Hierbij is sprake van verlies van motoriek met behoud van bewustzijn. De meest voorkomende oorzaak is een doorbloedingsstoornis op het niveau van de hersenstam (ventrale deel pons). Slechts de hogere delen van hersenstam, waarin zich de verticale oogbewegingen en de alertheid bevinden, blijven onder invloed van de grote hersenen en de patiënt vertoont cognitieve en emotionele reacties. Met deze patiënt is dus communicatie mogelijk; er zijn zelfs patiënten met een 'locked in'-syndroom die boeken hebben geschreven (zie 'Verder lezen'). De combinatie van een zintuiglijke beperking, verminderde alertheid, motorische uitval en afasie, die na ernstig multifocaal (traumatisch) hersenletsel zeker niet ondenkbaar is, is klinisch nauwelijks te onderscheiden van MCS-min (zie ook tab. 10.2 en fig. 10.2).

Langdurige bewustzijnsstoornissen

Tabel 10.2 Differentiaaldiagnoses bij verminderde responsiviteit

	alertheid	gedragsmatig bewijs van bewustzijn	uitvoeren van opdrachten
coma	–	–	–
delier	±	+	±
arousalstoornis	–	+	+
niet-responsief waaksyndroom	+	–	–
minimaal bewuste toestand (MCS)-minus	+	+	–
minimaal bewuste toestand (MCS)-plus	+	+	+
katatonie	±	+	–
akinetisch mutisme	+	+	–
'locked in'-syndroom	+	+	+
afasie	+	+	–

+ aanwezig, ± wisselend aanwezig en – afwezig

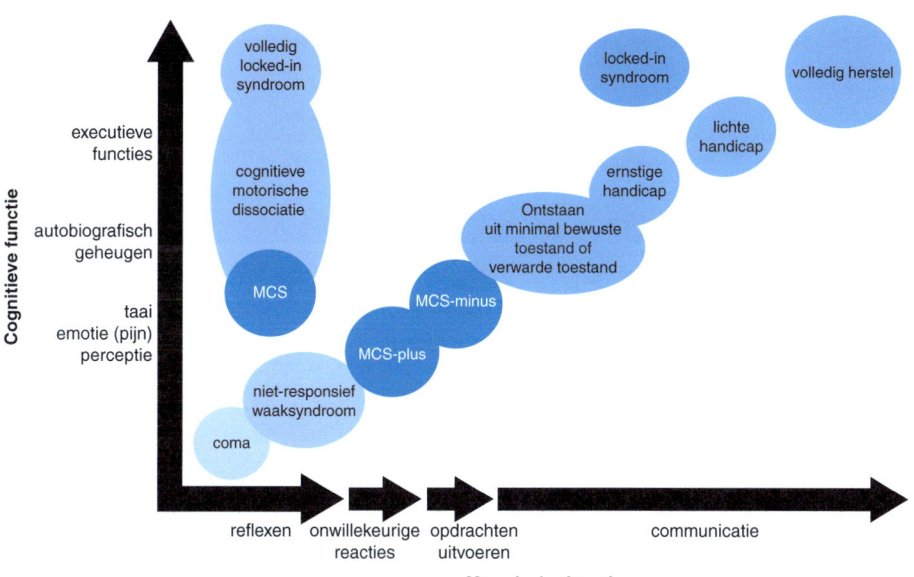

Figuur 10.2 Evolutie van cognitieve en motorische responsen bij patienten met ernstig hersenletsel. (Bron: Thibaut et al., Lancet Neur. 2019;18:600–14) MCS = minimaal bewuste toestand

10.5 Diagnostisch onderzoek van bewustzijnsstoornissen

Om langdurige bewustzijnsstoornissen toch accuraat te kunnen diagnosticeren wordt de *Coma Recovery Scale-Revised* (CRS-R) aanbevolen (Kalmar et al. 2005; Seel et al. 2010; Giacino et al. 2018). Deze gedragsobservatieschaal maakt het mogelijk om op basis van reacties op alle zintuiglijke modaliteiten te bepalen of de patiënt in NWS, MCS-min of MCS-plus verkeert. Het verdient aanbeveling de naasten van de patiënt bij het onderzoek te betrekken, bijvoorbeeld door hen opdrachten aan de patiënt te laten geven; een bekende stem lokt soms complexer gedrag uit, evenals het gebruik van de eigen voornaam van de patiënt. Er wordt geadviseerd om minstens vijfmaal een CRS-R af te laten nemen door een ervaren onderzoeker (Wannez et al. 2017).

Voordat een diagnose wordt gesteld, dient bovendien een aantal (deels beïnvloedbare) factoren te worden nagelopen die de patiënt kunnen beperken in zijn of haar responsiviteit (zie ◘ tab. 10.1). De monitoring van een patiënt in MCS of NWS in de ziekenhuissetting kan, uit praktische overwegingen, ook met behulp van de FOUR-schaal gebeuren, al kan dit instrument niet de plaats van de CRS-R innemen bij de differentiatie tussen MCS en NWS (Wijdicks et al. 2005; Kondziella et al. 2020).

In aanvulling op de CRS-R wordt in Nederland ook een *Post Acute Level Of Consciousness Scale-score* (PALOC-s) gebruikt (Eilander et al. 2005) of internationaal de SMART-schaal (Wilson et al. 2000) (zie overzicht ◘ tab. 10.3). Aangezien er geen gou-

◘ Tabel 10.3 Gedragsobservatieschalen bij (vermoeden van) een langdurige bewustzijnsstoornis

	domeinen	sensitiviteit voor differentiatie MCS-NWS	afname duur	toepassing
Coma Recovery Scale-Revised (CRS-R)	auditieve, visuele, motorische functie, communicatie en waaktoestand	gouden standaard voor differentiatie MCS-NWS op basis van gedrag	20 min.	wetenschappelijke en klinische standaard
Full Outline of Unresponsiveness (FOUR)	E-score, motoriek, pupilreactie en ademhalingspatroon	lagere sensitiviteit dan CRS-R, maar kan LBS en MCS wel detecteren	5 min.	alternatief voor CRS-R indien deze niet mogelijk is
Post Acute Level of Consciousness Scale-Revised (PALOC-sr)	samenhang in reflexmatige activiteiten en reacties in gestimuleerde lichaamsdelen na opdrachten	beschrijft globaal functioneren in plaats van momentopname	5 min.	waardevolle aanvulling op kwantitatieve schaal (bijv. CRS-R)
Sensory Modality Assessment and Rehabilitation Technique (SMART)	-	hogere sensitiviteit voor differentiatie MCS-NWS	10 sessies in 3 weken	sensitiever maar tijdrovender dan CRS-R; accreditatie via (dure) scholing

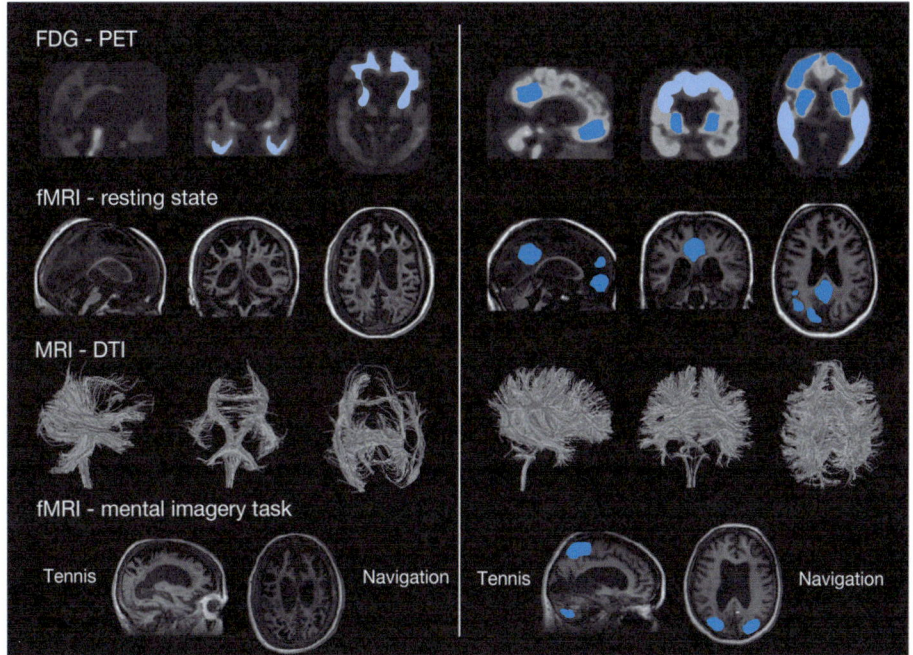

◘ **Figuur 10.3** 'Cognitive motor dissociation': combinatie van verschillende beeldvormende technieken, verricht bij twee patiënten met de klinische diagnose NWS. FDG-PET-scan (hersenmetabolisme), functionele MRI (activiteit in rust), DTI (wittestofbanen) en een 'mental imagery task' waarbij de patiënt wordt gevraagd zich een taak in te beelden. Patiënt 1 (links) vertoont geen activiteit of verhoogd hersenmetabolisme. Er is uitgebreide wittestofschade te zien met DTI. Patiënt 2 (rechts) vertoont duidelijke hersen activiteit op verschillende imaging-modaliteiten, wat niet compatibel is met de diagnose UWS maar met MSC. (uit: Gosseries Brain Injury 2014;28(9):1145) Kleurintensiteit geeft de mate van hersenactiviteit weer

den standaard bestaat voor het vaststellen van het bewustzijnsniveau, vormt gestructureerde gedragsobservatie nog altijd de basis van diagnostiek bij LBS. De complexiteit van de klinische diagnostiek bij mensen met een LBS wordt gereflecteerd in een misdiagnosepercentage van circa 40 % (Schnakers et al. 2009; Van Erp et al. 2015). Doorgaans gaat het hierbij om patiënten in MCS, die worden verondersteld in NWS te verkeren. Het onderscheid tussen NWS en minimaal bewustzijn is van grote klinische en ethische relevantie: patiënten in MCS hebben betere herstelkansen en worden in staat geacht pijn te kunnen lijden (Giacino et al. 2018; Van Erp et al. 2020).

Aanvullend diagnostisch onderzoek, bijvoorbeeld op basis van gespecialiseerde neurofysiologische parameters, fMRI en PET, lijkt waardevol bij het bepalen van de prognose van langdurige bewustzijnsstoornissen (Giacino et al. 2002, 2018). Bij ongeveer 20 % van de patiënten die gedragsmatig aan de criteria voor NWS voldoen, kan met functionele diagnostiek hersenactiviteit gedetecteerd worden die duidt op bewuste gewaarwording of zelfs communicatie worden bewerkstelligd (Boly et al. 2005; Stender et al. 2014; Edlow et al. 2017). Dit wordt '*complete motor-locked-in*' of '*cognitive motor dissociation*' genoemd (zie ◘ fig. 10.3). Momenteel vormen deze technieken echter nog geen onderdeel van de reguliere praktijk en in Nederland worden ze alleen in onderzoekssetting aangeboden. Daarnaast is het mogelijk om met behulp van elektro-encefalografie (EEG) het slaappatroon bij LBS vast te stellen (Landsness et al. 2011). Hoewel bij LBS een gedragsmatig slaap-waakpatroon kan optreden, lijken typische REM-slaappatronen met slaapspoeltjes meer te pleiten voor MCS dan voor NWS.

10.6 Epidemiologie en prognose

Nederland kent de laagste gedocumenteerde NWS-prevalentie ter wereld. Niet meer dan 33 mensen in ziekenhuizen, verpleeghuizen en andere instellingen verkeerden in 2012 langer dan één maand in NWS (Van Erp et al. 2010, 2015). Het aantal patiënten in MCS is onbekend – ook internationaal (Giacino et al. 2018). Naar schatting zijn er jaarlijks in Nederland 100 tot 150 patiënten die na een nieuw, acuut hersenletsel een LBS ontwikkelen (Van Erp et al. 2014).

De meest voorkomende oorzaak van NWS in Nederland is niet-traumatisch hersenletsel, met name postanoxische encefalopathie (PAE) na reanimatie buiten het ziekenhuis (Van Erp et al. 2015, 2020). Een traumatische oorzaak van NWS is geassocieerd met een betere kans op herstel van het bewustzijn dan PAE: zes maanden na THL heeft 67 % van deze patiënten in NWS (minimaal) bewustzijn herwonnen, terwijl na een niet-traumatisch letsel slechts 17 % van de patiënten die de eerste drie maanden overleeft, binnen die termijn herstelt (Giacino et al. 2018). Algemeen wordt aangenomen dat een kleine minderheid van de NWS-patiënten later dan twaalf maanden na het causale letsel nog een relevant herstel vertoont (Giacino et al. 2018; Yelden et al. 2018), hoewel een verondersteld 'laat herstel' ook een vertraagde diagnose kan reflecteren (Van Erp et al. 2019). Onderzoek naar de uitkomsten op zeer lange termijn bij jonge patiënten na gespecialiseerde revalidatie heeft laten zien dat tweederde van de patiënten die in de eerste maanden bij bewustzijn komen, later – ondanks hun cognitieve en motorische restverschijnselen – zelfstandig woont (Eilander et al. 2016). De functionele en kwalitatieve uitkomst van LBS bij patiënten ouder dan 25 jaar is de komende jaren onderwerp van een prospectief onderzoek in Nederland, maar is nu nog niet bekend. Een recente Amerikaanse review raadt in elk geval af om in de eerste 28 dagen van een LBS uit te gaan van een sombere prognose (Giacino et al. 2018).

10.7 Behandeling

De behandeling van een patiënt met een LBS begint bij de juiste diagnose, waarvoor niet zelden een onafhankelijk expert wordt ingeschakeld. In de eerste dagen tot weken richt de behandeling zich met name op somatische optimalisatie en faciliteren van neurologisch herstel, met speciale aandacht voor het bevorderen van de alertheid: normaliseren van het circadiane ritme, zo mogelijk uitsluipen van sederende medicatie, sondevoeding in een portieschema, mobiliseren van de patiënt enzovoort. Wat betreft medicatie lijkt amantadine, een dopamineagonist, gegeven in de revalidatiesetting (en soms al in het ziekenhuis), bij patiënten met een LBS het herstel van reactiviteit te kunnen bespoedigen en heeft mogelijk ook neuroprotectieve eigenschappen (Giacino et al. 2012). Gespecialiseerde intensieve neurorevalidatie voor LBS is in Nederland steeds beter beschikbaar (zie ▶ box 10.2).

> **Box 10.2 Intensieve Neurorevalidatie (INR)**
> Idealiter vindt, zodra de LBS-patiënt stabiel is, overplaatsing plaats naar Libra Revalidatie & Audiologie te Tilburg, locatie Leijpark. Dit is in Nederland het enige revalidatiecentrum dat Vroege Intensieve Neurorevalidatie (VIN), gericht op herstel van het bewustzijn, aanbiedt. In een gestructureerde omgeving en dagstructuur krijgen LBS-patiënten hier onder regie van een revalidatiearts 25 multidisciplinaire therapiemomenten per week met sensore stimulatie, fysiotherapie en ergotherapie. Voorlichting, begeleiding en ondersteuning van de naasten hebben een centrale positie in het behandelprogramma (Eilander 2005). Een kleine meerderheid van de patiënten stroomt vanuit VIN door naar reguliere revalidatie.
> De groep die na maximaal twintig weken VIN nog niet bij bewustzijn is (ca. één op de drie patiënten), kan terecht in een van de gespecialiseerde verpleeghuizen die, evenals Libra R&A, zijn aangesloten bij expertisenetwerk EENnacoma. Hier wordt Langdurige Intensieve Neurorevalidatie (LIN) geboden, een multidisciplinair revalidatieprogramma onder regie van een specialist ouderengeneeskunde, dat lijkt op VIN maar een lagere therapie-intensiteit kent en meer nadruk legt op *advance care*-planning en kwaliteit van leven. LIN kan tot maximaal 24 maanden postictus worden verlengd, tot uiteindelijke verwijzing naar passende verblijfszorg in de eigen regio of gespecialiseerde palliatieve zorg. Hoewel er voor VIN aanvankelijk een leeftijdsgrens van 25 jaar bestond, kan de behandeling tegenwoordig in onderzoeksverband bij in principe alle leeftijden worden geboden.

Patiënten met LBS komen na opname in het ziekenhuis – afhankelijk van de mate van herstel – terecht in een gespecialiseerde instelling, revalidatiecentrum of verpleeghuis; sommige patiënten gaan uiteindelijk naar huis. In de postacute en chronische fase kunnen zich specifieke complicaties voordoen, waaronder keratitis filamentosa, een steriele ontsteking van de cornea, die mogelijk samenhangt met de verminderde knipperfrequentie bij patiënten met LBS (Lavrijsen et al. 2005a). Ook paroxysmale sympathische hyperactiviteit, heterotope ossificatie en hydrocefalus komen regelmatig voor (Dolce et al. 2008; Chua et al. 2003; Arnts et al. 2020) (zie ook ▶ par. 12.4). Regelmatig onderzoek van het bewustzijnsniveau, met daaraan gekoppeld een expliciete bespreking met de naasten van de implicaties van de bevindingen en de gereconstrueerde wens van de patiënt, blijft gedurende het gehele traject geïndiceerd.

10.8 Ethische en maatschappelijke aspecten

Ondanks een gestaag groeiend wetenschappelijk inzicht en een steeds beter sluitende zorgketen, wordt de zorg voor patiënten die na een acuut hersenletsel niet helemaal of zelfs helemaal niet bij bewustzijn komen nog altijd gekenmerkt door een scala aan emotioneel beladen uitdagingen en dilemma's.

Wanneer een patiënt ondanks de levensreddende interventies van de acute fase niet goed bij bewustzijn komt, resulteert dat zonder uitzondering in een complexe behandelrelatie. De patiënt verkeert van het ene op het andere moment in een toestand van totale hulpeloosheid. Van de naasten wordt gevraagd hun geliefde te vertegenwoordigen, terwijl ze tegelijkertijd hun eigen zorgen en rouw het hoofd moeten bieden, naast niet

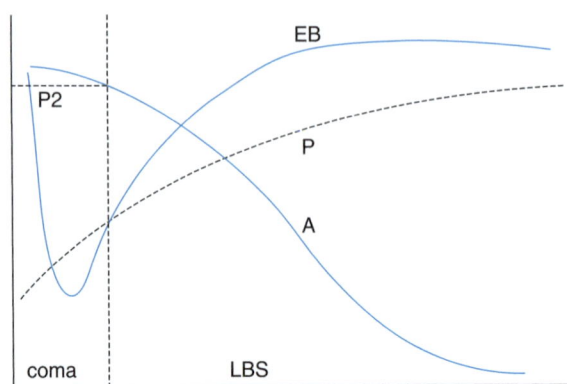

◘ **Figuur 10.4** Theoretische curven van factoren over de tijd die het beleid bepalen bij een patiënt in een laagbewuste toestand (LBS): afhankelijkheid van de patiënt van de behandeling om in leven te blijven (A), duidelijkheid omtrent de prognose (P), het optreden van complicaties (P2) en de emotionele binding (EB) van de familie met de patiënt. (Bron: J.M. Minderhoud, Traumatische hersenletsels, 2^e druk)

zelden nog de zorg voor jonge kinderen en een baan. De behandelend arts heeft slechts beperkte diagnostische mogelijkheden, prognostische gegevens en wetenschappelijk bewezen interventies tot zijn of haar beschikking. Zelfs in een context van schaarse epidemiologische feiten kunnen aan een goede bewustzijnsdiagnose *best* en *worst case* scenario's worden gekoppeld. Als de behandelend arts en de naasten tot de conclusie komen dat de patiënt het *best case* scenario acceptabel zou hebben gevonden, mag voor een bepaalde periode toestemming voor behandeling worden verondersteld. Naarmate het herstel vordert, of juist uitblijft, zal de vraag of de geboden zorg nog steeds de juiste is steeds op tafel moeten worden gebracht door de hoofdbehandelaar. De ervaring leert dat de naasten zich, nadat het acute levensgevaar bij de patiënt geweken is, soms op een hernieuwde manier aan de patiënt hechten, waarbij het mettertijd steeds moeilijker wordt hem of haar los te laten (◘ fig. 10.4).

Soms leggen families de veronderstelde wens van de patiënt daarbij expliciet naast zich neer ('dit is geen leven, dit is mensonwaardig, maar we willen hem voor geen goud kwijt') (Lavrijsen et al. 2005b). De verantwoordelijkheid voor het al dan niet continueren van de levensverlengende behandeling bij patiënten met een LBS rust echter op de schouders van de behandelend arts (Gezondheidsraad 1994; KNMG 1997). Volgens de Wet op de geneeskundige behandelovereenkomst (WGBO) mag een medische behandeling alleen worden uitgevoerd als deze in overeenstemming is met de professionele standaard én met de wens van de patiënt (Sutoris 2011). De KNMG stelde al in 1997 dat bij een patiënt met een LBS die geen kans meer heeft op herstel, aan beide criteria niet wordt voldaan. In het rapport wordt het gevolg als volgt geformuleerd:

» Het in deze situatie doorgaan met behandelen – waarbij men een beperkt biologisch leven, inadequaat om een menselijk bestaan vorm te geven, in stand houdt – is een bejegening die in strijd lijkt te zijn met de menselijke waardigheid.

Een verschil van oordeel tussen naasten en zorgverleners van een patiënt met LBS over wat goed medisch handelen is, leidt niet zelden tot ernstige conflicten (Span-Sluyter et al. 2018). *Burn-out*, emotionele uitputting en depersonalisatie komen bij zorgverleners van patiënten met een LBS veel voor (Gosseries at al. 2012). Toch kan ook na jaren nog ruimte ontstaan om de levensverlengende behandeling bij een patiënt zonder herstelkansen te staken, bijvoorbeeld na herhaaldelijke bevestiging van de diagnose of simpelweg door het verstrijken van de tijd (Van Erp et al. 2020). Een moreel beraad tussen zorgverleners en eventueel familie van de patiënt is hierbij een waardevol hulpmiddel (Span-Sluyter et al. 2018). Het sterfbed van een patiënt met een LBS na staken van de kunstmatige voedings- en vochttoediening in een palliatieve setting met voldoende aandacht voor de naasten en de spirituele en zingevingsvraagstukken verloopt doorgaans rustig. Wel is het belangrijk te beseffen dat het soms ruim twee weken duurt voordat een patiënt overlijdt (Van Erp et al. 2020).

Verder lezen

Bauby JD. Vlinders in een duikerspak. De Bezige Bij 2008. ISBN 9789023428329.
Fins JJ. Rights come to mind: brain injury, ethics, and the struggle for consciousness. JJ Fins. 1e druk. ISBN 052188750X. Cambridge University Press.
Plum F, Posner JB. The diagnosis of stupor and coma. Philadelphia 1966. 5th edition. Oxford University press. E-book ISBN-10: 0190208872.
Tusveld W. Wat ik nog zeggen wil. Mijnbestseller B.V. ISBN 9789491080913.

Literatuur

Arnts H, Van Erp WS, Sanz LRD, Lavrijsen JCM, Schuurman R, Laureys S, et al. The dilemma of hydrocephalus in prolonged disorders of consciousness. J Neurotrauma. 2020;37(20):2150–6.
Boly M, Faymonville ME, Peigneux P, Lambermont B, Damas F, Luxen A, et al. Cerebral processing of auditory and noxious stimuli in severely brain injured patients: differences between VS and MCS. Neuropsych Rehab. 2005;15(3–4):283–9.
Bruno MA, Vanhaudenhuyse A, Thibaut A, Moonen G, Laureys S. From unresponsive wakefulness to minimally conscious PLUS and functional locked-in syndromes: recent advances in our understanding of disorders of consciousness. J Neur. 2011;258(7):1373–84.
Candelieri A, Cortese MD, Dolce G, Riganello F, Sannita WG. Visual pursuit: within-day variability in the severe disorder of consciousness. J Neurotrauma. 2011;28(10):2013–7.
Chua KSG, Kong KH. Acquired heterotopic ossification in the settings of cerebral anoxia and alternative therapy: two cases. Brain Inj. 2003;17(6):535–44.
De Bie P, Witteman P. De zaak Stinissen: hoe lang mag sterven duren?. Weesp: de Haan; 1985.
Demertzi A, Soddu A, Laureys S. Consciousness supporting networks. Curr Opin Neurobiol. 2013;23(2):239–44.
Dolce G, Quintieri M, Leto E, Milano M, Pileggi A, Lagani V et al. Dysautonomia and clinical outcome in vegetative state. Brain Inj. 2008 Jul;22(7-8):617–23.
Edlow BL, Chatelle C, Spencer CA, Chu CJ, Bodien YG, O'Connor KL, et al. Early detection of consciousness in patients with acute severe traumatic brain injury. Brain. 2017;140(9):2399–414.
Eilander H. Wetenschappelijk eindrapport Vroege Intensieve Neurorevalidatie (VIN) van kinderen en jongeren in een vegetatieve of laagbewuste toestand na ernstig hersenletsel. 2005:1–113.
Eilander HJ, Wijnen VJ, Schouten EJ, Lavrijsen JC. Ten-to-twelve years after specialized neurorehabilitation of young patients with severe disorders of consciousness: A follow-up study. Brain Inj. 2016;30(11):1302–10.
French JD. Brain lesions associated with prolonged unconsciousness. AMA Arch Neurol Psychiatr. 1952;68(6):727–40.
Gezondheidsraad Den Haag 1994. Report: 1994/12. Patients in a vegetative state [Dutch].
Giacino JT, Ashwal S, Childs NL, Cranford R, Jennett B, Katz DI, et al. The minimally conscious state: definition and diagnostic criteria. Neurology. 2002;58:349–53.
Giacino JT, Katz DI, Schiff ND, Whyte J, Ashman EJ, Ashwal S et al. Practice guideline update recommendations summary: disorders of consciousness: report of the guideline development, dissemination, and implementation. Neurology. 2018 Sep 4;91(10):450–60. Erratum in: Neurology. 2019 Jul 16;93(3):135.

Giacino JT, Whyte J, Bagiella E, Kalmar K, Childs N, Khademi A, et al. Placebo-controlled trial of amantadine for severe traumatic brain injury. N Engl J Med. 2012;366(9):819–26.

Gosseries O, Demertzi A, Ledoux D, Bruno MA, Vanhaudenhuyse A, Thibaut A, et al. Burnout in healthcare workers managing chronic patients with disorders of consciousness. Brain Inj. 2012;26(12):1493–9.

James W. The principles of Psychology. New York NY: H. Holt and Company; 1890.

Kalmar K, Giacino JT. The JFK coma recovery scale-revised. Neuropsychol Rehabil. 2005;15(3–4):454–60.

Koninklijke Nederlandsche Maatschappij tot bevordering der Geneeskunst (KNMG) 1997. Commissie Aanvaardbaarheid Levensbeëindigend handelen. Medisch handelen rond het levenseinde bij wilsonbekwame patiënten; patiënten in een vegetatieve toestand. Houten/Diegem.

Kondziella D, Bender A, Diserens K, Van Erp W, Estraneo A, Formisano R, et al. European Academy of Neurology guideline on the diagnosis of coma and other disorders of consciousness. Eur J Neur. 2020;23(10):14151.

Landsness E, Bruno MA, Noirhomme Q, Riedner B, Gosseries O, Schnakers C, et al. Electrophysiological correlates of behavioural changes in vigilance in vegetative state and minimally conscious state. Brain. 2011;134(Pt 8):2222–32.

Laureys S, Celesia GG, Cohadon F, Lavrijsen J, Leon-Carrrion J, Sannita WG, et al. Unresponsive wakefulness syndrome: a new name for the vegetative state or apallic syndrome. BMC Med. 2010;8(1):68.

Laureys S, Owen AM, Schiff ND. Brain function in coma, vegetative state, and related disorders. Lancet Neur. 2004;3:537–46.

Lavrijsen J, Van den Bosch H, Koopmans R, Van Weel C, Froeling P. Events and decision-making in the long-term care of Dutch nursing home patients in a vegetative state. Brain Inj. 2005a;19(1):67–75.

Lavrijsen JCM, Van den Bosch JSG. Medisch handelen bij patiënten in een chronisch coma; een bijdrage uit de verpleeghuisgeneeskunde. NTvG. 1990;134:1529–32.

Lavrijsen J, Van Rens G, Van den Bosch H. Filamentary keratopathy as a chronic problem in the long-term care of patients in a vegetative state. Cornea. 2005b;24:620–2.

Monti MM, Vanhaudenhuyse A, Coleman MR, Boly M, Pickard JD, Tshibanda L, et al. Willful modulation of brain activity in disorders of consciousness. N Engl J Med. 2010;362(7):579–89.

Multi-Society Task Force on PVS. Medical aspects of the persistent vegetative state (1). N Engl J Med. 1994;330:1499–508.

Schnakers C, Vanhaudenhuyse A, Giacino J, Ventura M, Boly M, Majerus S, et al. Diagnostic accuracy of the vegetative and minimally conscious state: clinical consensus versus standardized neurobehavioral assessment. BMC Neur. 2009;9:35.

Seel RT, Sherer M, Whyte J, Katz DI, Giacino JT, Rosenbaum AM, et al. Assessment scales for disorders of consciousness: evidence-based recommendations for clinical practice and research. Arch Phys Med Rehabil. 2010;91(12):1795–813.

Span-Sluyter C, Lavrijsen JCM, van Leeuwen E, Koopmans R. Moral dilemmas and conflicts concerning patients in a vegetative state/unresponsive wakefulness syndrome: shared or non-shared decision making? A qualitative study of the professional perspective. in two moral case deliberations. BMC Med Ethics. 2018;19(1):10.

Stein SC, Georgoff P, Meghan S, Mizra K, Sonnad SS. 150 years of treating severe traumatic brain injury: a systematic review of progress in mortality. J Neurotrauma. 2010;27(7):1343–53.

Stender J, Gosseries O, Bruno MA, Charland-Verville V, Vanhaudenhuyse A, Demertzi A, et al. Diagnostic precision of PET imaging and functional MRI in disorders of consciousness: a clinical validation study. Lancet. 2014 Aug 9;384(9942):514–22.

Sutorius. Legitimatie van medisch handelen. Ars Aequi. 2011.

Van Erp WS, Aben AML, Lavrijsen JCM, Vos PE, Laureys S, Koopmans R. Unexpected emergence from the vegetative state: delayed discovery rather than late recovery of consciousness. J Neur. 2019;20(10):019–09542.

Van Erp WS, Lavrijsen JC, Vos PE, Bor H, Laureys S, Koopmans RT. The vegetative state: prevalence, misdiagnosis and treatment limitations. J Am Med Dir Assoc. 2015;16(85):e9–14.

Van Erp WS, Lavrijsen JCM, Vos PE, Laureys S, Koopmans R. Unresponsive wakefulness syndrome: outcomes from a vicious circle. Ann Neurol. 2020;87(1):12–8.

Van Erp WS, Lavrijsen JC, Van de Laar FA, Vos PE, Laureys S, Koopmans RT. The vegetative state/unresponsive wakefulness syndrome: a systematic review of prevalence studies. Eur J Neur. 2014;21(11):1361–8.

Versluis WJB. Mia Versluis: dossier van een medisch drama. Epe: Uitgeverij Het Medium; 1970.

Wannez S, Heine L, Thonnard M, Gosseries O, Laureys S. The repetition of behavioral assessments in diagnosis of disorders of consciousness. Ann Neurol. 2017;81(6):883–9.

Wijdicks EF, Bamlet WR, Maramattom BV, Manno EM, McClelland RL. Validation of a new coma scale: the FOUR score. Ann Neur. 2005;58(4):585–93.

Wilson S, Gill-Thwaites HG. Early indication of emergence from vegetative state derived from assessments with the SMART. Brain Inj. 2000;14:319–31.

Yelden K, Duport S, James LM, Kempny A, Farmer SF, Leff AP, et al. Late recovery of awareness in prolonged disorders of consciousness -a cross-sectional cohort study. Disabil Rehabil. 2018;40(20):2433–8.

Neuropsychologie

J. M. Spikman

Samenvatting

Met neuropsychologisch onderzoek kunnen stoornissen in cognitie, emotie en gedrag na traumatisch hoofd-/hersenletsel (THL) vastgesteld worden. Patiënten met licht THL laten een ander neuropsychologisch profiel zien dan patiënten met middelzwaar/ernstig THL. Na licht THL kunnen initieel cognitieve stoornissen aanwezig zijn, maar deze herstellen over het algemeen. Een kleine groep houdt cognitieve klachten die veelal gerelateerd zijn aan psychische en persoonlijke factoren als depressie, angst en een passieve copingstijl. Psychotherapeutische interventies gericht op verbetering van deze factoren lijken de meest geëigende behandelopties. Na middelzwaar en ernstig THL zijn neuropsychologische stoornissen vaak ernstiger en blijvend. Meest frequent aangedaan zijn de snelheid van informatieverwerking, aandacht, geheugen en executief functioneren. Ook kunnen stoornissen in sociale cognitie aanwezig zijn met problemen in interpersoonlijk sociaal gedrag. Neuropsychologische behandelingen met onder meer vaardigheids- of strategietraining, kunnen voor sommige patiënten tot verbetering in het dagelijks functioneren leiden. De beschikbare neuropsychologische revalidatiebehandelingen en de wetenschappelijke evidentie omtrent de effectiviteit hiervan zullen worden besproken.

- **Leeswijzer**

Dit hoofdstuk beschrijft hoe de cognitieve, emotionele en gedragsmatige gevolgen van THL kunnen worden vastgesteld door middel van een neuropsychologisch onderzoek. Er zal onderscheid gemaakt worden tussen licht en middelzwaar/ernstig THL omdat dit tot een verschillend neuropsychologisch profiel kan leiden en deze tweedeling doorgaans in de wetenschappelijke literatuur gehanteerd wordt. Licht THL wordt in ▶ H. 3 en middelzwaar en ernstig THL in ▶ H. 4 uitvoerig toegelicht. In ▶ H. 12 komen revalidatie behandeling en gedragsveranderingen aan de orde en de gevolgen voor het dagelijks leven, terwijl in ▶ H. 14 specifiek de gevolgen voor werk en inkomen worden besproken.

© Bohn Stafleu van Loghum is een imprint van Springer Media B.V., onderdeel van Springer Nature 2022
J. van der Naalt en B. Jacobs (Red.), *Handboek traumatisch hersenletsel*,
https://doi.org/10.1007/978-90-368-2659-4_11

11.1	Indicatie voor neuropsychologisch onderzoek – 179
11.2	Licht traumatisch hoofd-/hersenletsel – 180
11.2.1	Beloop van cognitieve stoornissen na licht THL – 181
11.2.2	Cognitieve klachten in relatie tot cognitieve stoornissen na licht THL – 182
11.2.3	Factoren die van invloed zijn op cognitieve klachten na licht THL – 183
11.2.4	Behandelmogelijkheden na licht THL – 183
11.3	Middelzwaar en ernstig THL – 184
11.3.1	Cognitieve stoornissen – 185
11.3.2	Behandelmogelijkheden na middelzwaar en ernstig THL – 188
11.4	Keuzes in diagnostiek en behandeling – 189

Verder lezen – 190

11.1 Indicatie voor neuropsychologisch onderzoek

Traumatisch hoofd-/hersenletsel (THL) kan veranderingen in cognitie, emotie en gedrag tot gevolg hebben. Deze neuropsychologische gevolgen hebben negatieve consequenties voor het herstel en bepalen in hoeverre patiënten uiteindelijk hun vroegere activiteiten en rollen kunnen hervatten. De mate waarin dergelijke gevolgen zich manifesteren is afhankelijk van letselgerelateerde factoren, zoals ernst, locatie en complicaties van het hersenletsel. Daarnaast spelen patiëntgerelateerde factoren een rol, zoals leeftijd, opleidingsniveau en geslacht van de patiënt, maar ook diens medische voorgeschiedenis, omgeving en persoonlijkheid. Met name persoonlijke factoren als premorbide psychopathologie (bijvoorbeeld verslaving), stressbestendigheid en het vermogen om te gaan met ingrijpende emotionele gebeurtenissen (copingstijl) kunnen van invloed zijn op herstelbeloop en uitkomst.

Vanwege de variabiliteit in klinische manifestatie, ook bij patiënten die vergelijkbaar zijn wat betreft ernst van het letsel op basis van bijvoorbeeld de GCS-score, is zorgvuldige individuele diagnostiek van neuropsychologische gevolgen van belang voor de implicaties voor de vervolgbehandeling. Dit is mogelijk via een neuropsychologisch onderzoek (NPO), dat uitgevoerd moet worden door een professional met voldoende kennis en expertise van de doelgroep, bij voorkeur een BIG-geregistreerd klinisch neuropsycholoog. Een NPO bevat de volgende vaste elementen:
– gesprek;
– observaties;
– tests;
– vragenlijsten.

In een gesprek met de patiënt zelf (anamnese) en daarnaast met een nabije ander (heteroanamnese, bij voorkeur afzonderlijk) wordt een indruk verkregen van klachten, beloop, ervaren beperkingen, persoonlijkheid, voorgeschiedenis en omgeving van de patiënt. Met neuropsychologische tests wordt het cognitief functioneren van patiënten in de relevante domeinen (intelligentie, snelheid van informatieverwerking, aandacht, (werk)geheugen, ruimtelijk inzicht, taal, praxis, executief functioneren en sociale cognitie) objectief gemeten (zie ▶ box 11.1). Daarnaast worden er vragenlijsten afgenomen die informatie geven over klachten, persoonlijkheid, lijdensdruk, stemming (stress, depressie, angst) en copingstijl.

Soms is er reden om te betwijfelen of patiënten naar maximale kunnen presteren. Met een symptoomvaliditeitstest (SVT) kan worden gemeten of een patiënt zich in voldoende mate heeft ingespannen om de testresultaten als betrouwbare meting voor diens daadwerkelijke cognitieve capaciteiten te kunnen beschouwen. Gedurende het hele onderzoek worden relevante observaties geregistreerd, niet alleen met betrekking tot cognitie, emotie en gedrag van de patiënt, maar ook indrukken betreffende diens werkhouding en motivatie, alsmede ziekte-inzicht en initiatiefname. Al deze informatie is noodzakelijk om testresultaten goed te kunnen interpreteren en conclusies te trekken over het specifieke (neuro)psychologische profiel van een patiënt en in hoeverre dit terug te voeren is op het doorgemaakte hersenletsel. Op basis hiervan kan tevens worden ingeschat of de patiënt mogelijk baat zou kunnen hebben bij neuropsychologische interventies en welke dit zouden moeten zijn.

> **Box 11.1 Basiselementen van NPO**
> **Neuropsychologisch onderzoek**
> - **Dossier informatie.**
> - **Anamnese:** gesprek met patiënt.
> - **Heteroanamnese:** gesprek met nabije ander/*proxy*.
> - **Observatie:** gedrag tijdens anamnese en onderzoek.
> - **Cognitieve screening:***
>   - MOCA, MMSE etc.
> - **Testonderzoek: cognitieve domeinen****
>   - intelligentie
>   - snelheid van informatieverwerking
>   - aandacht
>   - (werk)geheugen
>   - taal
>   - visuospatiële en ruimtelijk constructieve functies
>   - praxis en motoriek
>   - executieve functies
>   - sociale cognitie
> - **Symptoomvaliditeitstests***
> - **Vragen- en observatielijsten:****
>   - Patiënt zelf:
>   - klachten
>   - stemming, angst, somberheid, stress
>   - persoonlijkheid
>   - copingstijl
>   - vermoeidheid
>   - activiteiten en participatie
>   - Proxy:
>   - gedrag patiënt
>   - dagelijks functioneren patiënt
>
> * = optioneel, ter beoordeling neuropsycholoog
> ** = selectie, ter beoordeling neuropsycholoog

11.2 Licht traumatisch hoofd-/hersenletsel

Bij het merendeel van de patiënten met THL is sprake van een licht THL (zie ▶ H. 1 voor criteria). Kenmerkend voor deze subgroep is dat er veelal geen posttraumatische afwijkingen zichtbaar zijn op beeldvorming (CT of MRI) (zie ▶ H. 3). Wel hebben patiënten initieel posttraumatische klachten, die fysiek (hoofdpijn, duizeligheid) maar ook cognitief (snel afgeleid, vergeetachtig) van aard kunnen zijn. De meeste patiënten met licht THL herstellen uiteindelijk goed en kunnen op termijn hun vroegere bezigheden thuis en in de werksituatie hervatten, al houden sommige patiënten nog milde klachten. Een kleinere groep, naar schatting ongeveer 10 tot 15 %, ervaart echter persisterende (cognitieve) klachten die hen in hun functioneren belemmeren.

Een belangrijke vraag is in hoeverre deze klachten het gevolg zijn van cognitieve stoornissen door de hersenschade en gemeten kunnen worden met een NPO. Doorgaans is de relatie tussen subjectieve, door een patiënt gerapporteerde cognitieve klachten, en objectieve, door middel van een NPO gemeten cognitieve stoornissen, complex. Cognitieve klachten, zoals geheugen- en concentratieproblemen kunnen namelijk ook voortkomen uit andere oorzaken dan (traumatische) hersenschade zoals stress, stemmingsklachten, pijn of vermoeidheid. Dergelijke factoren kunnen eveneens testprestaties negatief beïnvloeden en worden dan 'stoorfactoren' genoemd. Andere stoorfactoren zijn medicatiegebruik, motivatiegebrek of een stellige overtuiging dat de betreffende hersenfunctie is aangedaan. Stoorfactoren kunnen stuk voor stuk leiden tot presteren onder het maximaal haalbare niveau, overigens zonder dat dit met bewuste intenties hoeft te gebeuren.

Wanneer bij een NPO inconsistenties worden gevonden tussen testscores en de presentatie van een patiënt, of een gevonden testprofiel is niet passend bij de betreffende hersenaandoening, is het van belang een SVT in het NPO op te nemen om een indruk te krijgen van eventueel onderpresteren. De term onderpresteren wordt zowel gebruikt voor prestaties waarbij de patiënt door bijvoorbeeld vermoeidheid niet in staat was naar beste kunnen te presteren, als voor prestaties waarbij de patiënt bewust onvermogen heeft willen voorwenden (malingering). De test staat echter geen uitspraken toe over de intentionaliteit van het onderpresteren, al kan informatie uit (hetero)anamnese en vragenlijsten bijdragen aan het vinden van een verklaring.

11.2.1 Beloop van cognitieve stoornissen na licht THL

Er zijn cognitieve stoornissen gerapporteerd in de acute fase (binnen twee weken) na licht THL waarbij gebruik werd gemaakt van screeningsinstrumenten als de Mini-Mental State Examination (MMSE) en de Montreal Cognitive Assessment (MOCA) (Frenette et al. 2017; De Freitas Cardoso et al. 2019). Ook met uitgebreid neuropsychologisch testonderzoek is in diverse studies aangetoond dat ook in de subacute fase (vanaf een maand) cognitieve stoornissen aantoonbaar zijn in verschillende cognitieve domeinen bij patiënten met licht THL. De domeinen die het meest zijn aangedaan betreffen het mentale tempo en aandacht, geheugen en executief functioneren (planning en organisatie van complex taakgedrag) (Prince en Bruhns 2017). Binnen de groep patiënten met licht THL is er geen duidelijke relatie tussen ernst van de cognitieve stoornissen en ernst van het letsel (Van der Horn et al. 2018).

De cognitieve stoornissen in de (sub)acute fase zijn echter relatief licht, van tijdelijke aard en studies tonen een duidelijke herstelcurve aan. Onderzoek laat zien dat rond drie maanden na het oplopen van het licht THL de meerderheid van de patiënten al volledig cognitief hersteld is, dat er bij een deel van de patiënten tussen zes en twaalf maanden nog lichte stoornissen kunnen worden gevonden, maar dat er na een jaar of langer op groepsniveau geen cognitieve stoornissen meer aantoonbaar zijn, met normalisatie van alle prestaties (Carroll et al. 2014; Heitger et al. 2006; Karr et al. 2014).

11.2.2 Cognitieve klachten in relatie tot cognitieve stoornissen na licht THL

Veel patiënten met licht THL ervaren klachten die als cognitief kunnen worden gekwalificeerd, zoals vergeetachtigheid, concentratieverlies, trager reageren en verminderd overzicht. Daarnaast kunnen er andere, meer fysieke klachten worden gerapporteerd zoals duizeligheid, hoofdpijn of vermoeidheid, naast psychische klachten als somberheid of angst. Hoewel veel patiënten ook op langere termijn (bijvoorbeeld een half jaar) nog klachten rapporteren, belemmeren die niet altijd het functioneren; de meeste patiënten hebben hun dagelijkse bezigheden weer volledig kunnen hervatten (Heitger et al. 2006; Van der Naalt et al. 2017). Patiënten met licht THL laten weliswaar na een jaar geen neuropsychologische stoornissen meer zien en functioneren weer op het oude niveau, maar de helft van de groep blijkt toch nog klachten te rapporteren (Dikmen et al. 2017). Het hebben van *veel* klachten blijkt wel een van de voorspellers te zijn voor een niet optimaal herstel (Scheenen et al. 2017a).

Een voor de hand liggende vraag betreft in hoeverre deze cognitieve klachten gerelateerd zijn aan cognitieve stoornissen na licht THL. Diverse studies laten zien dat er in deze groep geen duidelijke samenhang tussen bestaat en dat klachten over een bepaald cognitief domein (bijvoorbeeld geheugen) niet samen hoeven te gaan met stoornissen in dat domein. Wanneer patiënten met licht THL vergeleken worden met patiënten met middelzwaar en ernstig THL blijkt dat degenen met licht THL significant meer klachten rapporteren. Dit suggereert dat in de beleving en rapportage van cognitieve klachten na licht THL andere factoren dan alleen het hersenletsel een rol spelen (zie ◘ fig. 11.1).

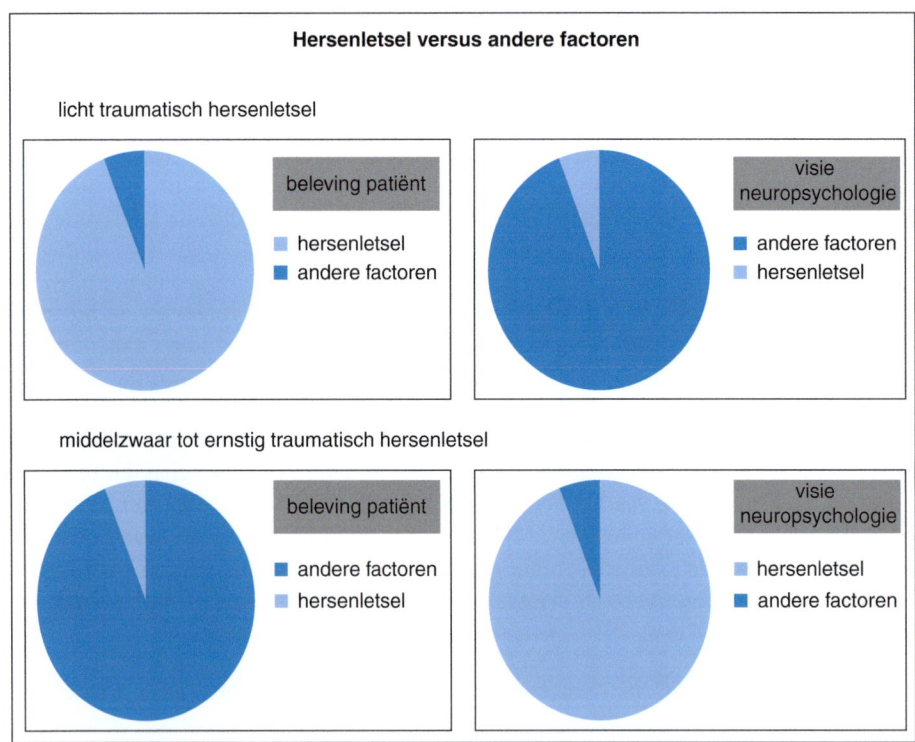

◘ **Figuur 11.1** Beleving van de patiënt en de visie van de neuropsycholoog op de cognitieve klachten in relatie tot de ernst van traumatisch hersenletsel

11.2.3 Factoren die van invloed zijn op cognitieve klachten na licht THL

De vraag is in hoeverre cognitieve klachten na licht THL onderscheiden kunnen worden van andere posttraumatische klachten. Onderzoek liet zien dat de cognitieve klachten geen aparte factor vormen, maar onderdeel zijn van een cluster waar tevens klachten als hoofdpijn, duizeligheid, vermoeidheid en angst onder vallen (De Koning et al. 2016). Cognitieve klachten lijken dus veeleer een representatie te zijn van 'mentaal niet-welbevinden'. Er zijn aanwijzingen dat het bestaan van (cognitieve) klachten na licht THL gezien moet worden in het licht van psychische spanningen, met significante correlaties met angst, depressie en posttraumatische stress (PTSS). Tevens blijken factoren als vermoeidheid, stress en een lager opleidingsniveau gerelateerd aan aanwezigheid van cognitieve klachten en ook de kans op onderpresteren bij een NPO te vergroten (Stulemeijer et al. 2007a, b).

Diverse studies naar symptoomvaliditeit bij licht THL constateerden dat onderpresteren in deze groep frequent voorkomt (25–30 %) Onderpresteren komt ook significant vaker voor bij patienten met licht THL dan bij patienten met ernstig THL. De neuropsychologische testscores bij deze patiënten vallen zelfs lager uit dan de scores van patiënten met ernstig THL (Green et al. 2019). Het hebben van veel cognitieve klachten blijkt op termijn een belangrijke negatieve factor voor herstel op het niveau van het dagelijks leven, zoals bij het hervatten van werk en het vervullen van sociale rollen (participatie) (Van der Naalt et al. 2017). De relatie met psychische stress suggereert dat het voor deze patiënten moeilijk is op een constructieve manier om te gaan met de ervaren problemen (coping). In het bijzonder een aanwezige passieve copingstijl, dat wil zeggen op problemen reageren met piekeren en somber worden en focussen op de negatieve emoties, draagt bij aan een ongunstig herstelpatroon.

11.2.4 Behandelmogelijkheden na licht THL

Op basis van de beschikbare kennis kan worden geconcludeerd dat er in de acute-subacute fase na licht THL, lichte cognitieve *stoornissen* kunnen worden aangetoond in mentaal tempo, aandacht, geheugen en planning, maar dat deze op termijn vrijwel volledig herstellen. Daarentegen kunnen cognitieve *klachten* langdurig blijven bestaan en patiënten ernstig belemmeren. Deze klachten blijken vrijwel niet gerelateerd aan cognitieve stoornissen, als indicatie van hersenschade, maar grotendeels samen te hangen met psychische stress, waar patiënten niet adequaat mee om kunnen gaan (copingstijl). Dit impliceert dat (neuro)psychologische behandelingen zich voornamelijk zouden moeten richten op de cognitieve klachten en factoren die deze in stand houden.

Er zijn diverse vormen van psychotherapie die geschikt kunnen zijn voor het behandelen van de psychologische factoren rondom licht THL; doorgaans worden deze na de (sub)acute fase poliklinisch aangeboden. De meest toegepaste methode is cognitieve gedragstherapie (CGT). Deze vorm van therapie richt zich op gedachten en overtuigingen van mensen die tot het problematisch functioneren en de bijbehorende psychische klachten leiden. De therapie heeft tot doel deze disfunctionele gedachten en overtuigingen, die als bepalende factoren worden gezien voor vertoond gedrag en ervaren emoties, te veranderen. CGT wordt doorgaans gegeven door GZ-psychologen of psychologisch specialisten, werkzaam in eigen praktijk of een GGZ-instelling. Wat betreft de werkzaamheid kan CGT effectief zijn na licht THL, ondanks het feit dat er grote verschillen zijn tussen studies met betrekking tot design, methodologische kwaliteit en moment van aanbieden (tijd sinds THL) (Mikolic et al. 2019; Minen et al. 2019; Thomas et al. 2017). De effecten hebben betrekking op het verminderen van (cognitieve) klachten en het verbeteren van stemming, angst en slaap. Er is echter geen duidelijkheid over welke kenmerken van patiënten de kans op succes vergroten en wat het beste tijdstip is voor een dergelijke behandeling. Ook zijn er aanwijzingen dat een vroegtijdige, telefonische interventie mogelijk even effectief kan zijn als CGT (Scheenen et al. 2017b).

Andere vormen van psychotherapie, zoals *Mindfullness* of *Acceptance and Commitment Therapy (ACT)*, die meer gericht zijn op het leren accepteren van de aanwezige beperkingen, zouden mogelijk ook geschikt kunnen zijn voor de problemen die licht THL-patiënten kunnen ervaren. Er ontbreken thans echter zorgvuldige, gecontroleerde effect studies. *EMDR (Eye Movement Desensitization and Reprocessing)* is een behandelmethode die zeer werkzaam is gebleken in de behandeling van posttraumatische stress (PTSS)-klachten. Dergelijke klachten blijken ook frequent voor te komen na licht THL, wat inhoudt dat voor deze groep EMDR ook een mogelijk werkzame behandeling zou kunnen zijn. Er is tot nu toe alleen een pilotonderzoek uitgevoerd waarin EMDR in een RCT-design vroegtijdig, op de SEH, aan patiënten is aangeboden, met veelbelovende resultaten.

Samenvattend zijn er aanwijzingen dat vormen van psychotherapie, met name CGT, effectief kunnen zijn bij patiënten met licht THL, maar dat specifieke kennis over welke vorm van therapie op welk moment voor welke patiënt het meest geschikt is vooralsnog ontbreekt. Daarbij weten we dat een deel van de patiënten met licht THL, zelfs na (verschillende) behandeling(en), niet alleen op termijn klachten blijft houden, maar hierdoor ook ernstig belemmerd wordt in het dagelijks functioneren. Dit is een groep die toenemend toevlucht zoekt in therapeutische interventies waarvoor thans nog geen wetenschappelijk bewijs bestaat, zoals de *Cognitive FX*-behandeling in Utah, Verenigde Staten (zie ▶ box 3.3).

11.3 Middelzwaar en ernstig THL

Bij het merendeel van de patiënten die een middelzwaar tot ernstig THL opgelopen hebben is er met beeldvorming (CT, MRI) aantoonbare hersenschade. Deze schade kan zowel diffuse traumatische axonale schade (DAI) betreffen, als focale contusiehaarden; deze laatste zijn vaak gelokaliseerd in de (pre)frontale cortex (zie ook ▶ H. 9). Bij deze groep patiënten is er vrijwel altijd sprake van neuropsychologische restverschijnselen, die ernstiger zijn dan in de groep patiënten met licht THL, en die doorgaans niet volledig herstellen (Rabinowitz et al. 2018; Ruttan et al. 2008). Binnen deze groep patiënten is een sterke relatie aangetoond tussen ernst van de cognitieve restverschijnselen en ernst van het hersenletsel (zie ook ▶ H. 4). De aanwezigheid van diffuse traumatische axonale schade is gerelateerd aan stoornissen in mentaal tempo, aandacht en executieve stoornissen (Rabinowitz et al. 2018), terwijl de aanwezigheid van focaal frontaal letsel gerelateerd blijkt aan zowel stoornissen in executief functioneren als problemen in sociale cognitie en gedragsveranderingen (Spikman et al. 2000, 2010a, 2012).

11.3.1 Cognitieve stoornissen

Snelheid van informatieverwerking, aandacht en executieve functies

Een van de meest consistente gevolgen van middelzwaar en ernstig THL is een vertraagd tempo van informatieverwerking, dat in het eerste jaar na trauma wel kan verbeteren maar zelden volledig herstelt (Azouvi et al. 2017; Mathias en Wheaton 2007). Deze mentale traagheid wordt wel als de kern van de cognitieve problemen van deze patiënten beschouwd, aangezien veel situaties in het dagelijks leven een beroep doen op de snelheid van informatieverwerking. Aandachtstoornissen zijn gerelateerd aan vertraagde informatieverwerking. Een kernaspect van aandacht is namelijk selectiviteit. Aangezien het menselijk informatieverwerkingssysteem beperkingen kent in de hoeveelheid informatie die per tijdseenheid verwerkt kan worden, moet selectie plaatsvinden. Typische aandachtsproblemen na THL betreffen sneller afgeleid te zijn, de aandacht niet goed kunnen verdelen onder tijdsdruk en moeite om zich langere tijd te concentreren.

Bij een deel van de patiënten kunnen deze problemen verklaard worden vanuit de vertraagde snelheid van informatieverwerking, bij anderen is vooral vertraging in de complexe aandachtstaken aanwezig en is de hogere orde controle van aandacht aangedaan (Azouvi et al. 2017; Spikman et al. 1996, 2000). Dit is een aspect van de executieve functies, waarvoor de prefrontale hersengebieden van belang zijn. Executieve functies omvatten het organiseren, plannen, initiëren, flexibel uitvoeren, controleren, reguleren en evalueren van taken. Stoornissen in deze functies manifesteren zich met name in complexe, ongestructureerde situaties, waardoor patiënten externe *cues* en aansturing nodig hebben (Boelen et al. 2012).

Geheugen

Geheugenstoornissen komen voor in het acute stadium van middelzwaar en ernstig THL, en kunnen in de chronische fase blijven bestaan. Na het oplopen van een middelzwaar-ernstig THL is er sprake van een amnesie rondom deze gebeurtenis: er is sprake van posttraumatische amnesie (zie ook ▶ H. 1). Ook wanneer patiënten wel weer volledig helder en bewust zijn, is er doorgaans sprake van blijvende, anterograde geheugenstoornissen, die zowel het onthouden van verbale als non-verbale informatie kunnen betreffen. De klachten die patiënten rapporteren zijn het niet goed kunnen onthouden van nieuwe informatie, moeilijk op namen of woorden komen of afspraken vergeten. Met name het aanleren, dus het inprenten van nieuwe informatie is gestoord en dit heeft deels te maken met het vertraagde tempo van informatieverwerking. Maar ook het onthouden van de ingeprente informatie en deze weer opdiepen uit het geheugen blijkt vaak verzwakt te zijn, met name wanneer er aanwijzingen zijn voor temporaal gelokaliseerde schade.

Ook voor geheugenstoornissen geldt dat er in het eerste jaar na het trauma enig herstel kan worden aangetoond, maar dat er desondanks op de langere termijn sprake is van blijvende stoornissen (Vakil 2005).

Emotie, gedrag en sociale cognitie

Na middelzwaar en ernstig THL kunnen veranderingen in gedrag en emoties voorkomen; deze zijn soms dermate ingrijpend dat partners en familieleden van patiënten deze ervaren als karakter- en persoonlijkheidsveranderingen (zie ook ▶ H. 12). Kenmerkend hiervoor zijn een verminderd vermogen zich in anderen te kunnen verplaatsen of met hen rekening te houden, een verminderde initiatiefname en het vertonen van ontremd of sociaal ongepast gedrag. Patiënten kunnen emotioneel vervlakt overkomen, maar ook kan er sprake zijn van woedeaanvallen. Vroeger werd dit aangeduid met de term frontaal syndroom, wat een verband met lokalisatie in de hersenen suggereerde, terwijl kenmerken van dit syndroom ook werden aangetroffen bij schade in andere hersengebieden. De naam van dit syndroom is daarom vervangen door de gedragsmatige beschrijving dysexecutief syndroom (zie ▶ box 11.2). De term dysexecutief syndroom betreft een breder spectrum van gedragsveranderingen met executieve problemen waaronder (gedesorganiseerd taakgedrag), apathie, gebrek aan drive en ongepast sociaal gedrag.

Dergelijke gedragsveranderingen, die zich vaak in sociale situaties manifesteren en een negatieve invloed hebben op interpersoonlijke relaties, komen voort uit stoornissen in de sociale cognitie wat een subcategorie is van het dysexecutief syndroom. Sociale cognitie is het vermogen om sociale informatie, zoals emotionele gezichtsexpressies van anderen, goed te verwerken en deze informatie te gebruiken om anderen te begrijpen en hier vervolgens op passende wijze op te reageren (Van Rijn et al. 2012). Patiënten met middelzwaar en ernstig THL hebben stoornissen in het herkennen van emotionele gezichtsexpressies, in perspectiefname (het inschatten van gevoelens en gedachten van anderen) en in gedrags- en emotieregulatie (Babbage et al. 2011; Spikman et al. 2012).

Dergelijke stoornissen blijken tevens vaak samen te hangen met een beperkt ziekte-inzicht. Patiënten hebben zelf geen of nauwelijks besef van de veranderingen in hun gedrag en de gevolgen daarvan voor het dagelijks leven. Hieraan gerelateerd is vaak een opvallend ontbreken van lijdensdruk. Het lijkt of de ingrijpende veranderingen door het hersenletsel – zoals verlies van werk, sociale relaties, toekomstperspectief of autonomie – nauwelijks emotionele impact op patiënten hebben. Veel patiënten hebben daarnaast onrealistische verwachtingen over een volledig en succesvol herstel.

In de eerste fase na ernstig THL komen affectieve problemen, zoals somberheid of angst, minder vaak voor. Ook rapporteren patiënten vaak opvallend weinig klachten. Na verloop van tijd kan er echter door voortschrijdend/herstellend ziekte-inzicht wel degelijk een toenemend besef van verlies ontstaan, hetgeen samen kan gaan met affectieve problemen (Kumar et al. 2017).

Overige domeinen

Taalstoornissen na ernstig THL betreffen met name woordvindings- en benoemstoornissen, verminderde woordvloeiendheid en verminderd begrip van complexe taal. Klassieke afasiesyndromen komen weinig voor, maar kunnen soms ontstaan bij laesies in de dominante hemisfeer. Agnosieën, ruimtelijke perceptiestoornissen of een hemineglect zijn eveneens zeldzaam, maar kunnen soms optreden bij forse schade in de voor deze functies belangrijke gebieden. Middelzwaar tot ernstig THL geeft niet zonder meer intelligentieverval. Wanneer de tempo-onderdelen van een IQ-test buiten beschouwing worden gelaten blijkt vaak dat patiënten intellectueel nog wel op premorbide niveau functioneren, hoewel bij patiënten met zeer ernstig letsel doorgaans wel een afname van het vermogen tot logisch redeneren en abstraheren aanwezig is.

Box 11.2 Frontaal syndroom

Frontaal syndroom was de term die gebruikt werd wanneer er na ernstig bilateraal prefrontaal letsel sprake was van forse gedrags- en persoonlijkheidsveranderingen (Devinski 1992). Essentiële kenmerken van dit syndroom betroffen:
- ontremming en impulsiviteit m.b.t. denken, doen en emoties;
- gebrek aan spontaniteit en initiatief;
- het onvermogen om in complexe sociale situaties gepast te reageren;
- het onvermogen tot plannen, organiseren en uitvoeren van complexe taken.

Dit ging doorgaans gepaard met afleidbaarheid, gebrek aan inzicht en afwezigheid van lijdensdruk.

In de praktijk bleken de gevolgen van frontale schade zich zeer divers te manifesteren. Bovendien konden dergelijke veranderingen ook aangetroffen worden bij patiënten die schade hadden in andere hersengebieden. Om die redenen waren Baddeley en Wilson (1988) van oordeel dat de term 'frontaal syndroom' te weinig verklarend was en onterecht een lokalisatie suggereerde. Zij stelden dat een gedragsmatige beschrijving meer recht zou doen aan het fenomeen en introduceerden de term *dysexecutief syndroom*. Hieronder vielen dezelfde clusters aan veranderingen, zoals ongepast sociaal gedrag, ongeorganiseerd taakgedrag en apathie en gebrek aan *drive*. Ze ontwikkelden een vragenlijst (DEX: *Dysexecutive Questionnaire*) en een neuropsychologische testbatterij (BADS: *Behavioural Assessment of the Dysexecutive Syndrome*) om deze veranderingen te meten. De DEX meet het hele spectrum aan gedragsveranderingen, de BADS testbatterij in feite alleen de veranderingen op het gebied van planning en regulatie in complexe taken.

Tekin en Cummings (2002) betogen dat er een onderscheid gemaakt moet worden tussen gebieden binnen de prefrontale cortex die als onderdeel van afzonderlijke circuits verschillende functies bedienen. Het dorsolaterale prefrontale circuit zou met name betrokken zijn bij planning en regulatie van complexe taken, dus *executief functioneren*. Het orbitofrontale circuit is cruciaal voor adequaat sociaal-interpersoonlijk gedrag, oftewel *sociale cognitie*: het waarnemen van relevante sociale informatie en op basis hiervan het perspectief van de ander begrijpen en empathie hebben, en het eigen gedrag afstemmen op de ander. Het gyrus cinguli anterior circuit, ten slotte, is van belang voor *drive* en initiatiefname.

In de klinisch neuropsychologische praktijk worden tegenwoordig executief functioneren en sociale cognitie als twee afzonderlijke domeinen beschouwd, waarbinnen er diverse tests beschikbaar zijn om aspecten van deze domeinen te meten. Het onderscheid is ten dele artificieel: op hersenniveau zijn dit interacterende, prefrontaal gereguleerde functies, en ook taken en situaties in het dagelijks leven doen zelden alleen een beroep op een afzonderlijk domein. Desondanks is het onderscheid tussen executieve functies en sociale cognitie relevant binnen neuropsychologische diagnostiek en behandeling. Selectieve testmethoden maken het mogelijk om specifieke (deel)stoornissen te onderscheiden, en hierop gericht de behandeling af te stemmen.

11.3.2 Behandelmogelijkheden na middelzwaar en ernstig THL

Gezien de veelal blijvende tekorten in cognitie, emotie en gedrag na middelzwaar tot ernstig THL is een belangrijke vraag in hoeverre met behandeling nog verbetering in functioneren bereikt kan worden. Neuropsychologische revalidatie omvat behandelmethoden die gericht zijn op de neuropsychologische gevolgen van hersenschade, ofwel op het verbeteren van de stoornissen zelf (*het restauratieve model*) dan wel op het compenseren voor de stoornissen en er beter mee leren omgaan (*het compensatoire model*).

Onder het restauratieve model vallen de zogenaamde functietrainingen, ook wel omschreven als cognitieve hertraining of '*the mental muscle approach*'. Door het herhaald uitvoeren van oefeningen, veelal met behulp van een computertaak, die de beschadigde hersengebieden moeten stimuleren, wordt herstel van de betreffende cognitieve functie beoogd. Voorbeelden zijn het herhaaldelijk spelen van een 'memory'-achtig spel met als doel het geheugen te verbeteren, of het voortdurend uitvoeren van een reactiesnelheidstaak met als doel het mentaal tempo te verbeteren. Hoewel deze aanpak zowel patiënten als behandelaren aanspreekt en dergelijke programma's met veel enthousiasme worden aangeboden, is er geen bewijs voor werkzaamheid. Dergelijke behandelingen leiden uiteindelijk niet tot een verbetering van functioneren in het dagelijks leven, wat het doel zou moeten zijn. Herhaald oefenen resulteert soms in een verbetering op de taak zelf, en ook op cognitieve taken die erg lijken op de getrainde taak (*'near' transfer effects*), maar niet tot verbetering op geheel andere taken in het dagelijks leven die dezelfde cognitieve functie aanspreken (*'far' transfer effects*) (Cicerone et al. 2000, 2019). Cicerone betoogt dat de relevantie van neuropsychologische revalidatiebehandelingen juist gelegen moet zijn in de transfer naar het dagelijks leven van patiënten en dat effecten van behandelingen daarom op participatieniveau gemeten moeten worden.

Behandelmethoden die een beroep doen op compensatie zijn vaardigheidstraining en strategietraining. Vaardigheidstraining betreft interventies waarin patiënten, net als bij functietraining, herhaaldelijk een taak oefenen. Anders dan bij functietraining is niet de verbetering van een onderliggende cognitieve functie het doel, maar alleen het aanleren van de (meestal complexe) taak zelf. Er wordt dus een specifieke activiteit aangeleerd door gebruik te maken van intacte leercapaciteiten. Generalisatie wordt hierbij niet beoogd, maar wel beter zelfstandig functioneren in voor de patiënt relevante taken, bijvoorbeeld koffiezetten of een taxi bestellen. Bij patiënten die cognitief niet te zeer zijn aangedaan is strategietraining een mogelijke optie. Een strategie is een algemene, abstracte, *top-down* aanpak, waarmee beter functioneren door middel van herstructurering van taken en betere controle van het gedrag beoogd wordt. De patiënt moet zelf in staat zijn deze algemene strategie toe te snijden op specifieke taaksituaties. Zowel vaardigheids- als strategietraining kan werkzaam zijn en tot beter functioneren leiden van patiënten met ernstig THL, zowel wat betreft cognitieve stoornissen in aandacht en geheugen als complexe informatieverwerking.

In Nederlands zijn twee succesvolle strategietrainingen ontwikkeld voor executievefunctiestoornissen (Spikman et al. 2010b) en sociale-cognitiestoornissen (Westerhof et al. 2017) na THL. Alle in Nederland beschikbare werkzame neuropsychologische revalidatiebehandelingen staan vermeld in de *Richtlijn Neuropsychologische Revalidatie* (Van Heugten et al. 2017). Dergelijke behandelingen doen een beroep op motivatie en gedragscontrole en zijn daarmee niet voor alle patiënten geschikt. Met name patiënten met een gebrek aan ziekte-inzicht of ernstige gedragsstoornissen zullen hier niet van kunnen profiteren. Verder is het zo dat dergelijke neuropsychologische revalidatiebehandelingen weliswaar kunnen leiden tot verbeterd functioneren in het dagelijks leven, maar niet tot volledig herstel en een terugkeer naar het premorbide niveau.

11.4 Keuzes in diagnostiek en behandeling

De ernst van het THL is een belangrijke factor voor de inschatting van verwachte gevolgen van het letsel en is bepalend voor keuzes ten aanzien van de neuropsychologische diagnostiek en behandeling.

Het merendeel van de patiënten met licht THL herstelt cognitief goed, met op termijn hooguit nog milde tekorten in aandacht en geheugen die de belastbaarheid enigszins kunnen belemmeren maar over het algemeen hanteerbaar zijn voor patiënten. Voor de kleine groep patiënten die persisterende (cognitieve) klachten ontwikkelt die soms tot volledig disfunctioneren leiden, is er geen reden te veronderstellen dat cognitieve stoornissen door hersenschade hieraan ten grondslag liggen. Onderzoek heeft laten zien dat het ervaren van klachten bij deze groep patiënten veelal samenhangt met psychologische factoren, zoals stress, vermoeidheid en een inadequate copingstijl. Tevens is er een grotere kans op onderpresteren. Een NPO voor deze patiënten kan bestaan uit een zeer kort testonderzoek, alleen gericht op mentaal tempo, aandacht en geheugen, met daarnaast een uitgebreid vragenlijstonderzoek om persoonlijke factoren in kaart te brengen, als ook een SVT.

Bij de kleinere groep patiënten met middelzwaar en ernstig hersenletsel is daarentegen de kans op neuropsychologische gevolgen aanzienlijk. Bij een deel van deze patiënten zijn er ook stoornissen in 'prefrontaal gereguleerde' functies zoals executief functioneren en sociale cognitie, wat vaak samengaat met verminderd ziekte-inzicht en opvallend weinig klachten. Een uitgebreid neuropsychologisch testonderzoek is daarom van belang om goed aan het licht te brengen welke stoornissen er zijn, zodat dit niet onderschat wordt. Het vragenlijstonderzoek kan kort, en symptoomvaliditeitstests hebben doorgaans geen toegevoegde waarde (zie ◘ Fig. 11.2).

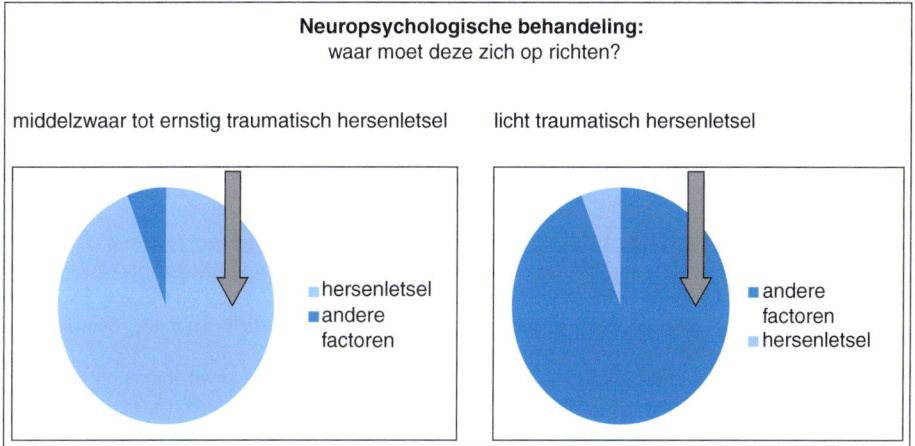

◘ Figuur 11.2 Perspectief van neuropsychologische behandeling in relatie tot de ernst van het traumatisch hersenletsel

Wat betreft neuropsychologische behandeling kan gesteld worden dat deze zich bij de groep met licht THL zal moeten richten op de cognitieve klachten en de factoren die deze in stand houden. Bij de groep met middelzwaar tot ernstig THL zal neuropsychologische behandeling zich juist rechtstreeks op de neuropsychologische stoornissen moeten richten en hoe de patiënt hiermee om kan gaan.

Verder lezen

Van Heugten C, Bertens D, Spikman JM. Richtlijn Neuropsychologische Revalidatie. NIP (via ▶ https://www.psynip.nl/wp-content/uploads/2016/11/1.-Richtlijn-Neuropsychologische-revalidatie.pdf). 2017.

Literatuur

Azouvi P, Arnould A, Dromer E, Vallat-Azouvi C. Neuropsychology of traumatic brain injury: an expert overview. Revue Neurologique. 2017;173:461–72.

Babbage DR, Yim J, Zupan B, Neumann D, Tomita MR. Willer B. Meta-analysis of facial affect recognition difficulties after traumatic brain injury. Neuropsychology 2011;25: 277–85.

Baddeley AD, Wilson B. Frontal amnesia and the dysexecutive syndrome. Brain Cogn. 1988;1988(7):212–30.

Boelen D, Fasotti L & Spikman JM. Aandacht en executieve functies. In: Klinische Neuropsychologie (R Kessels, P Eling, R Ponds, JM Spikman & M van Zandvoort, redactie). Boom: Amsterdam; 2012.

Carroll LJ, Cassidy JD, Cancelliere C, Côté P, Hincapie CA, Kristman VL, et al. Systematic review of the prognosis of mild traumatic brain injury in adults: cognitive, psychiatric and mortality outcomes. Arch Phys Med Rehabil. 2014;95:152–73.

Cicerone KD, Dahlberg C, Kalmar K, Langenbahn DM, Malec JF, Bergquist TF, et al. Evidence-based cognitive rehabilitation: recommendations for clinical practice. Arch Phys Med Rehabil. 2000;81:1596–615.

Cicerone KD, Goldin Y, Ganci K, Rosenbaum A, Wethe JV, Langenbahn DM, et al. Evidence-based cognitive rehabilitation: systematic review of the literature from 2009 through 2014. Arch Phys Med Rehab. 2019;100:1515–33.

De Freitas Cardoso MG, Faleiro RM, De Paula JJ, Kummer A, Caramelli P, Teixeira AL et al. Cognitive impairment following acute mild traumatic brain injury. Frontiers Neur. 2019;10: article 198.

De Koning ME, Gareb B, El Moumni M, Scheenen ME, Van der Horn HJ, Timmerman ME, et al. Subacute posttraumatic complaints and psychological distress in trauma patients with or without traumatic brain injury. Injury. 2016;47:2041–7.

Devinski O, D'Esposito M, editors. Neurology of cognitive and behavioral disorders. Oxford University-Press; 1992. ISBN 9780195137644.

Dikmen S, Machamer J, Temkin N. Mild traumatic brain injury: longitudinal study of cognition, functional status and post-traumatic symptoms. J of Neurotrauma. 2017;34:1524–30.

Frenette LC, Tinawi S, Correa JA, Alturki AY, LeBlanc J, Feyz M, et al. Early detection of cognitive impairments with the Montreal Cognitive Assessment in patients with uncomplicated and complicated mild traumatic brain injury. Brain Inj. 2017;33:189–97.

Green P, Flaro L, Courtney J. Examining false positives on the word memory test in adults with mild traumatic brain injury. Brain Inj. 2019;23:741–50.

Heitger MH, Jones RD, Dalrymple-Alford JC, Frampton CM, Ardagh MW, Anderson TJ. Motor deficits and recovery during the first year following mild closed head injury. Brain Inj. 2006;20:807–24.

Karr JE, Areshenkoff CN, Garcia-Barrera MA. The neuropsychological outcomes of concussion: a systematic review of meta-analyses on the cognitive sequelae of mild traumatic brain injury. Neuropsychology. 2014;28:321–36.

Kumar KS, Samuelkamaleshkumar S, Viswanathan A, Macaden A. Cognitive rehabilitation for adults with traumatic brain injury to improve occupational outcomes. Cochrane Database Syst Rev. 2017;20:CD007935.

Mathias JL, Wheaton P. Changes in attention and information-processing speed following severe traumatic brain injury: a meta-analytic review. Neuropsychology. 2007;2:212–23.

Minen M, Jinich S, Vallespir Ellet G. Behavioral therapies and mind-body interventions for posttraumatic headache and post-concussive symptoms: a systematic review. Headache. 2019;59:151–63.

Mikolic A, Polinder S, Retel Helmrich IRA, Haagsma JA, Cnossen MC. Treatment for posttraumatic stress disorder in patients with a history of traumatic brain injury: a systematic review. Clinical Psych Review. 2019;93:101776.

Prince C, Bruhns ME. Evaluation and treatment of mild traumatic brain injury: the role of neuropsychology. Brain Sc. 2017:7. pii: E105.

Rabinowitz AR, Hart T, Whyte J, Kim J. Neuropsychological recovery trajectories in moderate to severe traumatic brain injury: influence of patient characteristics and diffuse axonal injury. J Int Neuropsych Soc. 2018;24:237–46.

Ruttan L, Martin K, Liu A, Colella B, Green RE. Long-term cognitive outcome in moderate to severe traumatic brain injury: a meta-analysis examining timed and untimed tests at 1 and 4.5 or more years after injury. Arch Med Phys Rehabil. 2008;89:S69–76.

Scheenen ME, Spikman JM, De Koning ME, Van der Horn HJ, Roks G, Hageman G, et al. Patients 'at risk' of suffering from persistent complaints after mild traumatic brain injury: the role of coping, mood disorders and post-traumatic stress. J. of Neurotrauma. 2017a;34:31–7.

Scheenen ME, Visser-Keizer AC, Van der Naalt J, Spikman JM. Cognitive behavioral intervention compared to telephone counselling early after mild traumatic brain injury: a randomized trial. J of Neurotrauma. 2017b;34:2713–20.

Spikman JM, Van Zomeren AH, Deelman BG. Deficits of attention after closed head injury: slowness only? J Clin Exp Neuropsychol. 1996;18:755–67.

Spikman JM, Deelman BG, Van Zomeren AH. Executive functioning, attention and frontal lesions in patients with chronic CHI. J Clin Exp Neuropsychol. 2000;22:325–38.

Spikman JM, Boelen D, Lamberts KF, Brouwer WH, Fasotti L. Effects of a multifaceted treatment program for exeutive dysfunction after acquired brain injury on indications of executive functioning in daily life. J Int Neuropsych Soc. 2010b;16:118–29.

Spikman JM, Timmerman ME, Milders MV, Veenstra WS, Van der Naalt J. Social cognition impairments in relation to general cognitive deficits, injury severity and prefrontal lesions in traumatic brain injury patients. J Neurotrauma. 2012;29:101–11.

Spikman JM, Van der Naalt J. Indices of impaired self-awareness in traumatic brain injury patients with focal frontal lesions and executive deficits: implications for outcome measurement. J Neurotrauma. 2010a;27:1195–202.

Stulemeijer M, Andriessen TM, Brauer JM, Vos PE, Van der Werf S. Cognitive performance after mild traumatic brain injury: the impact of poor effort on test results and its relation to distress, personality and litigation. Brain Inj. 2007a;21:309–18.

Stulemeijer M, Vos PE, Bleijenberg G, Van der Werf SP. Cognitive complaints after mild traumatic brain injury: things aren not always what they seem. J Psychosomatic Res. 2007b;63:637–45.

Tekin S, Cummings JL. Frontal-subcortical neuronal circuits and clinical neuropsychiatry: an update. Psychosom Res. 2002;53:647–54.

Thomas RE, Alves J, Vaska MM Magalhaes R. Therapy and rehabilitation of mild brain injury/concussion: systematic review. Rest Neur and Neurosc. 2017;35:643–66.

Van der Horn HJ, De Haan S, De Groot JC, Spikman JM, Van der Naalt. Clinical relevance of microhemorrhagic lesions in subacute mild traumatic brain injury. BIAB. 2018;12:912–6.

Van der Naalt J, Timmerman ME, De Koning ME, Van der Horn HJ, Scheenen ME, Jacobs B, et al. Early predictors of outcome after mild traumatic brain injury (UPFRONT): an observational cohort study. Lancet Neur. 2017;16:532–40.

Van Rijn S, van 't Wout M, Spikman JM. Emotie en sociale cognitie. In: Klinische Neuropsychologie (R Kessels, P Eling, R Ponds, JM Spikman & M van Zandvoort, redactie). Boom: Amsterdam; 2012.

Vakil E. The effect of moderate to severe traumatic brain injury (TBI) on different aspects of memory: a selective review. J Clin Exp Neuropsychol. 2005;27:977–1021.

Westerhof-Evers HJ, Visser-Keizer AC, Fasotti L, Schonherr MC, Vink M, Van der Naalt J, et al. Effectiveness of a treatment for impairments in social cognition and emotion regulation (T-ScEmo) after traumatic brain injury: a randomized controlled trial. Head Trauma Rehabil. 2017;32:296–307.

Neurorevalidatie

G. M. Ribbers

Samenvatting

Traumatisch hoofd-/hersenletsel (THL) is de belangrijkste oorzaak van neurologische beperkingen bij jongvolwassenen. Aanwezige somatische, cognitieve en gedragsmatige gevolgen kunnen uiteindelijk leiden tot problemen in sociaal-maatschappelijke rolinvulling in het gezin, bij recreatieve activiteiten en werk. De gevolgen kunnen een negatieve rol blijven spelen in het leven van de patiënt en diens naasten. Revalidatie is gericht op het behandelen en voorkomen van deze gevolgen, waarbij de omgeving van de patiënt betrokken wordt. Het model van de *International Classification of Functioning, Disability and Health* (ICF) fungeert als kader voor de vervolgzorg. Zowel fysieke problemen als gedragsmatige veranderingen zijn van invloed op het revalidatieproces. Revalidatie start vroeg, bij voorkeur al tijdens opname in het ziekenhuis en zelfs jaren na ontstaan van het letsel kan consultatie van de revalidatiearts noodzakelijk zijn. Dit vraagt om geïntegreerde ketenzorg met deskundigheid van gespecialiseerde teams van artsen, verpleegkundigen, paramedici en psychologen met langdurige monitoring.

- **Leeswijzer**

In dit hoofdstuk wordt ingegaan op de rol van de revalidatiegeneeskunde in het behandelproces van patiënten met traumatisch hoofd-/hersenletsel (THL). Veelvoorkomende problemen op somatisch en neuropsychologisch vlak worden besproken, waarbij de patiënten met middelzwaar en ernstig THL centraal staan. De problematiek van patiënten met licht THL wordt in ▶ H. 3 behandeld. Specifieke kenmerken van middelzwaar en ernstig THL komen ook in ▶ H. 4 aan bod. Cognitieve problemen en de specifieke behandeling daarvan zijn in ▶ H. 11 besproken. De gevolgen voor werk en inkomen worden apart beschreven in ▶ H. 14.

© Bohn Stafleu van Loghum is een imprint van Springer Media B.V., onderdeel van Springer Nature 2022
J. van der Naalt en B. Jacobs (Red.), *Handboek traumatisch hersenletsel*,
https://doi.org/10.1007/978-90-368-2659-4_12

12.1 Classificatiemodel – 195

12.2 Tijdsfasen in het revalidatieproces – 196

12.3 Triagering – 197
12.3.1 Criteria – 197
12.3.2 Valkuilen in de triagering – 199

12.4 Gevolgen van traumatisch hoofd-/hersenletsel – 200
12.4.1 Fysieke problemen – 200
12.4.2 Cognitieve stoornissen – 204

12.5 Gedragsregulatiestoornissen – 204
12.5.1 Positieve symptomen (agitatie en agressie) – 205
12.5.2 Negatieve symptomen (apathie en initiatiefarmoede) – 206

12.6 Langetermijngevolgen en kwaliteit van leven – 206

Verder lezen – 207

12.1 Classificatiemodel

Revalidatiegeneeskunde is gericht op het voorkómen en beperken van de gevolgen van aandoeningen en ziekten. Het door de Wereldgezondheidsorganisatie (WHO) ontwikkelde *International Classification of Functioning, Disability and Health* (ICF)-model beschrijft het menselijk functioneren in drie domeinen (zie ◘ fig. 12.1). Het model wordt als kader gebruikt in de revalidatiegeneeskunde:
1. Het domein *lichaamsfuncties*. Hierbij is er sprake van stoornissen, zoals spasticiteit, contracturen, afasie, dysartrie, geheugen- of aandachtstoornissen, incontinentie of decubitus. In dit domein wordt iemands potentie beschreven: welke randvoorwaarden zijn er om te functioneren?
2. Het domein *activiteiten*. In dit domein draait het om beperkingen in het activiteitenpatroon, zoals lopen, aankleden, toiletbezoek, huishoudelijke activiteiten, het structureren van de dag of het overbrengen en begrijpen van informatie. Dit domein gaat over het presteren: welke taken kan iemand verrichten?
3. Het domein *participatie*. Hoe is de rol van de patiënt in de samenleving; is bijvoorbeeld terugkeer in de oude gezinsrol, in recreatieve activiteiten of werk haalbaar?

Kortgezegd beschrijft het ICF-model iemands functioneren in 3 P's: *Potentie* (functies en anatomische eigenschappen, het 'stoornisniveau' genoemd), *Prestatie* (het activiteitenniveau) en *Participatie* (rolinvulling in een sociale context). Er bestaat een wisselend verband tussen potentie, prestatie en participatie. Ernstige problemen op het gebied van motoriek, bijvoorbeeld een verlamming, leiden niet per se tot ernstige problemen in de sociale-rolinvulling. Contextuele factoren (persoonlijke en externe) beïnvloeden dit verband. Na traumatisch hoofd-/hersenletsel (THL) kan de aanwezigheid van een mantelzorger beslissend zijn voor de vraag of thuis functioneren haalbaar is en de medewerking van de werkgever voor werkhervatting. Revalidatiegeneeskunde richt zich op al deze domeinen. In ▶ box 12.1 wordt als voorbeeld het probleem spasticiteit uitgewerkt in het ICF-model (zie ook ▶ par. 12.4.1).

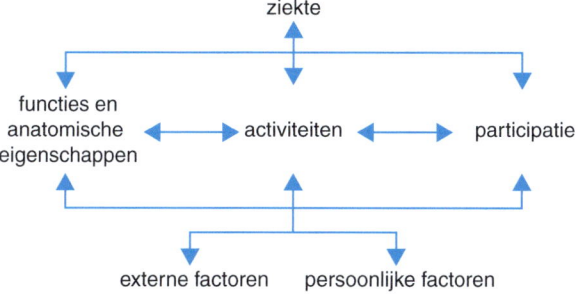

◘ Figuur 12.1   Het ICF-model

> **Box 12.1 Voorbeeld spasticiteit in het ICF-model**
> De behandeling van spasticiteit kan systemisch met orale medicatie, door lokale zenuwblokkades of door injecties in de spastische spier gebeuren. Ook chirurgisch ingrijpen kan geïndiceerd zijn, zoals een achillespeesverlenging bij een spastische spitsvoet. Het optimaliseren van lichaamsfuncties (verminderen van spasticiteit) is gericht op het verbeteren van het vermogen om te presteren (het activiteitenniveau). Door de afgenomen spasticiteit kan de voet beter gepositioneerd worden, waardoor het lopen efficiënter en veiliger wordt. Of de patiënt zijn potentie tot lopen ten volle benut wordt mede bepaald door zijn eigen inzet en de eisen die de omgeving stelt. Contextuele factoren kunnen daarom een verschil verklaren tussen potentie en prestatie, tussen wat iemand kan en feitelijk doet in het dagelijkse leven. Een goede loopfunctie kan daarnaast van belang zijn voor het domein participatie, maar dat hoeft niet per se: voor een tuinman kan een slechte loopfunctie betekenen dat hij zijn werk niet meer kan uitoefenen, maar voor een administratief medewerker hoeft dat niet het geval te zijn.

12.2 Tijdsfasen in het revalidatieproces

In de revalidatie zijn interventies – soms serieel in de tijd, soms parallel – gericht op de domeinen *potentie, prestatie* en *participatie* en op de contextuele factoren waarbij mantelzorgers, kinderen en werkgevers betrokken kunnen worden (Ribbers 2007). Globaal genomen is de (sub)acute fase (tot 3-6 maanden na het letsel) gericht op het verhogen van de domeinen stoornis en activiteiten en de chronische fase op participatie. De acute fase in het ziekenhuis kan weken duren, waarin de nadruk ligt op medische stabilisatie. De revalidatiebehandeling start in die fase met het informeren en betrekken van de familie, preventie en behandeling van complicaties, bijvoorbeeld decubitus en contracturen, en toeleiding naar vervolgzorg (triage). In de klinische revalidatiesetting daarna ligt de nadruk aanvankelijk op het zelfstandig aanbrengen en bewaken van dagstructuur, de zelfverzorging inclusief continentiehandhaving, oriëntatietraining en verkeersveiligheid. Als de patiënt voldoende veilig en zelfstandig in zijn of haar sociale context kan functioneren, volgt ontslag naar huis, veelal gevolgd door poliklinische behandeling waarin terugkeer naar sociaal-maatschappelijke rolvervulling centraal staat. Een klinische opnameduur in het revalidatiecentrum van 50 tot 70 dagen bij een ernstig aangedane patiënt is eerder regel dan uitzondering. Het poliklinisch traject, met gemiddeld twee tot drie behandeldagen per week, ligt vaak tussen de zes en negen maanden. Bij de lichter aangedane patiënt volstaat vaak een poliklinisch traject van voornamelijk neuropsychologische revalidatie.

Zelfs jaren na het trauma kan betrokkenheid vanuit de revalidatiegeneeskunde nodig zijn. In de chronische fase kunnen zich immers nieuwe zorgvragen voordoen, bijvoorbeeld in de overgang van studie naar werk, rondom een promotie of juist bij het verliezen van een baan, bij het zelfstandig gaan wonen, na een geboorte of door scheiding. De revalidatiearts kan in elke fase betrokken worden, vanaf de intensive care tot zelfs jaren na het trauma (Oberholzer en Müri 2019). Soms volstaat een eenmalig advies of eenmalige behandeling, maar ook een klinisch of poliklinisch interdisciplinair revalidatietraject met een team van deskundigen zoals paramedici, psychologen, maatschappelijk werkenden en revalidatieverpleegkundigen kan ingezet worden. Kort na het letsel moet ingeschat worden welke vervolgbehandeling aangewezen is voor een individuele patiënt: medisch specialistische revalidatie, geriatrische revalidatie of wellicht ontslag naar huis met een poliklinisch behandeltraject. Ook doorverwijzing naar een neuropsychiatrische *unit* of een verblijfsplaats in een verpleeghuis behoren tot de mogelijkheden. De mogelijkheden voor behandeling van patiënten met THL hebben zich de afgelopen decennia sterk ontwikkeld (zie ▶ box 12.2).

> **Box 12.2 Ontwikkeling van revalidatie voor NAH-patiënten in vogelvlucht**
> De revalidatie van de patiënt met niet-aangeboren hersenletsel (NAH), met THL en beroerte als meest frequente diagnosen, heeft in de laatste 30–40 jaar een vlucht genomen. De revalidatiegeneeskunde in Nederland heeft zijn wortels in de behandeling van patiënten met reuma aan het einde van de 19e eeuw en van patiënten met amputaties, dwarslaesies en polytraumata tijdens en na de wereldoorlogen in de 20e eeuw. Dit verklaart de aanvankelijke oriëntatie van de revalidatiegeneeskunde op de gevolgen van aandoeningen van het houdings- en bewegingsapparaat. De volwassen hersenen werden gezien als een statisch orgaan. Aan een beschadigd brein viel niet veel te doen buiten het wachten op spontaan herstel.
> Het therapeutisch nihilisme van weleer is sinds de jaren '80 en '90 van de vorige eeuw vervangen door het inzicht dat een beschadigd brein wel degelijk herstelvermogen heeft. Het belang van revalidatie na is inmiddels onomstreden. Hierbij is het aandachtsgebied verbreed van het houdings- en bewegingsapparaat naar cognitie, gedragsregulatie en afasie. Deze ontwikkelingen hebben de perspectieven voor NAH-patiënten verbeterd, maar ook uitdagingen gecreëerd op het vlak van capaciteit en coördinatie van zorg.

12.3 Triagering

12.3.1 Criteria

Naast de rol als medebehandelaar is de revalidatiearts in het ziekenhuis verantwoordelijk voor het begeleiden naar een geschikt vervolgtraject. Er is een indicatie voor medisch specialistische revalidatie als er sprake is van complexe samenhangende motorische, sensorische, cognitieve, communicatieve en/of gedragsregulatieproblemen die de patiënt belemmeren in zijn activiteiten en in zijn sociaal-maatschappelijke rol. Exclusiecriteria zijn factoren die de revalidatie belemmeren, zoals bepaalde comorbiditeit, gedragsproblematiek, premorbide psychiatrische problematiek en middelenmisbruik, blijvend ontbrekende leerbaarheid of afwezigheid van enige motivatie bij de patiënt en mantelzorgers (Indicatiestelling Medisch Specialistische Revalidatie 2016).

In de praktijk wordt de patiënt met THL naar de medisch specialistische revalidatie verwezen als deze nieuwe informatie kan onthouden (en dus uit de fase van posttraumatische amnesie (PTA) is) en cognitief en fysiek twee tot drie sessies van 15 minuten therapie per dag kan volhouden. Vaak wordt hierbij de *Rancho Los Amigos-Revised* meetschaal gehanteerd. Dat is een beschrijving in vijf *niveaus* van oplopende ernst van de cognitieve beperkingen en de mate waarin begeleiding noodzakelijk is (◘ tab. 12.1).

Tabel 12.1	Rancho Los Amigos-Revised meetschaal
Ernst	Beschrijving van ernst van problemen ten gevolge van traumatisch hoofd-/hersenletsel en interferentie met dagelijks functioneren en maatschappelijke participatie
niveau 1	**Lichte problemen** *Rancho Los Amigos-Revised: level X* Gedrag is doelgericht en adequaat: aangepast zelfstandig functioneren op alle domeinen. Kan in allerlei situaties (on)bekende taken overzien en volhouden met voldoende tijd, pauzes, gebruik van compensatiestrategieën en hulpmiddelen. *Rancho Los Amigos- Revised: level IX* Gedrag is doelgericht en adequaat: aangepast zelfstandig functioneren op alle domeinen kan met standby assistentie op afroep. Kan met hulp op afroep bekende taken overzien en minimaal twee uur volhouden met voldoende tijd, pauzes, gebruik van compensatiestrategieën en hulpmiddelen. Is zich bewust van en kan met hulp reageren op andermans gevoelens en behoeften.
niveau 2	**Matig-ernstige problemen** *Rancho Los Amigos-Revised: level VIII* Gedrag is doelgericht en adequaat: standby assistentie is nodig. Kan bekende taken voorbereiden, uitvoeren en één uur volhouden met hulp; op deeltaken zelfstandig. Overziet consequenties met enige hulp en niet volledig: overschat of onderschat zichzelf. Is zich bewust van en kan met hulp reageren op andermans gevoelens en behoeften. Op zichzelf gericht. *Rancho Los Amigos-Revised: level VII* Patiënt handelt automatisch maar adequaat: lichte assistentie bij dagelijkse activiteiten. Kan geautomatiseerde taken uitvoeren en in rustige omgeving 30 minuten volhouden met enige hulp; op deeltaken zelfstandig. Overziet consequenties niet en overschat zichzelf. Is zich niet bewust van andermans gevoelens of behoeften. Herkent onaangepast sociaal gedrag niet.
niveau 3	**Ernstige problemen** *Rancho Los Amigos-Revised: level VI* Gedrag is verward maar adequaat: matige assistentie bij dagelijkse activiteiten. Kan geautomatiseerde taken uitvoeren en in rustige omgeving 30 minuten volhouden met hulp. Geen besef van beperkingen en risico's. Volgt eenvoudige opdrachten op. *Rancho Los Amigos-Revised: level V* Patiënt is verward en inadequaat maar niet geagiteerd: maximale assistentie bij dagelijkse activiteiten. Alert, niet georiënteerd, slechts korte periodes van volgehouden aandacht. Geen besef, reageert adequaat met externe structuur en *cues*, niet doelgericht.
niveau 4	**Zeer ernstige problemen** *Rancho Los Amigos-Revised: level IV* Patiënt is verward, inadequaat en geagiteerd: maximale assistentie bij dagelijkse activiteiten. Verhoogde arousal, korte periodes van volgehouden aandacht. Voert motorische activiteiten uit zonder doel of op verzoek. Niet in staat mee te werken in therapie. Agressie of vluchtgedrag mogelijk.
niveau 5	**Patiënten met vegetatieve en laagbewuste toestandsbeelden (LBS)** Rancho Los Amigos-Revised: *levels I–III* Patiënt heeft behoefte aan totale assistentie. Wisselende responsiviteit op omgevingsstimuli, variërend van geen respons (level I) tot een gelokaliseerde respons (level III).

Patiënten in niveau 1 kunnen bij voldoende mantelzorg veelal direct of na een kort klinisch traject naar poliklinische behandeling. Patiënten in niveau 2 en 3 worden in de regel verwezen voor klinische revalidatie in een revalidatiecentrum. Patiënten in niveau 4 kunnen worden verwezen naar een aantal gespecialiseerde revalidatiecentra, maar soms ook naar verpleeghuizen of neuropsychiatrische afdelingen. Voor deze doelgroep zijn vaak bouwkundige voorzieningen nodig zoals prikkelarme ruimtes, dwaaldetectie en camerabewaking. De mogelijkheden voor doorverwijzing van deze patiënten worden daarom medebepaald door regionale voorzieningen. Het herstel van patiënten die functioneren op niveau 4 en 5 is veelal een lang en complex proces. In het bijzonder geldt dit voor patiënten met vegetatieve en laagbewuste toestandsbeelden. Ook deze ernstig aangedane patiënten zijn gebaat bij langdurende gespecialiseerde behandeling. Sinds 2018 is voor deze doelgroep het vroege intensieve neurorevalidatie (VIN)-programma toegelaten tot de Zorgverzekeringswet (zie ook ▶ H. 10).

12.3.2 Valkuilen in de triagering

De in- en exclusiecriteria voor triagering zijn weinig specifiek en voor verschillende interpretatie vatbaar. Het is moeilijk een betrouwbare inschatting te maken van bijvoorbeeld herstel van belastbaarheid, van geheugenfuncties of gedragsregulatiestoornissen. Incoherent gedrag en inprentingsstoornissen horen bij het herstelproces en kunnen fluctueren binnen dagen. Dat maakt het moeilijk te voorspellen welke patiënt wel en welke patiënt niet op korte termijn baat zal hebben van intensieve vervolgbehandeling. Ook over de exclusiecriteria bestaat geen consensus. Premorbide psychiatrische problematiek geldt bijvoorbeeld als exclusiecriterium, maar een (medicamenteus) goed ingestelde patient met schizofrenie kan prima deelnemen aan een revalidatieprogramma. Gebrek aan motivatie is eveneens een contra-indicatie, maar kan een uiting zijn van gedragsveranderingen die behandeld kunnen worden (zie ▶ H. 11). In de praktijk worden oudere patiënten vaak niet naar de revalidatiegeneeskunde verwezen. Een hoge leeftijd kan gepaard gaan met comorbiditeit die deelname aan een actief en intensief revalidatietraject belemmert. Kalenderleeftijd en biologische leeftijd correleren echter niet altijd en daarom is hoge leeftijd geen absolute contra-indicatie voor medisch specialistische revalidatie.

Triagering is gericht op de individuele patiënt, waarbij inschattingen worden gemaakt over te verwachten belastbaarheid, herstelcapaciteit, steun uit het mantelzorgsysteem en haalbare doelen van de behandeling. Omdat betrouwbare prognostische modellen ontbreken, berust de besluitvorming voor een groot deel op de 'klinische blik' en ervaring. De factor tijd speelt hierin een belangrijke rol. Een maand na het trauma bestaat er een betrouwbaarder beeld dan na de eerste week. Daarom is secundaire triage een belangrijk instrument. Als de laagbelastbare patiënt die naar de geriatrische revalidatie is verwezen, toch blijkt op te knappen kan deze alsnog naar het revalidatiecentrum worden verwezen (zie ook ▶ H. 4 en ◘ fig. 1.7). Het omgekeerde geldt ook. Als de patiënt het tempo en de intensiteit van de medisch specialistische revalidatie niet blijkt aan te kunnen, kan doorverwijzing naar de geriatrische revalidatie nodig zijn. De zorg voor de patiënt met hersenletsel vindt daarom bij voorkeur plaats in geïntegreerde zorgketens. Ketens waarin de behandelaren elkaar kennen en afspraken maken over indicatiestelling, doorverwijzing en onderlinge consultatie (◘ fig. 12.2).

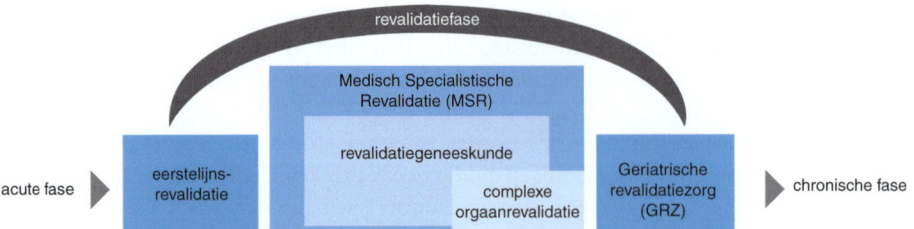

◘ **Figuur 12.2** Tijdsfasen in het revalidatieproces. Aangepast uit *position paper* 'Actief naar zelfredzaamheid en eigen regie'. (VRA 2015)

12.4 Gevolgen van traumatisch hoofd-/hersenletsel

THL kan leiden tot een scala aan zichtbare en minder zichtbare gevolgen (Blennow et al. 2016; Maas et al. 2008). Sensomotorische, cognitieve, en taalproblemen en gedragsregulatiestoornissen kunnen optreden, net als neuro-endocriene stoornissen (zie ► H. 4), neurologische complicaties en stemmingsproblematiek (zie ook ► H. 11). Enkele veelvoorkomende fysieke problemen die optreden in de revalidatie-setting zullen hier worden besproken. De verschillende stoornissen en behandeling van cognitieve stoornissen worden in ► H. 11 uitgebreid besproken. Tijdens de revalidatiebehandeling krijgen ook de emotionele, sociale en gedragsmatige gevolgen van het THL aandacht. Het kan daarnaast nodig zijn om premorbide problematiek die het omgaan met de gevolgen van het letsel belemmeren, zoals persoonlijkheids- of relatieproblematiek, te betrekken in de behandeling.

12.4.1 Fysieke problemen

Binnen de eerste 24 uur na het letsel, met name na penetrerend letsel of na ernstig THL, treden frequent epileptische aanvallen op. Posttraumatische epilepsie (herhaalde insulten meer dan één week na het trauma) treedt op bij een kwart tot de helft van de patiënten (zie ook ► H. 4). Ongeveer 20 % van de patiënten met THL heeft in meerdere of mindere mate fatische stoornissen. De taalproblemen kunnen ook subtiel zijn, zoals het niet kunnen interpreteren van intonatie. Taal wordt dan (te) letterlijk geïnterpreteerd en de onderliggende boodschap (bijvoorbeeld humor, irritatie of sarcasme) wordt gemist. Dit kan de indruk wekken van een gebrek aan invoelend vermogen bij de patiënt.

De aansturing van de musculatuur van de mond en keel is bij ongeveer 30 % van de patiënten gestoord met verslikken (dysfagie) en slechte spraakverstaanbaarheid (dysartrie) als gevolg. Ter preventie van een verslikpneumonie en ondervoeding kan het nodig zijn een PEG-sonde (percutane endoscopische gastrostomie) of een gecuffte tracheacanule te plaatsen. Het slikbeleid en de sliktraining worden gecoördineerd op basis van onderzoek middels een flexibele endoscopische slikevaluatie (FEES).

Door een combinatie van ondervoeding, verlies van mobiliteit, blaas-darmregulatiestoornissen en cognitieve stoornissen hebben patiënten een verhoogd risico op decubitus. Het sacrum, de hielen en binnenzijde van de knieën zijn bekende risicogebieden daarvoor. Mobiliteitsverlies na THL berust naast ataxie en vestibulomotore problemen vaak op spasticiteit. Spasticiteit treedt veelal reeds op binnen een week na het trauma en

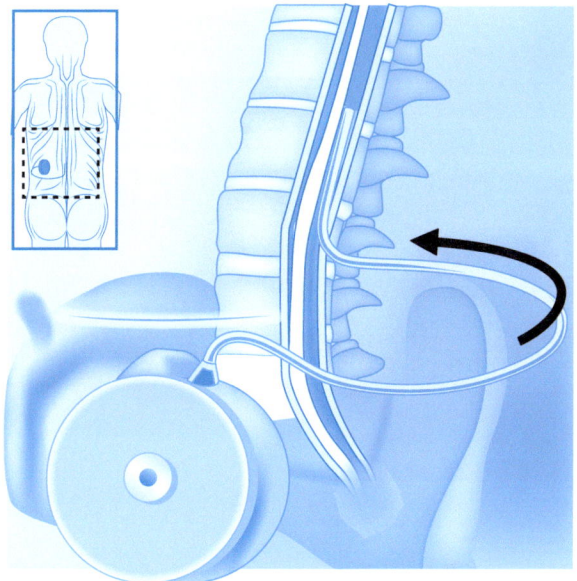

◘ **Figuur 12.3** Intrathecale baclofenpomp: via een pomp, ingebracht in de buikholte, komt de baclofen in de intrathecale ruimte

wordt gekenmerkt door een verhoogde spierspanning, verhoogde peesreflexen, clonus, spierkrachtverlies en verminderde willekeurige aansturing, en kan leiden tot ernstige contracturen zoals een equinovarusdeformiteit van de voet (◘ fig. 12.4a). De behandeling van spasticiteit kan systemisch plaatsvinden met orale medicatie, door lokale injecties in spieren of perifere zenuwen met fenol of botulinetoxine, door plaatsing van een intrathecale baclofenpomp (◘ fig. 12.3) of middels orthesen en oefentherapie.

Ook visuele problemen vormen een bekend probleem na THL en betreffen de visuele informatieverwerking of de neuromusculaire aansturing. Het betreft gezichtsvelduitval, visuele scanningsproblemen, verlies van scherp zien en dubbelbeelden die vaak spontaan verbeteren in de eerste maanden na het letsel. Het is aan te bevelen om ingrijpende maatregelen zoals prismabrillen of oogspieroperaties tot na die tijd uit te stellen.

Naast bovenstaande problematiek is er een aantal minder bekende fysieke problemen die zich kunnen manifesteren tijdens de revalidatie in de chronische fase. Deze worden hier uitgebreider besproken.

Paroxysmale sympathische hyperactiviteit

Paroxysmale sympathische hyperactiviteit (PSH), ook wel vegetatieve of diencefale storm genoemd, treedt op als er sprake is van ernstig diffuse cerebrale schade. PSH wordt gekenmerkt door periodes van tachycardie, hypertensie, koorts, zweten en pupildilatatie. Daarnaast kunnen flexiespasticiteit en dystonie optreden, maar ook tandenknarsen (bruxisme) evenals een decerebratiehouding (◘ fig. 12.4c) of decorticatiehouding (◘ fig. 12.4d) (Baguley et al. 2014). PSH kan in de subacute fase in het ziekenhuis optreden bij 10 % van de patiënten met ernstig THL, maar ook nog meer dan een jaar na het ontstaan van THL; vaak betreft het dan patiënten met langdurige bewustzijnsstoornissen (zie ook ▶ H. 10) (Meyfroidt et al. 2017). PSH is meestal een reactie op pijn, zoals bij endotracheaal uitzuigen, doorbewegen of een retentieblaas, of een reactie op

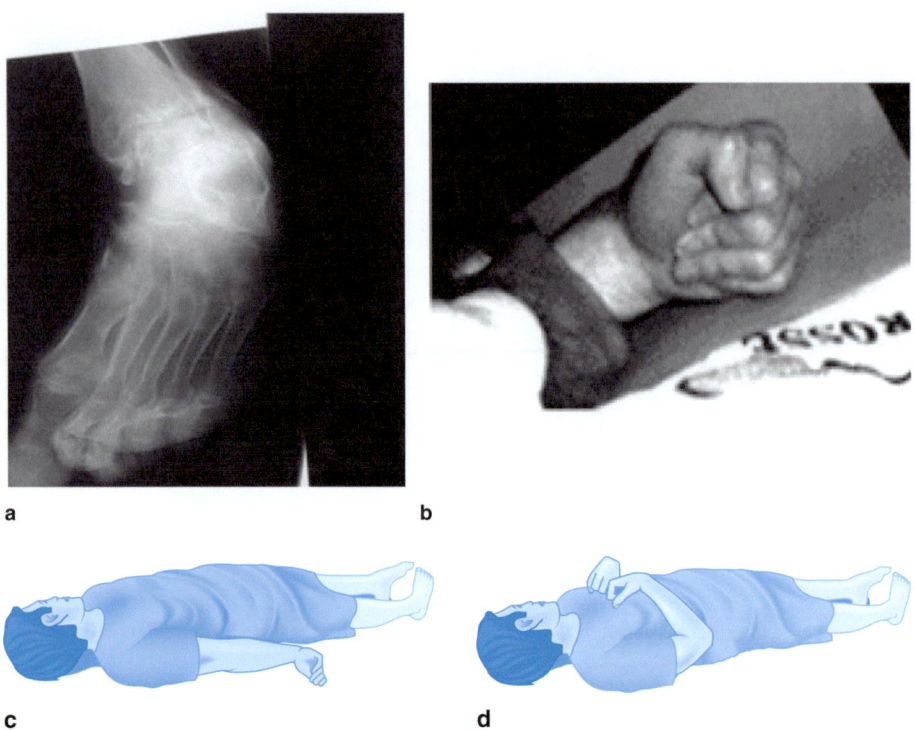

◘ **Figuur 12.4** Gevolgen en klinische presentaties van PSH: (**a**) gedeformeerde spits-varusvoet (**b**) 'clenched fist' bij spasticiteit van de arm; (eigen archief auteur) (**c**) decerebratiehouding; (**d**) decorticatiehouding

omgevingsgeluiden. Wanneer deze ontregelingen aanhouden kunnen moeilijk te redresseren contracturen ontstaan, zoals een spits-varuspositie van de voet (◘ fig. 12.4a) of een *clenched fist*, een pijnlijke houding waarbij de vingernagels in de handpalm kunnen drukken (◘ fig. 12.4b).

- **Therapie**

Preventie van contracturen met orthesen, fysiotherapie of medicatie is van belang. De behandeling is gericht op het wegnemen van de luxerende prikkels en toedienen van orale medicatie zoals gabapentine of bèta-antagonisten. Ook opioïden en benzodiazepinen worden geadviseerd, maar die vormen vanwege de centrale bijwerkingen niet de eerste keus.

Heterotope ossificatie

Heterotope ossificatie is abnormale botvorming in de weke delen (spierweefsel, fascia, ligamenten en pezen) en vormt een bekende complicatie na THL (◘ fig. 12.5). Er is sprake van een pijnlijk, rood en gezwollen gewricht met een bewegingsbeperking die kan toenemen tot een volledige ankylose (gewrichtsverstijving). De patiënt ontwikkelt soms koorts. Het is een klinische diagnose die ondersteund kan worden met laboratoriumonderzoek. Weken voordat de heterotope ossificatie klinisch manifest wordt, stijgen

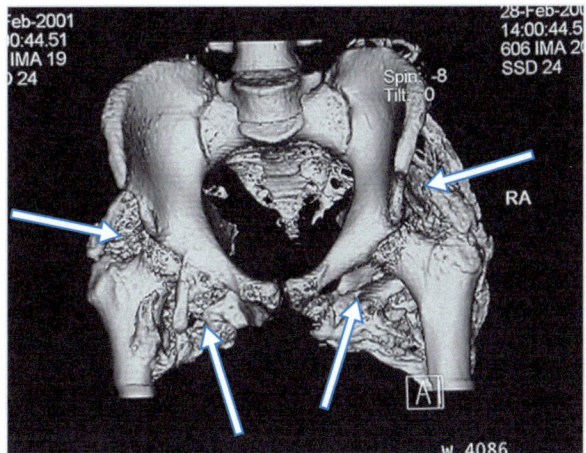

Figuur 12.5 Röntgenfoto van ernstige heterotope ossificatie rondom de heupgewrichten na ernstig THL (eigen archief auteur)

de serumwaarden van het alkalisch fosfatase (AF). AF wordt gesynthetiseerd in verschillende weefsels en met name de botfractie geeft een indicatie van de osteoblastenactiviteit.

Een driefase-skeletscintigrafie toont heterotope botvorming vroeger aan dan standaard radiologische opnames, maar is duur en niet overal beschikbaar. Echografie is een goedkoper alternatief voor vroege diagnostiek, maar wordt nog niet zo vaak toegepast (Bargellesi et al. 2018).

- **Therapie**

De behandeling is gericht op contractuurpreventie, met bewegingsoefeningen binnen de pijngrens en systemische behandeling met NSAID's of bisfosfonaten. Chirurgische excisie van de heterotope ossificaties wordt afgeraden binnen de eerste zes maanden vanwege het risico op een recidief. Normalisering van de serumwaarden van alkalisch fosfatase en botscintigrafie worden soms gebruikt om aan te tonen dat de ossificatie niet meer actief is en een eventuele operatie gepland kan worden.

Posttraumatische hydrocephalus

Bij een posttraumatische hydrocephalus (PTH) treedt door een verstoorde liquorresorptie een ventrikeldilatatie met verhoogde intracraniële druk op, waardoor hersenfuncties kunnen verslechteren. De incidentiecijfers variëren van 1 % tot 30 %. Intracraniële – en dan met name de intraventriculaire en subarachnoïdale – bloedingen, bijkomende meningitis, lange comaduur en een hoge leeftijd zijn risicofactoren. Patiënten kunnen klagen over hoofdpijn of dubbelzien of er kan (geleidelijk) een verlaagd bewustzijn optreden. Tijdens de subacute revalidatiebehandeling ervaren patiënten soms zelf geen klachten, maar wordt achteruitgang in het functioneren gerapporteerd door de verpleging, paramedici of naasten. De balans en loopfunctie worden minder, incontinentie kan optreden en cognitieve functies verslechteren met initiatiefverlies, achteruitgang in de informatieverwerkingssnelheid en aandachts- en geheugenstoornissen (Weintraub et al. 2017).

Therapie

PTH is te behandelen middels het plaatsen van een ventriculo-peritoneale (VP)-drain, met vaak binnen enkele dagen effect. Door aan het hersenletsel secundaire atrofie kan ventrikeldilatatie optreden zonder verhoogde intraventriculaire druk. Een VP-drain is dan niet aangewezen. Om een potentiële respons op een drainplaatsing te beoordelen wordt daarom soms eerst een ontlastende lumbaalpunctie verricht.

12.4.2 Cognitieve stoornissen

Stoornissen in ziekte-inzicht, waarneming (zoals neglect), aandacht, concentratie en informatieverwerking, geheugen (korte en lange termijn), planning en regulatie (stoornissen in executieve functie), handelen (apraxie) en communicatie (problemen met taalbegrip en/of taalproductie) zijn voorbeelden van cognitieve stoornissen. Cognitieve stoornissen kunnen belemmerend zijn in het dagelijks leven, zoals het vergeten van afspraken, slechte concentratie en problemen met plannen, uitvoeren en organiseren van activiteiten. Cognitieve functies kunnen verbeteren door natuurlijk herstel, door het behandelen van comorbiditeit, maar bijvoorbeeld ook door medicamenteus beleid zoals het afbouwen van sederende medicatie.

Bij cognitieve revalidatie wordt veelal gebruik gemaakt van compensatiestrategieën. Als patiënten bijvoorbeeld geen besef hebben van tijd kan agendatraining nuttig zijn. Voor patiënten die geregeld verdwalen, kan oriëntatietraining nuttig zijn. Verdere aspecten van de behandeling worden uitgebreid beschreven in ▶ par. 11.3.1 en 11.3.2.

12.5 Gedragsregulatiestoornissen

Het klinisch beloop na een ernstig THL kent een typisch karakter. Gedragsregulatiestoornissen zoals een neiging tot *acting out*, seksuele ontremming of initiatiefarmoede komen frequent voor, horen bij het proces van herstel en zwakken met het verstrijken van de tijd veelal af. Als algemene leidraad bij het behandelen van gedragsregulatiestoornissen wordt geadviseerd de volgende stappen in ogenschouw te nemen:

1. Behandel fysieke ongemakken, bijvoorbeeld pijn of infecties.
2. Grijp in op omgevingsinvloeden zoals over- of juist onderprikkeling.
3. Saneer medicatiegebruik en probeer middelen met centrale bijwerkingen te vervangen door medicatie met een gunstiger (bijwerkingen)profiel.
4. Definieer het doelgedrag (op welk probleem is de behandeling gericht) en vervolg dit met scoringslijsten of systematische verslaglegging.
5. Begin medicamenteuze behandeling met een lage dosis en neem de tijd om te titreren ('start low and go slow').
6. Wees terughoudend met *off-label* voorschrijven van medicatie indien er weinig ervaring mee bestaat.
7. Zorg dat overleg met een ervaren collega of neuropsychiater mogelijk is en dat zij kunnen adviseren.
8. Betrek de naasten: leg uit wat er speelt en wat hun inbreng kan zijn.

Gedragsregulatiestoornissen kunnen worden ingedeeld in positief en negatief. 'Positieve symptomen' zijn verschijnselen die 'erbij zijn gekomen', zoals agressie, agitatie en psychotische symptomen zoals hallucinaties of desorganisatie. Met 'negatieve symptomen' wordt geduid op gedrag dat verwacht kan worden maar er niet is, bijvoorbeeld initiatiefarmoede en apathie. In vogelvlucht zullen enkele bekende beelden besproken worden.

12.5.1 Positieve symptomen (agitatie en agressie)

Na een periode van coma en PTA kan posttraumatische agitatie optreden. De patiënt is gedesoriënteerd in tijd, plaats en persoon en ongestructureerd in denken en doen, waarbij een neiging tot confabuleren kan bestaan. Bij confabulaties kunnen autobiografische ervaringen in de actuele werkelijkheid geplaatst worden. Agitatie – en ook agressie – kan voorkomen in alle fasen van herstel: van de acute tot in de chronische fase. Agitatie is niet-intentioneel van karakter: er is sprake van ondoelmatig gedrag zoals continu rondlopen (dwaalneiging) of roepen met een repetitief karakter. Geagiteerd gedrag kan beschouwd worden als onderdeel van het herstelproces en zal in het algemeen verbeteren.

Geagiteerd gedrag kan een voorbode zijn van agressie. Agressief gedrag is intentioneel en treedt vaak op in reactie op de omgeving en kan verbaal van karakter zijn (met schelden en dreigen) en fysiek (met slaan, bijten of automutilatie). Agitatie en agressie vormen een belangrijk probleem in de revalidatie en zijn belastend voor de naasten en voor het behandelteam. In deze fase bestaat het gevaar dat de patiënt zichzelf of anderen schade toebrengt.

- **Therapie**

Het is van belang om agitatie snel te herkennen en daarop in te grijpen om escalatie naar agressie te voorkomen door te zorgen voor een prikkelarme omgeving met een vaste dagstructuur en te waken voor overbelasting van de patiënt. Indien medicamenteus ingrijpen nodig is, kan gedacht worden aan de anti-epileptica valproïnezuur of carbamazepine (agressie met stemmingswisselingen), antidepressiva (stemmingswisselingen staan niet op de voorgrond), amantadine of methylfenidaat (agressie met problemen in aandacht en concentratie) of bètablokkers. Sederende medicatie heeft niet de voorkeur, maar is met name in de subacute fase soms toch nodig. In dat geval hebben benzodiazepinen de voorkeur boven antipsychotica.

Ook hyperoraliteit (voorwerpen in de mond stoppen), eetbuien en sterke toename van seksuele activiteiten komen voor. Als dit optreedt samen met een afgevlakt affect wordt gesproken over het Klüver-Bucy-syndroom. Symptomen kunnen verbeteren met anti-epileptica (carbamazepine). Wanneer seksueel onaangepast gedrag op de voorgrond staat en niet-medicamenteuze interventies onvoldoende effectief zijn, kunnen selectieve serotonine-heropname-remmers effectief zijn.

Ook psychotische symptomen treden op met inhoudelijke denkstoornissen (wanen) of waarnemingsstoornissen (hallucinaties) en ernstige verwardheid (incoherentie). Dit gaat gepaard met angst, zowel bij de patiënt als de omgeving. In dit geval kunnen antipsychotica geïndiceerd zijn. Antipsychotica hebben potentieel ernstige bijwerkingen zoals tardieve dyskinesie (onwillekeurige bewegingen in gelaat en mond). De kans daarop is groter bij klassieke antipsychotica (*first generation antipsychotics*). Hoewel atypische antipsychotica (*second generation antipsychotics*) een metabool syndroom kunnen veroorzaken, ook wel insulineresistentiesyndroom genoemd met een combinatie van hoge bloeddruk, suikerziekte, verhoogd cholesterol en overgewicht, hebben deze atypische antipsychotica de voorkeur.

12.5.2 Negatieve symptomen (apathie en initiatiefarmoede)

Apathie is een veel gezien voorbeeld van een negatief symptoom. De term abulie wordt gebruikt als er sprake is een algehele staat van verminderde motivatie met – naast apathie en passiviteit – desinteresse in derden of in sociale interactie, afgevlakt affect, emotionele onverschilligheid en initiatiefarmoede. Vaak lijkt de patiënt er minder onder te lijden dan de omgeving. Dit kan de zorgverlener voor het dilemma plaatsen of deze een patiënt zonder probleemervaring of hulpvraag toch moet behandelen. Als abulie de voortgang van de behandeling belemmert kan bijvoorbeeld een vaste dagstructuur worden opgelegd, met als doel dat de patiënt zoveel mogelijk routinematige handelingen zelfstandig gaat doen. Amantadine en methylfenidaat zijn middelen die worden gebruikt als medicatie nodig is. Abulie mag niet verward worden met een depressie of reactieve somberheid. Deze aandoeningen vragen om een andere benadering, bijvoorbeeld cognitieve gedragstherapie of antidepressiva (zie ook ▶ H. 11).

Psychofarmacotherapie, ook wel 'gedragsfarmacotherapie' genoemd, is niet de eerste keuze bij gedragsregulatiestoornissen. Het is additioneel aan gedrags- en omgevingsmodificatie. Farmacologische beïnvloeding van gedrag heeft op diverse gebieden gewenste of ongewenste gevolgen, is vaak hypothetisch en *off-label*. Als de arts het medicijn *off-label* voorschrijft, heeft dit als consequentie dat er ook de verplichting is tot het geven van informatie en het verkrijgen van toestemming van de patiënt of diens vertegenwoordiger met een onderbouwde motivering van de keuze voor deze vorm van farmacotherapie. Het verdient de voorkeur deze afweging over te laten aan specialisten die zich toeleggen op de doelgroep en voldoende ervaring hebben kunnen opbouwen.

12.6 Langetermijngevolgen en kwaliteit van leven

Veel patiënten met middelzwaar tot ernstig THL komen uiteindelijk weer thuis, al dan niet met fysieke beperkingen en met cognitieve en gedragsmatige gevolgen met een blijvende impact op hun functioneren thuis, op school en op het werk. De gevolgen voor werk en inkomen worden besproken in ▶ H. 14. In deze chronische fase na THL zal een evenwicht moeten worden bereikt tussen de behoeften van de patiënt en de mogelijkheden die er zijn binnen de aanwezige beperkingen. Steun van de omgeving, van partners maar bijvoorbeeld ook werkgevers is hierbij uitermate belangrijk (Grauwmeijer 2018).

In deze chronische fase is de kwaliteit van leven die patiënten en ook hun omgeving ervaren, uiteindelijk belangrijker dan de mate van functioneel herstel. Dit kan op verschillende manieren worden gemeten (zie ▶ H. 1). Domeinen die in de regel worden onderscheiden zijn fysieke gezondheid, mentale gezondheid, sociale interactie en emotionele klachten. Aspecten die bijdragen aan de kwaliteit van leven zijn zelfstandigheid en mobiliteit die de interactie met de omgeving en sociaal-maatschappelijke participatie bevorderen. Achteruitgang in financiële middelen door bijvoorbeeld verlies van inkomen kan hierbij een rol spelen.

Voor veel patiënten met THL is een belangrijk onderdeel van het herstelproces het weer zelfstandig kunnen autorijden. Tijdens de revalidatiebehandeling wordt hieraan dan ook vaak aandacht besteed. Het kunnen besturen van een auto geeft mobiliteit en maakt onafhankelijk van derden. Daarnaast kan het een belangrijke voorwaarde zijn voor werkhervatting; dit geldt helemaal wanneer er sprake is van beroepschauffeurs (al dan niet in het kader van een groot rijbewijs). De regelgeving ten aanzien van de rijgeschiktheid na THL is terug te vinden in de 'Regeling eisen geschiktheid 2000' item 7.7 (te raadplegen via ▶ https://wetten.overheid.nl). Patiënten en zorgprofessionals kunnen daarnaast meer informatie vinden op de website van het Centraal Bureau Rijvaardigheidsbewijzen (CBR, zie ▶ www.cbr.nl). Daar is ook de gezondheidsverklaring terug te vinden die patiënten bij het CBR kunnen indienen ter beoordeling van hun rijgeschiktheid. Soms kan, voordat de patiënt het autorijden mag hervatten, een keuring door een onafhankelijk arts en/of een rijtest noodzakelijk zijn. Een proefles voorafgaand aan het daadwerkelijke autorijden behoort vaak ook tot de mogelijkheden.

Verder lezen

Behandelkader Traumatisch Hersenletsel voor volwassenen (2013). Ned. Vereniging voor Revalidatieartsen: ▶ https://revalidatiegeneeskunde.nl/sites/default/files/attachments/Kwaliteit/Behandelkaders/behandelkader_traumatisch_hersenletsel_2013.pdf.
Richtlijn Neuropsychologische Revalidatie (2017). Van Heugten C, Bertens D, Spikman J, redactie. Nederlands Instituut van Psychologen. ▶ www.psynip.nl.
Richtlijn neuropsychiatrische gevolgen na NAH bij volwassenen. Nederlandse vereniging voor Revalidatieartsen 2017.
▶ https://richtlijnendatabase.nl/richtlijn/neuropsychiatrische_gevolgen_na_nah_bij_volwassenen/diagnostiek_neuropsychiatrische_gevolgen_nah.html#uitgangsvraag.
Zorgstandaard Traumatisch Hersenlestel. Zadoks J, Gijzen R, redactie. Hersenstichting. 2014. ▶ www.zorgstandaardnah.nl.

Literatuur

Baguley IJ, Perkes IE, Fernandez-Ortega JF, Rabinstein AA, Dolce G, Hendricks HT; Consensus Working Group. Paroxysmal sympathetic hyperactivity after acquired brain injury: consensus on conceptual definition, nomenclature, and diagnostic criteria. J Neurotrauma. 2014;31(17):1515–20.
Bargellesi S, Cavasin L, Scarponi F, De Tanti A, Bonaiuti D, Bartolo M et al. Heterotopic Ossification Cross Sectional Survey group (HOCSS). Occurrence and predictive factors of heterotopic ossification in severe acquired brain injured patients during rehabilitation stay: cross-sectional survey. Clin Rehabil. 2018;32(2):255–62.
Blennow K, Brody DL, Kochanek PM, Levin H, McKee A, Ribbers GM, et al. Traumatic brain injuries. Nat Rev Dis Primers. 2016;2:1–19.
Grauwmeijer E. Long-term impact of moderate to severe Traumatic Brain injury. Academic thesis, Erasmus University MC. 2018. (ISBN 978-94-90791-66-7).
Indicatiestelling Medisch Specialistische Revalidatie (versie april 2016). Zie: ▶ https://revalidatiegeneeskunde.nl/sites/default/files/attachments/Beleid/nota_indicatiestelling_def_april_2016_rn_vra.pdf.
Maas AIR, Stocchetti N, Bullock R. Moderate and severe traumatic brain injury in adults. Lancet Neurol. 2008;7:728–41.
Meyfroidt G, Baguley IJ, Menon DK. Paroxysmal sympathetic hyperactivity: the storm after acute brain injury. Lancet Neurol. 2017;16(9):721–9. Erratum in: Lancet Neurol. 2018;17(3):203. PMID: 28816118.

Nederlandse Vereniging van Revalidatieartsen (VRA). Actief naar zelfredzaamheid en eigen regie. 2015.
► https://revalidatiegeneeskunde.nl/sites/default/files/attachments/Beleid/position_paper_revalidatiegeneeskunde_2015.pdf.

Oberholzer M, Müri RM. Neurorehabilitation of Traumatic Brain Injury (TBI): a clinical review. Med Sci (Basel). 2019 Mar 18;7(3):47.

Ribbers GM. Traumatic brain injury rehabilitation in the Netherlands; dilemma's and challenges. J Head Trauma Rehabil. 2007;22:234–8.

Weintraub AH, Gerber DJ, Kowalski RG. Posttraumatic hydrocephalus as a confounding influence on brain injury rehabilitation: incidence, clinical characteristics and outcomes. Arch Phys Med Rehabil. 2017;98:312–9.

Langetermijngevolgen en neurodegeneratie

E. G. B. Vijverberg

Samenvatting

Traumatisch hoofd-/hersenletsel (THL) is een aandoening met directe en indirecte neurologische consequenties. Eenmalig en recidiverend THL geeft een verhoogd risico op het ontwikkelen van een neurodegeneratieve aandoening zoals de ziekte van Alzheimer, ziekte van Parkinson, frontotemporale dementie, amyotrofische laterale sclerose (ALS) en specifiek voor recidiverend THL chronische traumatische encefalopathie (CTE). CTE wordt klinisch gekenmerkt door een spectrum van cognitieve, psychiatrische en motorische symptomen en specifieke histopathologische afwijkingen door ophoping van hypergefosforyleerd tau-eiwit en de aanwezigheid van TAR-DNA-bindend eiwit (TDP-43). Het risico op het ontwikkelen van een van deze ziekten na een THL is wisselend. De diagnostiek van neurodegeneratieve ziektes met behulp van serumbiomarkers en radiologische biomarkers is in toenemende mate mogelijk. Dit biedt mogelijkheden om in de toekomst de associatie tussen de verschillende neurodegeneratieve aandoeningen en THL verder te onderzoeken.

- **Leeswijzer**

In dit hoofdstuk worden de neurodegeneratieve effecten van traumatisch hoofd-/hersenletsel (THL) besproken. Deze klinische beelden, de risicofactoren en pathofysiologie zullen afzonderlijk worden toegelicht. Specifiek zal in worden ingegaan op chronische traumatische encefalopathie (CTE). Recidiverend THL en risicofactoren voor het optreden van klachten na sport worden in ▶ H. 7 belicht. Langdurige restverschijnselen na licht THL en middelzwaar tot ernstig THL worden behandeld in respectievelijk ▶ H. 3 en 4.

© Bohn Stafleu van Loghum is een imprint van Springer Media B.V., onderdeel van Springer Nature 2022
J. van der Naalt en B. Jacobs (Red.), *Handboek traumatisch hersenletsel*,
https://doi.org/10.1007/978-90-368-2659-4_13

13.1 Pathofysiologie van recidiverende hoofd-/hersenletsels – 211

13.2 Chronische traumatische encefalopathie – 211
13.2.1 Klinische presentatie – 211
13.2.2 Epidemiologie van CTE – 212
13.2.3 Neuropathologie van CTE – 213
13.2.4 Diagnostische criteria voor CTE – 214
13.2.5 Potentiële CTE-biomarkers – 215
13.2.6 Risicofactoren en ziektemoduleren factoren CTE – 218

13.3 Associatie met andere neurodegeneratieve aandoeningen – 218
13.3.1 Ziekte van Alzheimer – 219
13.3.2 Ziekte van Parkinson – 219
13.3.3 Frontotemporale dementie – 219
13.3.4 Amyotrofische laterale sclerose – 220

Literatuur – 220

13.1 Pathofysiologie van recidiverende hoofd-/hersenletsels

Bij een hoofdtrauma ontstaan er krachten die zorgen voor acceleratie-deceleratie beweging van de hersenen, met een lineaire en/of een rotatiecomponent (zie ▶ H. 1.3 en ▶ H. 7.2). Dit zorgt voor acute rek aan neuronen, axonen, gliacellen en de bloedvaten. Voornamelijk de langere structuren, zoals axonen, zijn hiervoor erg gevoelig. Dit traumatisch mechanisme kan tot verschillende cascades op celniveau leiden (Ling et al. 2015):
1. Het vrijkomen van neurotransmitters en cytokines: dit leidt tot activatie van microglia, een ontstekingsreactie en na enkele weken tot gliose.
2. Efflux van kalium, influx van natrium in de cellen met als gevolg een verhoogde intra-axonale calciumconcentratie. De verhoogde calciumconcentratie leidt tot afbraak van het cytoskelet door activatie van proteolytische eiwitten. Tevens stimuleert de verhoging van het calcium het vrijkomen van glutamaat, activatie van de NMDA-receptoren en vervolgens depolarisatie van de neuronen. Deze processen leiden uiteindelijk tot acute neurale disfunctie.
3. Oxidatieve stress in de neuronen ontstaat door lokale ischemie ten gevolge van rek aan bloedvaten en een tekort aan glucose, terwijl er juist een toegenomen vraag is voor het herstel van de homeostase in de cellen.
4. Diffuse traumatische axonale schade leidt tot een verstoring van transport van essentiële eiwitten en een verstoring van het binden van tau-eiwit aan tubuline. Door deze verstoringen ontstaat hypergefosforyleerd tau, en op langere termijn neurofibrillaire *tangles*.

13.2 Chronische traumatische encefalopathie

13.2.1 Klinische presentatie

Chronische traumatische encefalopathie (CTE) is een neurodegeneratieve ziekte die veroorzaakt wordt door recidiverend traumatisch hoofd-/hersenletsel (THL) bij sporten zoals gevechtsporten, American Football, ijshockey en voetbal, en bij bepaalde beroepen zoals militairen. Het exacte pathofysiologische mechanisme tussen het optreden van recidiverend THL en CTE is nog grotendeels onbekend. CTE presenteert zich als een neuropsychiatrisch syndroom met een spectrum van cognitieve, psychiatrische en motorische symptomen. De eerste symptomen treden pas enkele jaren tot decennia na de periode met recidiverend THL op (McKee et al. 2009). Gemiddeld duurt het ongeveer vijftien jaar voordat de eerste symptomen ontstaan en de gemiddelde leeftijd van overlijden bij de diagnose CTE is 60 jaar. Bij sporters beginnen de symptomen gemiddeld acht jaar nadat de sportcarrière gestopt is, maar de symptomen kunnen ook al gedurende de sportcarrière ontstaan. Na het ontstaan van de symptomen is er vaak een langzaam progressief beloop van het ziektebeeld (zie ◘ tab. 13.1).

In het beginstadium van CTE bestaan de klachten uit een migraineuze hoofdpijn, klachten van vermoeidheid, somberheid, geheugen- en concentratieproblemen. In het verdere beloop kan CTE zich presenteren in twee klinische vormen.
1. De eerste vorm presenteert zich met gedrags- en stemmingsproblematiek op een jonge leeftijd (gemiddeld rond de 30 jaar) die bestaat uit impulsiviteit, agressie, decorumverlies, sociaal isolement, paranoïde wanen, depressie, manie, apathie, slapeloosheid, middelenmisbruik en een verhoogd risico op suïcidaliteit.

● **Tabel 13.1** Presentatie van kliniek bij chronische traumatische encefalopathie (CTE)

stemmingsstoornissen	gedragskenmerken	cognitieve kenmerken	motorische kenmerken
depressie	disinhibitie	geheugenstoornissen	ataxie
hopeloosheid	agressie	executief disfunctioneren	dysarthrie
suïcidaal	kinderlijk gedrag	anosognosie	parkinsonisme
angstig/bang	decorum verlies	perseveratie	gangstoornissen
geïrriteerd	breedsprakig	aandachtstoornissen	tremor
emotioneel labiel	sociale isolatie	concentratiestoornissen	spierzwakte
apathie	psychose	taalstoornissen	spasticiteit
vermoeidheid	paranoïde wanen	visueel ruimtelijke stoornissen	clonus
slapeloosheid			
manisch			
euforie			

2. De tweede vorm presenteert zich vooral met cognitieve en motorische kenmerken op een oudere leeftijd (gemiddeld rond de 60 jaar). De cognitieve stoornissen betreffen meestal de domeinen geheugen, het executief en visueel-ruimtelijk functioneren, en in mindere mate de taal. De motorische verschijnselen bij CTE bestaan uit dysarthrie, parkinsonisme, ataxie en spasticiteit (Stern et al. 2013).

13.2.2 Epidemiologie van CTE

De incidentie en prevalentie van recidiverende *subconcussive impacts*/THL's (zie ook ▶ H. 7) bij sporters met CTE is niet bekend. De mogelijkheid om een grote cohortstudie op te zetten is beperkt doordat CTE nu alleen nog een neuropathologische diagnose betreft en dat er geen andere objectieve meting plaats kan vinden van de ernst en frequentie van hoofdtrauma's in de verschillende relevante sporten. Bij contactsporten, zoals boksen, American Football en ijshockey, worden in studies bij 80 % van de atleten neuropathologische afwijkingen gevonden passend bij CTE (McKee et al. 2009). Dit betreft echter studies met een selectiebias doordat de atleten voor het overlijden duidelijke neurologische afwijkingen vertoonden. Casuïstiek van CTE bij atleten die op hoog niveau voetbal hebben gespeeld, wordt in de literatuur eveneens beschreven (McKee et al. 2013). Voetballers ondergaan hoofdtrauma's door contact met een andere speler of het koppen van de bal (zie ook ▶ H. 7). Uit eerder onderzoek bleek een associatie van koppen met afwijkingen in de witte stof en een slechtere score op cognitieve tests (Koerte et al. 2012; Vann Jones et al. 2013) (● fig. 13.1).

> **Box 13.1 Historisch overzicht van CTE**
> Het effect van sportgerelateerd recidiverend THL op het neurologisch functioneren van atleten is als eerste beschreven door Martland (Martland et al. 1928). Hij beschreef symptomen van evenwichtsproblemen en parkinsonisme, met daarbij wisselend mentaal functioneren, bij boksers die relatief veel klappen hadden gekregen. Bij boksers met klinische verschijnselen die pasten bij het *'Punch drunk syndrome'* werden bij macroscopisch pathologisch onderzoek door Osnato en Giliberti (Osnato en Giliberti 1927) petechiën verspreid in het corpus callosum en de pons gezien. Microscopisch onderzoek toonde aanwijzingen voor neurodegeneratie rond de bloedvaten met veel gliale cellen en een afname van piramidale cellen en cerebellaire Purkinje-cellen. De pathologische bevindingen bij de boksers vertoonden veel gelijkenis met de pathologische bevindingen zoals bij encefalitis lethargica, waardoor de naam 'traumatische encefalitis' werd geïntroduceerd. Later is de naam veranderd naar 'traumatische encefalopathie' en vanwege de langdurige stabiliteit van cognitieve stoornissen en psychiatrische symptomen, werd de term 'chronisch' toegevoegd.
> Gedurende enkele jaren is vooral in de pugilistiek (bokskunst) over CTE geschreven en is de aandoening ook bekend geworden als 'dementia pugilistica'. De meest bekende casus van dementia pugilistica is de voormalige Amerikaanse Olympisch en wereldkampioen zwaargewicht Muhammad Ali, die enkele jaren na het stoppen met boksen klachten ontwikkelde die werden gekenmerkt door parkinsonisme en dementie.
> In 2005 onderzocht de neuropatholoog Bennet Omalu de hersenen van NFL-atleet Mike Webster. Webster speelde vanaf zijn middelbare schoolleeftijd tot de leeftijd van 38 jaar American Football in ongeveer 245 professionele wedstrijden. Hij vertoonde na zijn langdurige carrière symptomen van een depressie met geheugenproblemen en parkinsonisme. Op de leeftijd van 50 jaar overleed hij aan een hartstilstand.
> Bij neuropathologisch onderzoek vond Omalu veel accumulatie van het tau-eiwit (Omalu et al. 2005). In combinatie met de neuropsychiatrische symptomen van deze NFL-atleet werd de diagnose CTE gesteld. Sindsdien is er een toenemende aandacht in wetenschappelijk onderzoek voor de neurodegeneratieve aandoening CTE bij atleten in relatie tot recidiverend THL. Er is zelfs een Hollywood film 'Concussion' over dit onderwerp gemaakt, met de acteur Will Smith in de hoofdrol.

13.2.3 Neuropathologie van CTE

De macroscopische pathologische bevindingen bij CTE bestaan uit globale atrofie van de cerebrale cortex, met specifieke atrofie van de mediale temporale kwab, het diencephalon en de corpora mamillaria. Bij microscopisch onderzoek wordt vooral in de frontale en temporale kwabben een onregelmatige neerslag van hypergefosforyleerd tau in de sulci en perivasculair gevonden in de vorm van neurofibrillaire tangles (NFT) en astrocytaire tangles (zie ◘ fig. 13.1). Bij 80 % van de beschreven patiënten met CTE is TAR DNA-binding eiwit 43 (TDP-43) aanwezig, voornamelijk in de hersenstam, basale ganglia, diencephalon, mediale temporale, frontale, temporale en insulaire cortex (McKee et al. 2015). Ook worden andere vormen van pathologische eiwitten gevonden, maar in verhouding relatief weinig amyloïd-bèta en/of alfa-synucleïne zoals bij de ziekte van Alzheimer.

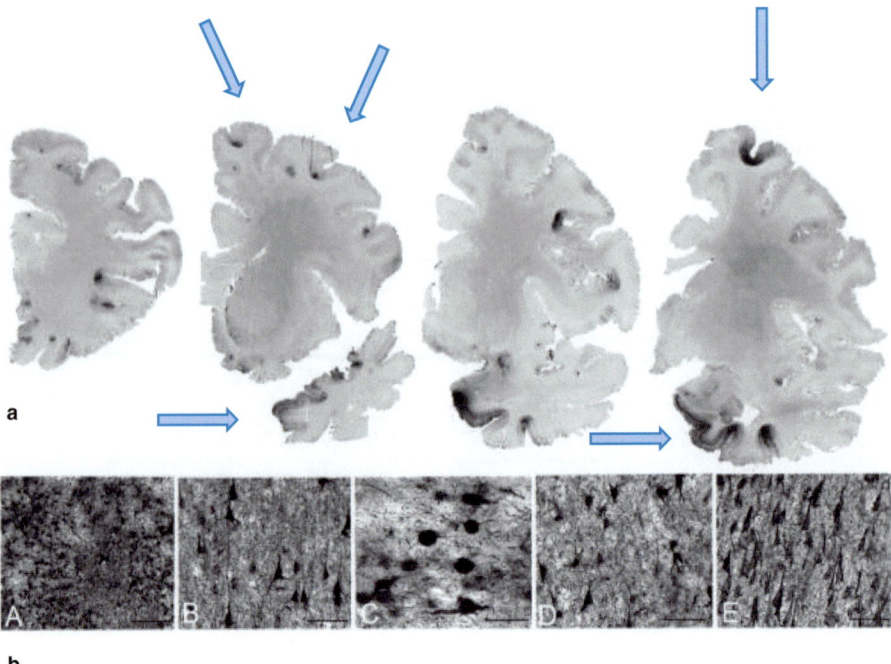

Figuur 13.1 De diverse neuropathologische stadia van CTE: (**a**) neerslag van hypergefosforyleerd tau in de frontale, insulaire, parietale en temporale sulci (pijlen); (**b**) weefsel corticale sulci met neurofibrillaire en astrocytaire tangles. (bron: Stein et al. Alzheimer's Research & Therapy 2014)

De neuropathologie van CTE kan in vier stadia opgedeeld worden op basis van de topografische verdeling van het hypergefosforyleerd tau. Deze stadia correleren goed met de klinische symptomen (McKee et al. 2012) (zie tab. 13.2). Er kan een goed onderscheid gemaakt worden met de ziekte van Alzheimer en frontotemporale dementie (◘ fig. 13.2).

13.2.4 Diagnostische criteria voor CTE

CTE is te overwegen bij patiënten met recidiverend THL in het verleden. Vooral wanneer er klinisch sprake is van een combinatie van cognitieve, psychiatrische en motorische symptomen is een gerichte anamnese naar recidiverend THL op zijn plaats, juist ook op een relatief jonge leeftijd. Aanvullend onderzoek bij deze patiënten bestaat uit neuropsychologisch onderzoek (gericht op geheugen en executief functioneren), beeldvorming met een conventionele MRI-scan van de hersenen en analyse van liquoreiwitten. De twee laatste onderzoeken zijn voornamelijk om andere neurodegeneratieve aandoeningen of neurologische aandoeningen anderszins vast te stellen.

Eerdere studies laten zien dat CTE klinisch moeilijk te differentiëren is van de ziekte van Alzheimer (zie ▶ par. 13.3.1), frontotemporale dementie (zie ▶ par. 13.3.2) en psychiatrische aandoeningen. Omdat er geen specifieke markers voor CTE bestaan, is het *in*

◘ **Tabel 13.2** Klinische pathologische stadia van chronische traumatische encefalopathie (CTE) en klinische symptomen

stadium	pathologie	klinisch
CTE I	– Microscopie: neurofibrillaire tangles (NFT) rond de vasculaire gebieden in de cortex van de frontale sulci superior, superior lateraal en inferieur	hoofdpijn, verlies van aandacht/concentratie
CTE II	– Microscopie: NFT meer in de oppervlakkige corticale lagen, in de kern van Meynert en locus coeruleus	stemmingswisselingen, explosief gedrag, minder aandacht/concentratie, hoofdpijn en kortetermijngeheugenstoornissen
CTE III	– Macroscopie: globale atrofie, vergroting ventrikels, septumafwijkingen, depigmentatie locus coeruleus en substantia nigra – Microscopie: NFT meer in mediale temporale cortex (hippocampus, entorinale cortex, amygdala), frontale en pariëtale cortex, diencephalon, hersenstam en ruggenmerg	gelijk aan stadium II, met meer op de voorgrond aanwezig zijn van geheugen, executieve en visueel-ruimtelijke stoornissen
CTE IV	– Macroscopie: zichtbare toename corticale atrofie en vergroting ventrikels – Microscopie: zeer uitgebreide NFT, met witte stof-beschadigingen, verlies van neuronen en gliosis	dementie met geheugenstoornissen en executieve stoornissen; gestoorde aandacht/concentratie; gedragsproblemen; impulsiviteit, agressiviteit en paranoïde wanen met een depressieve stemming

vivo nog niet mogelijk om met zekerheid de diagnose CTE te stellen. Hoewel diverse sets van diagnostische criteria voor CTE zijn voorgesteld (Gardner et al. 2016), zijn deze nog niet algemeen geaccepteerd.

13.2.5 Potentiële CTE-biomarkers

Beeldvorming

Na recidiverend THL wordt op de conventionele MRI-scan van de hersenen vaak een vergroting van de laterale ventrikels en relatief vaak een cavum septum pellucidum (CSP) (◘ fig. 13.3) gezien (Shenton et al. 2012), terwijl dit in de gezonde populatie nauwelijks voorkomt. Tevens heeft meer dan 50 % van de patiënten in stadium IV van CTE een CSP. Zodoende kan CSP een graadmeter zijn voor CTE *in vivo*. Verder kan er op de conventionele MRI bij patiënten met CTE met langdurige blootstelling aan recidiverende THL's corticale atrofie, verwijding van perivasculaire ruimtes en diffuse traumatische axonale schade gevonden worden (Singh et al. 2014).

Andere beeldvormende technieken dan de conventionele CT- en MRI-scan laten betere resultaten zien om *in vivo* de diagnose CTE waarschijnlijker te maken. Met een functionele MRI (fMRI) bij atleten met recidiverend THL kan een veranderde connecti-

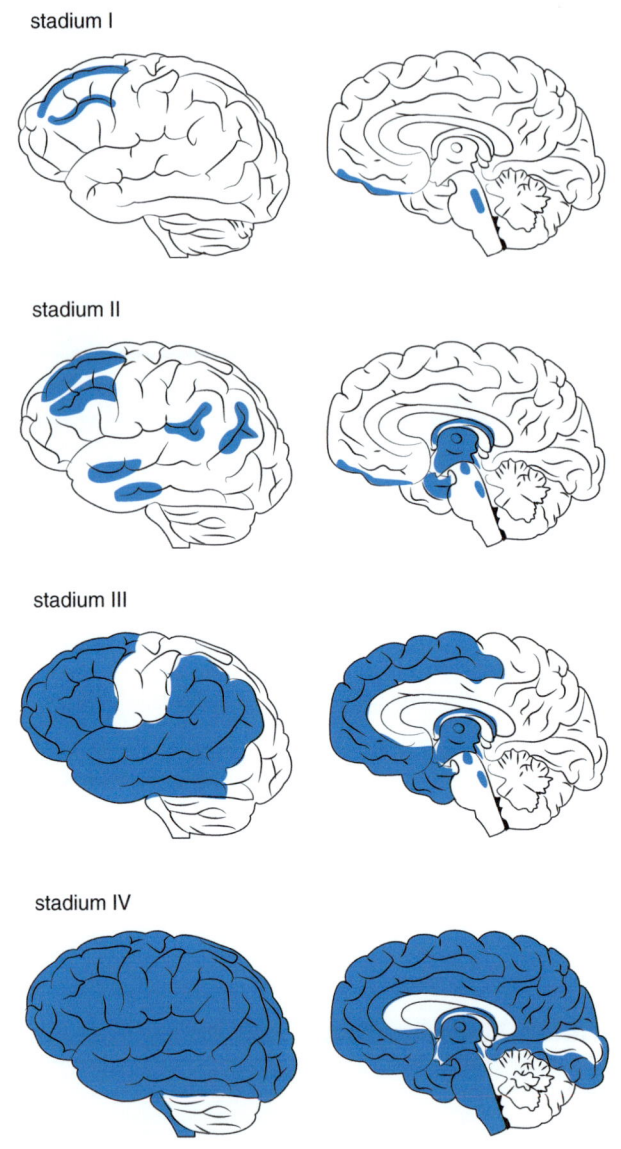

Figuur 13.2 Hersengebieden die betrokken zijn bij de verschillende stadia van CTE. (Bron: Stein et al. Alzheimer's Reserach & Therapy 2014) Zie ook Tab. 13.2

viteit in hersennetwerken worden aangetoond in specifieke gebieden die betrokken zijn bij het uitvoeren van een cognitieve taak (Strain et al. 2015). Analyse van MRI-beelden laat meer volumeverlies in de hippocampus, nucleus caudatus, putamen en de amygdala zien bij atleten met recidiverend THL (Shin et al. 2014). Verder wordt met 'diffusion tensor imaging' (DTI) meer schade gevonden in de witte stof bij boksers, voetballers en NFL-spelers dan bij een controlepopulatie (Koerte et al. 2012; zie ook ▶ H. 7).

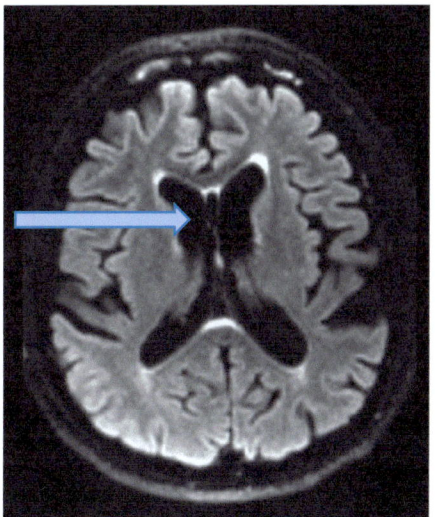 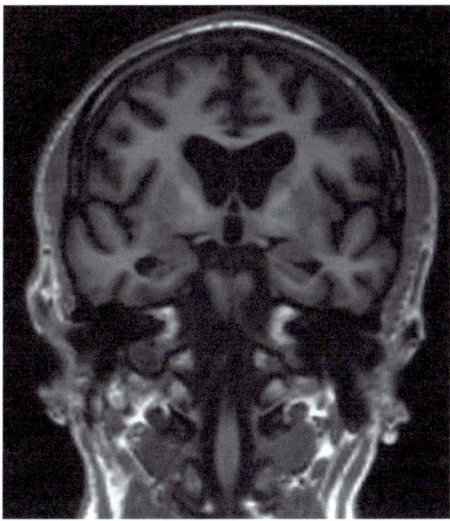

◘ **Figuur 13.3** MRI-beelden van een voormalig bokser met een cavum septum pellucidum: links de T2-FLAIR-opname, rechts de T1-sequentie

Positronemissietomografie (PET)-onderzoek met nieuwe tau-*tracers* lijkt veelbelovend voor het vaststellen van neurodegeneratieve ziektes en CTE (Villemagne et al. 2014). PET met 18 F-fluordeoxyglucose (FDG) laat in personen met een verhoogd risico op CTE hypometabolisme in de posterieure cingulaire cortex, parieto-occipitaal, frontaal en in het cerebellum zien (Provenzano et al. 2010). Met nieuwe PET tau-*tracers* kan, in combinatie met een amyloïd-*tracer*, goed onderscheid gemaakt worden met de ziekte van Alzheimer en de diagnose CTE gesteld worden. Bij patiënten met een eenmalig matig-ernstig THL is al tau-neerslag aantoonbaar met een tau-*tracer* (flortaucipir) (Gorgoraptis et al. 2019). Dit bewijst dat CTE mogelijk in een vroeg stadium te herkennen is en er eventueel maatregelen te nemen zijn om erger te voorkomen (stoppen met sport of beroep). Tevens zou deze techniek gebruikt kunnen worden om het effect van toekomstige (experimentele) medicamenteuze behandelingen te meten. Over PET tau-*tracers* en CTE is echter nog te weinig gepubliceerd om nu al conclusies te kunnen trekken (Stern et al. 2019).

Serum-/liquorbiomarkers

Liquor heeft een directe relatie met extracellulaire ruimte van het hersenenweefsel. Hierin worden dan ook biochemische veranderingen na recidiverend THL gevonden (Asken et al. 2018). Een studie onder veertien amateurboksers toonde aan dat zeven tot tien dagen na een bokswedstrijd liquoreiwitten (neurofilament en tau) verhoogd zijn in vergelijking met drie maanden later (Zetterberg et al. 2006). Tevens zijn bij jonge rugbyers in de Verenigde Staten binnen vier uur na een trauma veranderingen gevonden van S-100B, tau-eiwit en amyloïd-bèta in het serum. De hoogte van de eiwitconcentratie correleerde niet met de klachten en de prognose. Het is wel waarschijnlijk dat de aanwezigheid van deze eiwitten wijst op schade aan neuronale axonen door het recidiverend oplopen van een THL tijdens een wedstrijd (Breton et al. 2018). De relatie met het ontwikkelen van CTE is nog niet onderzocht.

Bij patiënten met bewezen neuropathologisch CTE is het CCL11-eiwit (marker voor neuro-inflammatie) in de liquor verhoogd ten opzichte van patiënten met de ziekte van Alzheimer en gezonde controles. Tevens correleert de hoogte van het eiwit met de mate van het aantal impacts op het hoofd. Bij 68 symptomatische voormalig American Footballers (een risicogroep voor het ontwikkelen van CTE) bleek het totale tau-eiwit (een biomarker van aspecifieke schade) in de liquor verhoogd. Bij deze groep was het hypergefosforyleerd tau en amyloïd-bèta in de liquor niet afwijkend of verhoogd (biomarkers specifiek voor de ziekte van Alzheimer). Deze verhoging van het totaal tau in de liquor staat in verband met de blootstelling van recidiverende THL's (Cherry et al. 2017).

13.2.6 Risicofactoren en ziektemoduleren factoren CTE

Zoals beschreven in ▶ H. 7 is het krijgen van recidiverende THL's in een sport de belangrijkste risicofactor op het ontwikkelen van CTE. Het cumulatief effect van recidiverende THL's met of zonder klinische symptomen, evenals de duur van de blootstelling (sportcarrière) aan deze herhaald optredende letsels zijn de belangrijkste factoren (Stamm et al. 2015). Niettemin is er nog weinig bekend over de aard van de impact op het hoofd en het aantal THL's om een verhoogd risico op CTE te ontwikkelen. Ook zijn er veel sporters die recidiverende THL's ondervinden en nooit CTE ontwikkelen. Dit suggereert dat er naast risicofactoren ook beschermende factoren zijn.

De meest bekende risicofactor is het apolipoproteïne (ApoE) 4-allel. Dragers van een ApoE4-allel hebben een hoger risico op het ontwikkelen van cognitieve stoornissen bij recidiverend THL. Tevens werd in een studie bij autopsie-bevestigde CTE-patiënten gevonden dat 50 % drager is van een ApoE4-allel. De exacte relatie tussen ApoE4-allelen en CTE is nog niet bekend, vooral omdat het ApoE4-allel veeleer geassocieerd is met pathologische accumulatie van amyloïd-bèta bij de ziekte van Alzheimer dan met taupathologie zoals gezien bij CTE.

13.3 Associatie met andere neurodegeneratieve aandoeningen

Meerdere retrospectieve cohortstudies laten een associatie zien tussen (licht, middelzwaar of ernstig) THL in de voorgeschiedenis en neurodegeneratieve aandoeningen (Crane et al. 2016; Nordström en Nordström 2018). Hoewel in deze studies vaak niet is gekeken naar modulerende factoren zoals levensstijl, alcohol- en drugsgebruik en genetische predispositie, wordt steeds meer aangenomen dat een doorgemaakt THL een risicofactor is voor het ontwikkelen van een neurodegeneratieve aandoening (Washington et al. 2016). Het is daarom belangrijk om bij patiënten met langzaam progressieve cognitieve, gedrags- en motorische symptomatologie een deel van de anamnese hierop te richten. Tevens moet van de patiënt met dergelijke symptomen informatie verkregen worden over uitgeoefende beroepen en sporten.

13.3.1 Ziekte van Alzheimer

De ziekte van Alzheimer (ZvA) is de meest voorkomende neurodegeneratieve aandoening met als eindstadium dementie. Bij de klassieke ZvA zijn er cognitieve stoornissen in de domeinen geheugen, executieve functies en taal. Bij deze patiënten is er een overmaat van het eiwit amyloïd in de hersenen, dat neerslaat in extracellulaire amyloïde plaques. Tevens is er een ophoping van gefosforyleerd tau in de neuronen, ook wel genoemd neurofibrillaire *tangles*. De huidige literatuur laat een twee tot vier keer verhoogd risico zien op de ZvA na eenmalig THL in de voorgeschiedenis (Fleminger et al. 2003). Bij patiënten met een ernstig THL is het risico op het ontwikkelen van de ZvA tweemaal hoger dan met een middelzwaar THL. Dit verhoogde risico wordt alleen bij het mannelijk geslacht gevonden en een mogelijke verklaring van dit verschil is dat de vrouwelijke hormonen (oestrogeen en progesteron) mogelijk een neuroprotectief en neuroregeneratief effect hebben.

Een genetische risicofactor voor de ZvA is tevens de aanwezigheid van een of twee ApoE4-allelen. Dragers van dit gen hebben een verhoogd risico op het ontwikkelen van de ZvA en ook op het ontwikkelen van meer hersenschade bij een THL (zie ▶ par. 7.5.1).

13.3.2 Ziekte van Parkinson

De ziekte van Parkinson (ZvP) is een neurologische aandoening met voornamelijk motorische symptomatologie en in een later stadium cognitieve problemen en gedragsveranderingen. De ZvP behoort tot de synucleïnopathieën en wordt pathologisch gekenmerkt door ophoping van het synaptisch eiwit alfa-synucleïne in intracytoplasmatische inclusielichaampjes (Lewy bodies). De ZvP is geassocieerd met THL en kreeg nog meer aandacht nadat deze diagnose bij Muhammad Ali (bokser) was gesteld (zie ▶ box 13.1). Een meta-analyse toont een bijna tweemaal zo grote kans op het krijgen van de ZvP na een THL. In een andere studie werd een verhoogd risico van 44 % gevonden voor het krijgen van ZvP na een THL met een hoger risico op ZvP bij vaker optreden of ernstiger THL. Deze associatie werd voornamelijk gevonden als er sprake was van THL bij patiënten jonger dan 25 jaar (Jafari et al. 2013; Gardner et al. 2015).

13.3.3 Frontotemporale dementie

Frontotemporale dementie (FTD) is een neurodegeneratieve aandoening die zich presenteert met karakter-, gedrags- en cognitieve veranderingen. Na de ZvA, is FTD de meest voorkomende vorm van dementie onder de 65 jaar. FTD kent een breed neuropathologisch spectrum. Er is enig epidemiologisch bewijs dat THL een verhoogd risico geeft op het krijgen van deze vorm van neurodegeneratie. Het risico op het ontwikkelen van FTD is hoger bij patiënten met in de voorgeschiedenis langer dan vijf minuten bewustzijnsverlies na het trauma (Deutsch et al. 2015). Het beloop van de ziekte FTD bij patiënten met een THL in de voorgeschiedenis lijkt gunstiger te zijn dan bij FTD-patiënten zonder THL. Verder lijkt de debuutleeftijd van patiënten met FTD en in de voorgeschiedenis THL lager dan bij FTD-patiënten zonder THL (Rosso et al. 2003).

13.3.4 Amyotrofische laterale sclerose

Amyotrofische laterale sclerose (ALS) is een progressieve neurologische aandoening met spierzwakte door neurodegeneratie van de eerste en tweede orde motorneuronen. De pathofysiologie is grotendeels onbekend: afwijkingen in het proces van het maken en opruimen van RNA lijken een fundamenteel probleem te zijn. Veel omgevingsfactoren zijn al onderzocht, waaronder THL. Voornamelijk in casuïstische literatuur is er een associatie tussen trauma en een verhoogd risico op het krijgen van ALS beschreven. In retrospectieve studies bij profvoetballers in Italië kreeg deze associatie meer aandacht nadat er een ongeveer zesmaal verhoogd risico op het krijgen van ALS was gevonden ten opzichte van het verwachte risico in de populatie. De hypothese was dat recidiverend THL door koppen een belangrijke factor was (Chiò et al. 2005), hoewel een meta-analyse geen verhoogd risico vond voor het optreden van ALS na een THL (Watanabe et al. 2017). Er is wel een significant hoger risico gerapporteerd voor het krijgen van ALS na recidiverend THL (Mackay et al. 2019). Patiënten met ALS en een THL in de voorgeschiedenis vertonen eerder symptomatologie en een bulbair begin van de ziekte (Peters et al. 2013).

Literatuur

Asken BM, Bauer RM, DeKosky ST, Svingos AM, Hromas G, Boone JK, et al. Concussion BASICS III: serum biomarker changes following sport-related concussion. Neurology. 2018;91(23):e2133–43.
Cherry JD, Stein TD, Tripodis Y, Alvarez V, et al. CCL11 is increase in the CNS in chronic traumatic encephalopathy but not in Alzheimer's disease. PLoS ONE. 2017 Sep 26;12(9):e0185541.
Chiò A, Benzi G, Dossena M, Mutani R, Mora G. Severely increased risk of amyotrophic lateral sclerosis among Italian professional football players. Brain. 2005;128(Pt 3):472–6.
Crane PK, Gibbons LE, Dams-O'Connor K, Trittschuh E, Leverenz JB, Keene CD et al. Association of traumatic brain injury with late-life neurodegenerative conditions and neuropathologic findings. JAMA Neurol. 2016 Sep 1;73(9):1062–15.
Deutsch MB, Mendez MF, Teng E. Interactions between traumatic brain injury and frontotemporal degeneration. Dement Geriatr Cogn Disord. 2015;39(3–4):143–53.
Fleminger S. Head injury as a risk factor for Alzheimer's disease: the evidence 10 years on; a partial replication. J Neurol Neurosurg Psychiatry. 2003;74(7):857–62.
Gardner RC, Burke JF, Nettik-Simmons J, Goldman S, Tanner CM, Yaffe K. Traumatic brain injury in later life increases risk for Parkinson disease. Ann Neurol. 2015;77(6):987–95.
Gardner RC, Hess CP, Brus-Ramer M, Possin KL, Cohn-Sheehy BI, Kramer JH, et al. Cavum septum pellucidum in retired american pro-football players. J Neurotrauma. 2016;33(1):157–61.
Gorgoraptis N, Li LM, Whittington A, Zimmerman KA, Maclean LM, McLeod C et al. In vivo detection of cerebral tau pathology in long-term survivors of traumatic brain injury. Sci Transl Med. 2019 Sep 4;11(508):eaaw1993.
Jafari S, Etminan M, Aminzadeh F, Samii A. Head injury and risk of Parkinson disease: a systematic review and meta-analysis. Mov Disord. 2013;28(9):1222–9.
Koerte IK, Ertl-Wagner B, Reiser M, Zafonte R, Shenton ME. White matter integrity in the brains of professional soccer players without a symptomatic concussion. JAMA. 2012;308(18):1859–6.
Ling H, Hardy J, Zetterberg H. Neurological consequences of traumatic brain injuries in sports. Molecular and Cellular Neuroscience. Elsevier; 2015 Mar 20. pag. 1–9.
Mackay DF, Russell ER, Stewart K, MacLean JA, Pell JP, Stewart W. Neurodegenerative disease mortality among former professional soccer players. N Engl J Med. 2019;381(19):1801–8.
Martland HS. Punch Drunk. JAMA. American Medical Association; 1928 Oct 13;91(15):1103–7.
McKee AC, Cairns NJ, Dickson DW, Folkerth RD, Keene CD, Litvan I, et al. The first NINDS/NIBIB consensus meeting to define neuropathological criteria for the diagnosis of chronic traumatic encephalopathy. Acta Neuropath Springer, Berlin Heidelberg. 2015;131(1):75–86.

McKee AC, Cantu RC, Nowinski CJ, Hedley-Whyte ET, Gavett BE, Budson AE, et al. Chronic traumatic encephalopathy in athletes: progressive tauopathy after repetitive head injury. J Neuropathol Exp Neurol. 2009 Jul 1;68(7):709-35.

McKee AC, Stein TD, Nowinski CJ, Stern RA, Daneshvar DH, Alvarez VE, et al. The spectrum of disease in chronic traumatic encephalopathy. Brain. 2012;136(1):43-64.

McKee AC, Daneshvar DH, Alvarez VE, Stein TD. The neuropathology of sport. Acta Neuropathol. 2013;127(1):29-51.

Nordström A, Nordström P. Traumatic brain injury and the risk of dementia diagnosis: a nationwide cohort study. Menon D. PLoS Med. 2018 Jan 30;15(1):e1002496-13.

Omalu BI, DeKosky ST, Minster RL, Kamboh MI, Hamilton RL, Wecht CH. Chronic traumatic encephalopathy in a national football league player. Neurosurgery. 2005;57(1):128-34.

Osnato MS, Giliberti V. Postconcussion neurosis-traumatic encephalitis: a conception of postconcussion phenomena. Arch Neur Psych. Am Med Ass. 1927;18(2):181-214.

Peters TL, Fang F, Weibull CE, Sandler DP, Kamel F, Ye W. Severe head injury and amyotrophic lateral sclerosis. Amyotroph Lateral Scler Frontotemporal Degener. 2013;14(4):267-72.

Provenzano FA, Jordan B, Tikofsky RS, Saxena C, Van Heertum RL, Ichise M. F-18 FDG PET imaging of chronic traumatic brain injury in boxers. Nuclear Med Comm. 2010;31(11):952-7.

Rosso SM. Medical and environmental risk factors for sporadic frontotemporal dementia: a retrospective case-control study. J Neurol Neurosurg Psychiatry. 2003;74(11):1574-6.

Shenton ME, Hamoda HM, Schneiderman JS, Bouix S, Pasternak O, Rathi Y, et al. A review of magnetic resonance imaging and diffusion tensor imaging findings in mild traumatic brain injury. BIAB. 2012;6(2):137-92.

Shin W, Mahmoud SY, Sakaie K, Banks SJ, Lowe MJ, Phillips M, et al. Diffusion measures indicate fight exposure-related damage to cerebral white matter in boxers and mixed martial arts fighters. Am J Neuroradiol. 2014;35(2):285-90.

Singh R, Meier TB, Kuplicki R, Savitz J, Mukai I, Cavanagh L, et al. Relationship of collegiate football experience and concussion with hippocampal volume and cognitive outcomes. JAMA. 2014 May 14;311(18):1883-17.

Stein TD, Alvarez VE, McKee AC. Chronic traumatic encephalopathy: a spectrum of neuropathological changes following repetitive brain trauma in athletes and military personnel. Alzheimers Res Ther. 2014 Jan 15;6(1):4.

Stern RA, Adler CH, Chen K, Navitsky M, Luo J, Dodick DW, et al. Tau positron-emission tomography in former national football league players. N Engl J Med. 2019;380(18):1716-25.

Stern RA, Daneshvar DH, Baugh CM, Seichepine DR, Montenigro PH, Riley DO, et al. Clinical presentation of chronic traumatic encephalopathy. Neurology. 2013;81(13):1122-9.

Stamm JM, Bourlas AP, Baugh CM, Fritts NG, Daneshvar DH, Martin BM, et al. Age of first exposure to football and later-life cognitive impairment in former NFL players. Neurology. 2015;84(11):1114-20.

Strain JF, Womack KB, Didehbani N, Spence JS, Conover H, Hart J Jr, et al. Imaging correlates of memory and concussion history in retired national football league athletes. JAMA Neurol. 2015;72(7):773-8.

Vann Jones SA, Breakey RW, Evans PJ. Heading in football, long-term cognitive decline and dementia: evidence from screening retired professional footballers. Br J Sports Med. 2013;48(2):159-61.

Villemagne VL, Fodero-Tavoletti MT, Masters CL, Rowe CC. Tau imaging: early progress and future directions. Lancet Neurol. 2014;14(1):114-24.

Watanabe Y, Watanabe T. Meta-analytic evaluation of the association between head injury and risk of amyotrophic lateral sclerosis. Eur J Epidemiol. 2017;32(10):867-79.

Washington PM, Villapol S, Burns MP. Polypathology and dementia after brain trauma: Does brain injury trigger distinct neurodegenerative diseases, or should they be classified together as traumatic encephalopathy? Exp Neur. 2016;275:381-8.

Zetterberg H, Hietala MA, Jonsson M. Neurochemical aftermath of amateur boxing. Arch Neurol. 2006;63:1277-80.

Werk en inkomen

H. S. Miedema, J. M. van Velzen en C. A. M. van Bennekom

Samenvatting

Voor veel mensen is het hebben van (betaald) werk van groot belang: het draagt in hoge mate bij aan de kwaliteit van leven. Verschillende factoren zijn van belang bij de terugkeer naar werk na een traumatisch hoofd-/hersenletsel (THL). Daarbij spelen niet alleen de fysieke, cognitieve, psychologische en gedragsmatige gevolgen van THL een rol, maar bijvoorbeeld ook de omgeving rondom de patiënt en de vigerende wetgeving. In de re-integratiefase is de beoordeling van arbeidsbeperkingen en werkvermogen vanuit specifieke wetgeving van toepassing. Er bestaan verschillende interventies tijdens de revalidatiefase en ook op de werkplek om mensen met THL te ondersteunen richting een (duurzame) arbeids(re-)integratie. Samenwerking tussen de verschillende betrokken disciplines is daarbij onontbeerlijk.

- Leeswijzer

Dit hoofdstuk behandelt de gevolgen van traumatisch hoofd-/hersenletsel (THL) voor het werk en de hervatting daarvan. De algemene gevolgen van THL worden beschreven in ▶ H. 3 over licht THL en ▶ H. 4 over middelzwaar en ernstig THL. De invloed van cognitieve klachten en gedragsstoornissen en de behandeling hiervan komen in meer detail aan de orde in respectievelijk ▶ H. 11 ten aanzien van de neuropsychologische aspecten en ▶ H. 12 aangaande revalidatiebehandeling. De verdere juridische aspecten van een letselschadeprocedure komen in ▶ H. 15 aan bod.

© Bohn Stafleu van Loghum is een imprint van Springer Media B.V., onderdeel van Springer Nature 2022
J. van der Naalt en B. Jacobs (Red.), *Handboek traumatisch hersenletsel*,
https://doi.org/10.1007/978-90-368-2659-4_14

14.1 Epidemiologie – 225

14.2 De betekenis van werk voor iemand met THL – 225

14.3 Factoren bepalend voor terugkeer naar en behoud van werk – 225

14.4 Wetgeving en visie op arbeidsparticipatie – 227
14.4.1 Wet Verbetering Poortwachter en Ziektewet – 227
14.4.2 Wet Werk en Inkomen naar Arbeidsvermogen – 229
14.4.3 Participatiewet – 229
14.4.4 Financiering van re-integratieactiviteiten – 230

14.5 Interventies gericht op arbeids(re-)integratie en mogelijkheden voor werkbehoud – 231
14.5.1 Procedures gericht op werkhervatting en re-integratie: de rol van arbodienst en bedrijfsarts – 231
14.5.2 Mogelijkheden tot ondersteuning van belastbaarheid en arbeidsre-integratie – 232
14.5.3 Aanpassingen in of op het werk – 235

14.6 Begeleiding op de langere termijn – 236

14.7 Arbocuratieve samenwerking – 237

Verder lezen – 238

14.1 Epidemiologie

Ongeveer 50 % van de mensen met traumatisch hoofd-/hersenletsel (THL) behoort potentieel tot de beroepsbevolking (18–67 jaar oud) (RIVM 2018). Na de acute en subacute fase van THL kunnen patiënten last hebben van allerlei gevolgen die het functioneren in (betaald) werk ernstig kunnen beïnvloeden. Arbeidsbeperkingen en gedeeltelijke of volledige arbeidsongeschiktheid kunnen hiervan het gevolg zijn, soms gedurende enkele weken tot vele maanden, maar vaak ook permanent. Hoeveel mensen in Nederland erin slagen om na THL terug te keren naar hun werk is niet precies bekend. Wereldwijd ligt het percentage geslaagde re-integratie binnen twee jaar in eigen, aangepast of ander werk na Niet-Aangeboren Hersenletsel (NAH), inclusief THL, op ongeveer 40 % (Van Velzen et al. 2009).

14.2 De betekenis van werk voor iemand met THL

Het verlies van het werk wordt door mensen met THL als een van de meest moeilijk te accepteren veranderingen na het oplopen van het letsel ervaren (Stiekema et al. 2018). Naast de bijdrage aan iemands inkomen, is voor veel mensen betaald werk een wezenlijk onderdeel van hun leven. Het kan het gevoel geven nuttig te zijn, gewaardeerd te worden en bij te dragen aan de maatschappij (Saunders en Nedelec 2014). Werk is een belangrijk onderdeel van iemands identiteit en tevens een belangrijke bron voor sociale contacten en steun buiten de directe familie- of vriendenkring. Daarbij leidt het werken tot zelfontplooiing, een zinvolle dagbesteding en een gevoel van maatschappelijke inclusie (Van Echtelt 2010). Het werken biedt mensen dagelijkse structuur en bevordert eigenwaarde en zelfvertrouwen. Afgezien van het inkomen gelden al deze aspecten ook voor vrijwilligerswerk, hoewel het gevoel van erkenning en voldoening vaak groter is als er tegenover het werk ook een financiële beloning staat.

De positieve betekenis van werk vormt voor mensen met een THL een belangrijke motivatie om hun werk te hervatten of werk te zoeken. Werk speelt ook een belangrijke rol in het recent ontwikkelde concept van positieve gezondheid, dat gezondheid niet meer alleen als de afwezigheid van ziekte beschouwt, maar als het vermogen van mensen om met de fysieke, emotionele en sociale levensuitdagingen om te gaan en zoveel mogelijk de eigen regie te voeren. Werk is daarbij een belangrijk element van sociaal-maatschappelijke participatie, onderdeel van het dagelijks functioneren en een mogelijke bron voor aspecten van zingeving, zoals het nastreven van doelen of idealen en het realiseren van toekomstperspectief (Huber et al. 2011).

14.3 Factoren bepalend voor terugkeer naar en behoud van werk

Diverse gevolgen van THL zoals cognitieve, stemmings-, gedrags- en fysieke problemen, kunnen interfereren met het werkhervattingsproces (zie ◘ tab. 14.1). Per individu moet bekeken worden of de gevolgen zijn opgetreden en of zij van invloed zijn op de arbeidsparticipatie. Als het model van de *International Classification of Functioning, Disability and Health (ICF)* wordt gevolgd, zien we dat werkparticipatie door factoren uit vijf factoren bepaald kan worden, namelijk door de aandoening (in dit geval THL), functies en anatomische eigenschappen, activiteiten, externe factoren en persoonlijke factoren (zie

Tabel 14.1 Gevolgen van traumatisch hoofd-/hersenletsel die kunnen interfereren met het werkhervattingsproces (Van Bennekom et al. 2016; VRA 2021)

cognitieve gevolgen	stemmings-/gedragsproblemen	fysieke gevolgen
geheugenstoornissen	apathie	krachtsvermindering
gebrek aan ziekte-inzicht	initiatiefvermindering	slikstoornissen
aandachts- en/of concentratiestoornissen	stemmingsveranderingen	coördinatiestoornissen
executieve stoornissen	ontremd gedrag	bewegingsstoornissen
apraxie	angst	loopproblemen
afasie	afname empathie	sensorische problemen
mentale vermoeidheid	decorumverlies	epilepsie
verminderde belastbaarheid	moeite met relativeren	pijn
neglect	verstoord ziektebesef	mindere fysieke conditie
beperkte probleemoplossing	veranderd gevoel van humor	vermoeidheid
prikkelintolerantie (auditief, visueel, beweging)		
tempo van informatieverwerking		

▶ H. 12). Er moet een zeker evenwicht bestaan tussen de factoren om te kunnen participeren in het werk en privé. Als het evenwicht verstoord raakt, kunnen problemen ontstaan.

Afhankelijk van de werktaken die iemand moet uitvoeren, kunnen functioneringsproblemen meer of minder belemmerend zijn. Voor veel werktaken geldt dat de mentale of fysieke belasting die daaruit voortvloeit hoger kan zijn dan de belastbaarheid die bij de werkende met THL te verwachten is. Dit leidt ertoe dat voor deze werktaken aanpassingen noodzakelijk zijn om de uitvoering mogelijk te maken, en dat andere werkzaamheden uit het takenpakket moeten verdwijnen omdat uitvoering daarvan niet langer mogelijk is. Het kan ook zijn dat het werk zoveel belastende taken bevat, dat het raadzaam is naar ander werk te zoeken dat beter past bij de resterende arbeidsmogelijkheden.

Omdat er veel variatie is in de aard en ernst van de beperkingen die functioneringsproblemen veroorzaken bij een individuele persoon met THL, is zorgvuldige analyse hiervan noodzakelijk. Hieruit kan blijken welke arbeidsbeperkingen en -mogelijkheden precies aanwezig zijn en of bepaalde werkzaamheden of werktaken passend te maken zijn door een combinatie van vaardigheids- of belastbaarheidstraining, diverse aanpassingen op de werkplek, inzet van hulpmiddelen of aanpassingen in de werkorganisatie (zoals verhogen van autonomie en regelmogelijkheden). Er bestaat helaas niet één alomvattend meetinstrument waarmee alle factoren die van invloed kunnen zijn op de arbeidsparticipatie in kaart kunnen worden gebracht: er moeten meerdere instrumenten worden gebruikt. Deze zullen niet altijd specifiek op werk gericht zijn, maar kunnen wel inzicht geven in de problemen die spelen in een bepaald domein, zoals een neuropsychologisch onderzoek (zie ▶ H. 11), een loopvaardigheidstest of observaties. Het is aan de deskundige op het gebied van arbeid en THL om de uitkomsten van de verschillende instrumenten te combineren en aan het werk van de persoon met THL te koppelen, en de uitkomsten te vertalen naar de mogelijkheden voor arbeidsparticipatie (VRA 2021).

14.4 Wetgeving en visie op arbeidsparticipatie

Door de veranderende maatschappelijke visie op de mogelijkheden voor participatie van mensen met een chronische ziekte of aandoening op allerlei terreinen, waaronder werk, krijgt de emancipatie van chronisch zieken steeds meer vorm. Dit komt onder andere tot uiting in het nastreven van het recht op (door)werken en het beroep op de werkgever om dit door middel van aanpassingen en ondersteuning mogelijk te maken. De wetgeving die relevant is op het gebied van chronisch zieken en werk, is echter ingewikkeld en bijna voortdurend aan veranderingen onderhevig. De drie belangrijkste wetten worden hierna op hoofdlijn besproken. Gedetailleerde en actuele informatie is onder meer te vinden op de website van het Uitvoeringsinstituut Werknemers Verzekeringen (UWV), via ▶ www.uwv.nl, en van het Ministerie van Sociale Zaken en Werkgelegenheid (SZW), via ▶ www.arboportaal.nl.

14.4.1 Wet Verbetering Poortwachter en Ziektewet

De Wet Verbetering Poortwachter (WVP) reguleert bij mensen met een vast arbeidscontract het traject van verzuim en werkhervatting in de eerste twee jaar vanaf een ziekmelding (Miedema et al. 2019) (◘ fig. 14.1). Volgens de WVP zijn werkgever en werknemer samen verantwoordelijk voor het proces van terugkeer naar werk gedurende die twee jaar. Zij worden daarbij bijgestaan door een bedrijfsarts. In een vroeg stadium van ziekteverzuim moeten, na advies van de bedrijfsarts, afspraken over re-integratie tussen werkgever en werknemer tot stand komen, inclusief de inzet van interventies of maatregelen die de kans op werkhervatting optimaliseren. Meestal vindt na een periode van ziekteverzuim en tijdelijke arbeidsongeschiktheid een stapsgewijze opbouw van de activiteiten in het werk plaats volgens een vooraf doorgesproken schema. Er wordt gewerkt aan de reactivering, afgestemd op de arbeidsmogelijkheden van de werknemer. De ondersteuning is vaak toegespitst op werkhervatting in het oorspronkelijke werk (*eerste spoor*), al dan niet met werkaanpassingen. Wanneer dat niet haalbaar blijkt, kan gedurende de eerste twee jaar van het ziekteverzuim re-integratie in ander werk nagestreefd worden, meestal bij een andere werkgever (*tweede spoor*).

Bij mensen met een tijdelijk of flexibel arbeidscontract valt de werkgever weg doordat de periode van ziekteverzuim de duur van het arbeidscontract overstijgt. In deze situatie is de Ziektewet (ZW) van toepassing. De verzekeringsarts en re-integratieprofessionals van het UWV coördineren de begeleiding, die gericht is op re-integratie bij (meestal) een andere werkgever. Zowel bij de WVP als ZW ligt het einde van het tweedespoortraject bij geslaagde re-integratie of bij het einde van de twee jaar durende periode vanaf de start van het ziekteverzuim.

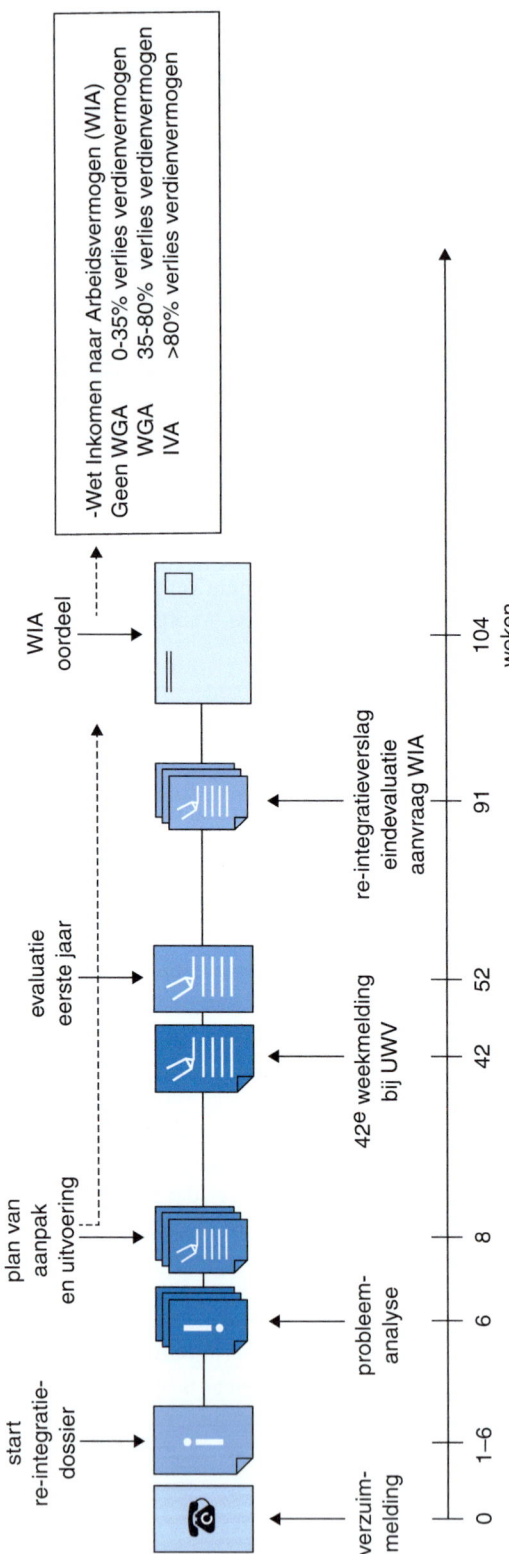

Figuur 14.1 Stoomschema verzuimproces (naar: Miedema et al. 2019). *UWV, Uitvoeringsinstituut Werknemers Verzekeringen; WGA, Werkhervatting Gedeeltelijk Arbeidsgeschikten; IVA, Inkomensvoorziening Volledig Arbeidsongeschikten*

14.4.2 Wet Werk en Inkomen naar Arbeidsvermogen

Wanneer het niet lukt om binnen twee jaar na aanvang van het ziekteverzuim re-integratie in het oorspronkelijke werk of in andersoortig werk bij een andere werkgever te bewerkstelligen, dan komt een werkende met THL in aanmerking voor een uitkering krachtens de Wet Werk en Inkomen naar Arbeidsvermogen (WIA) (Miedema et al. 2019). Voorwaarde is dat het UWV geen sanctie oplegt omdat het de re-integratieactiviteiten van werkgever of werknemer als onvoldoende beoordeelt. De verzekeringsarts en arbeidsdeskundige van het UWV beoordelen het arbeidsvermogen in plaats van arbeidsongeschiktheid. Gevolg is dat iemand met arbeidsbeperkingen gecompenseerd wordt voor verlies aan verdiencapaciteit, maar tegelijk gestimuleerd wordt om te blijven werken op basis van de resterende arbeidsmogelijkheden. Wanneer het UWV de vermindering van verdiencapaciteit tussen 0 % en 35 % vaststelt, dan mag de werkgever het arbeidscontract niet beëindigen en moet deze alsnog proberen tot herplaatsing binnen de eigen organisatie te komen. De werknemer ontvangt geen WIA-uitkering.

Een persoon met THL die nog een reële verdiencapaciteit heeft (tussen 35 % en 80 %), komt in aanmerking voor een partiële uitkering. Dit deel van de WIA heet WGA (Werkhervatting Gedeeltelijk Arbeidsgeschikten). Deze persoon krijgt een uitkering die dat deel van de verdiencapaciteit moet compenseren, dat door de gevolgen van het THL is weggevallen. Daarnaast moet deze persoon werk zien te vinden dat past bij de resterende arbeidsmogelijkheden (*derde spoor*), om het inkomen aan te vullen. Wanneer er sprake is van minstens 80 % verlies van verdiencapaciteit, dan geldt het onderdeel IVA (Inkomensvoorziening Volledig Arbeidsongeschikten). Mensen in deze regeling ontvangen 75 % van het laatstverdiende loon tot een bepaald maximum. Het UWV ziet dan geen zodanig benutbare arbeidsmogelijkheden meer om minimaal 20 % van het laatstverdiende inkomen te verwerven.

14.4.3 Participatiewet

In 2015 is de Participatiewet ingegaan, die voor een deel gericht is op de integratie in werk van mensen die door ernstige arbeidsbeperkingen niet (meer) in staat zijn om het minimumloon te verdienen. Een belangrijke doelgroep daarbinnen betreft jongvolwassenen met ernstige fysieke of mentale beperkingen die voor het eerst aan het werk proberen te komen. Een andere doelgroep betreft mensen die wegens ernstige beperkingen niet langer in een competitieve werkomgeving kunnen functioneren en voor wie alleen 'beschut werk' passend is.

Bij de uitvoering van de Participatiewet zijn de re-integratieprofessionals (klantmanagers) van gemeenten aan zet. Het UWV beoordeelt nog wel de benutbare arbeidsmogelijkheden. Recent is uit evaluatie van de wet gebleken, dat het realiseren van arbeidsparticipatie in deze doelgroepen nog erg achterloopt bij de oorspronkelijke plannen (Van Echtelt et al. 2019). De kans is daarom groot dat de overheid in de komende jaren opnieuw gaat sleutelen aan deze wetgeving.

14.4.4 Financiering van re-integratieactiviteiten

Wanneer iemand een vast arbeidscontract heeft op het moment dat hij of zij THL oploopt, dan is de werkgever in principe verantwoordelijk voor loondoorbetaling en financiering van de re-integratie-interventies tijdens de eerste twee jaar (meestal 100 % in het eerste jaar en 70 % in het tweede jaar). Als de werkgever voor dit soort kosten een verzekering heeft afgesloten, dan kan die soms een rol spelen bij de keuze van re-integratieactiviteiten. Wanneer er sprake is van een tijdelijk of flexibel arbeidscontract, dan neemt het UWV krachtens de ZW de rol van de werkgever over na het einde van dit contract en verschaft dan een uitkering van 70 % van het laatstverdiende loon (tot een bepaald maximum). Als er tijdens een (medische) behandeling aandacht wordt besteed aan opbouw van belastbaarheid, die nodig is voor terugkeer naar werk of verminderen van arbeidsbeperkingen, kunnen componenten daarvan bekostigd worden vanuit de zorgverzekering. Indien er sprake is van een letselschadezaak, dan is vaak (de verzekeraar van) de veroorzakende partij financieel verantwoordelijk (zie ook ▶ H. 15). Bij iemand die een arbeidsongeschiktheidsuitkering ontvangt, is bekostiging van re-integratie door het UWV aan te vragen. Mensen met THL die onder de Participatiewet vallen, kunnen ondersteuning aanvragen bij hun gemeente.

Een bijzondere groep zijn de zelfstandig werkenden. Zij moeten zelf hun arbo- en re-integratiezorg regelen en financieren. Wanneer zij zichzelf niet voor uitval door ziekte en arbeidsongeschiktheid verzekerd hebben, kan een (financieel) probleem ontstaan als zij door ziekte uitvallen. Zijn zij wel verzekerd, dan kunnen zij in veel gevallen ondersteuning aanvragen bij hun schadeverzekeraar.

> **Box 14.1 Casus**
> Peter, 32 jaar oud en net getrouwd, loopt als gevolg van een ongeval met de racefiets een traumatisch hoofd-/hersenletsel (THL) op. Na een ziekenhuisopname volgt revalidatiebehandeling in een revalidatiecentrum. De belangrijkste gevolgen van het THL zijn aandachts-, concentratie- en geheugenproblemen. Daarnaast heeft hij moeite met plannen, een verminderde prikkeltolerantie en is hij snel vermoeid. Aanvankelijk is er ook sprake van een verstoord ziektebesef, dat van lieverlee verbetert.
> Peter is leidinggevende van een financiële afdeling van een ICT-bedrijf. De re-integratiedeskundige van het revalidatiecentrum neemt, met toestemming van Peter, contact op met de werkgever en bedrijfsarts. Samen kijken ze welke vaardigheden Peter moet beheersen om zijn werk goed te kunnen uitvoeren en welke aanpassingen nodig zijn om het werk aan te passen aan zijn mogelijkheden. Als leidinggevende moet Peter overzicht houden, plannen, meerdere dingen tegelijk doen en goed kunnen communiceren. Daarnaast moet hij zorgvuldig en geconcentreerd werken als hij bezig is met financiële zaken.
> Tijdens de revalidatiebehandeling worden strategieën geoefend om met de eerder genoemde cognitieve problemen te leren omgaan. In overleg met de bedrijfsarts en werkgever worden hierbij werksituaties gebruikt als oefenmateriaal. Daarnaast leert Peter zijn energie te verdelen over de dag. Bij afronding van de revalidatiebehandeling draagt de re-integratiedeskundige de bevindingen over aan Peter, de werkgever en de bedrijfsarts. Daarbij wordt het advies meegegeven een *jobcoach* in te schakelen bij start op de werkvloer. Peter start met drie keer per week twee uur werken. De

> jobcoach kijkt geregeld mee. Bedrijfsarts en jobcoach overleggen samen over de opbouw in uren en taken en eventuele aanpassingen.
> Na een half jaar is de conclusie dat werken als leidinggevende (nog) niet haalbaar is. Er komen dan te veel prikkels op Peter af, waardoor hij het overzicht kwijtraakt en snel vermoeid is. Taken van een financieel medewerker uitvoeren lukt wel nadat een rustige werkplek is gecreëerd, zodat Peter geconcentreerd kan werken. Hij leert van de jobcoach om ieder uur 5 minuten pauze te nemen en halverwege de dag een half uur te rusten. Fulltime werken is niet haalbaar. Dan heeft Peter geen energie meer om naast het werk ook in zijn privéleven goed te functioneren. Hij gaat naar ieders tevredenheid vier dagen per week werken als financieel medewerker.
> Na drie jaar ontstaan echter problemen. Peter is snel moe en geprikkeld en kan zich slecht concentreren. Ook thuis reageert hij snel geïrriteerd. Hij komt bij de huisarts en bedrijfsarts terecht. De oorzaak blijkt te zijn dat Peter een half jaar eerder vader is geworden. De balans die na het THL was gecreëerd tussen werk en privé is hierdoor verstoord geraakt. Een uur minder werken per dag blijkt de oplossing om de balans weer op orde te krijgen. Omdat zijn huisarts en bedrijfsarts alert waren en snel ingrepen, is een langdurige ziekmelding voorkomen en is Peter in staat met plezier te blijven functioneren op het werk en ook thuis.

14.5 Interventies gericht op arbeids(re-)integratie en mogelijkheden voor werkbehoud

Er zijn verschillende mogelijkheden om re-integratie en/of behoud van werk te ondersteunen. De zorgverleners in de revalidatiefase en de bedrijfsarts en arbodienst tijdens re-integratie op de werkplek spelen hierbij een belangrijke rol.

14.5.1 Procedures gericht op werkhervatting en re-integratie: de rol van arbodienst en bedrijfsarts

Elke werkgever is verplicht om een contract te hebben met een gecertificeerde *arbodienst* (dit kan ook een interne arbodienst zijn) of met een bedrijfsarts die zelfstandig of in een andere organisatie dan een arbodienst werkt. Elke werknemer heeft dus in beginsel een bedrijfsarts. Zelfstandig werkenden moeten zelf hun arbozorg regelen. Een gecontracteerde bedrijfsarts komt op basis van de WVP in actie als sprake is van middellang (6 weken) tot langdurig ziekteverzuim. De werkgever kan het contract met de bedrijfsarts ook zo inrichten dat advies over preventie of vroeg ziekteverzuim gevraagd wordt. Sinds enkele jaren is het 'open spreekuur' of verzuimspreekuur verplicht gesteld, waarin de werknemer de bedrijfsarts mag consulteren om vragen of problemen op het terrein van werk en gezondheid te bespreken. Met name in de herstelfase na THL biedt dit spreekuur mogelijkheden om de consequenties voor het voortzetten van het werk en eventueel daarvoor benodigde werkaanpassingen aan de orde te stellen.

De bedrijfsarts heeft een onafhankelijke positie en geheimhoudingsplicht over datgene wat hij over de werkende en diens ziekte weet en heeft vastgelegd. Alleen met toestemming van de cliënt mag de bedrijfsarts medische of persoonlijke informatie doorgeven aan of bespreken met anderen, bijvoorbeeld de leidinggevende of behandelaars in de curatieve sector. De bedrijfsarts adviseert en handelt in het belang van de werknemer, vanuit het uitgangspunt dat ook tijdige en verantwoorde re-integratie hieronder valt en daarom ziekteverzuim zoveel mogelijk moet worden teruggedrongen.

Bij mensen met THL moet de bedrijfsarts in het bijzonder alert zijn op verschijnselen als verminderd functioneren in de werksituatie, gedragsmatige problemen in de thuissituatie, veranderingen in concentratievermogen, onbegrepen moeheid en psychische symptomen als emotionele labiliteit, depressie of angst. Het Signaleringsinstrument voor langetermijngevolgen van beroerte (SIGEB) (Fens et al. 2013), en de Signaleringslijst cognitieve, emotionele en gedragsmatige gevolgen van hersenletsel (Winkens et al. 2008) kunnen de bedrijfsarts helpen bij het in kaart brengen van niet-zichtbare gevolgen van THL. De bedrijfsarts kan de werkgever adviseren over het verwijzen naar re-integratiebedrijven (en de kosten daarvan) of over werkaanpassingen en andere maatregelen om het doorwerken of de re-integratie te bevorderen. Indien noodzakelijk heeft de bedrijfsarts ook de bevoegdheid rechtstreeks te verwijzen naar paramedici of medisch specialisten. Afstemming met de huisarts is daarbij van groot belang om ongewenste gelijktijdige verwijzing naar verschillende behandelaars te voorkomen. Ook voor dit contact moet de werkende met THL toestemming geven. Wanneer het re-integratieproces vastloopt en een werknemer en werkgever er ondanks het advies van de bedrijfsarts niet uitkomen, dan kan de werknemer of de werkgever een onafhankelijk en deskundig oordeel over de situatie aanvragen bij een verzekeringsarts van het UWV.

14.5.2 Mogelijkheden tot ondersteuning van belastbaarheid en arbeidsre-integratie

Naast de begeleiding door de bedrijfsarts of arbodienst, hebben sommige zorginstellingen of re-integratieorganisaties een aanbod ontwikkeld, gericht op de verhoging van belastbaarheid en ondersteuning van werkhervatting of arbeidsparticipatie. Ook voor THL zijn specifieke medische behandel- en ondersteuningsprogramma's beschikbaar, die mede gericht zijn op (het herstel van) arbeidsparticipatie en voor een groot deel vanuit de zorgverzekering bekostigd kunnen worden.

Ondersteuning als onderdeel van een behandeltraject

Al tijdens een reguliere neuropsychologische, paramedische of medisch specialistische revalidatiebehandeling kan werk aan de orde komen. Wanneer iemand na het oplopen van THL snel met de behandeling begint en direct gestart wordt met (voorbereidingen op) het arbeidsre-integratieproces, worden de twee jaar van de WVP vanaf de eerste verzuimdag (waarvan de eerste periode soms in het revalidatiecentrum wordt doorgebracht) volledig benut. In de meeste gevallen is het niet mogelijk en geen taak van de revalidatiearts om gedurende het behandeltraject te zorgen voor een volledige re-integratie. Daarbij maakt de scheiding tussen de financiering van zorg vanuit de Zorgverzekeringswet, en de financiering van zaken die te maken hebben met arbeidsre-integratie en arbeids(on)geschiktheid vanuit sociale wetgeving, het onmogelijk het gehele traject van arbeidsre-integratie vanuit de zorgverzekering te vergoeden.

Tijdens een behandeltraject kunnen al veel arbeidsgerichte zorgcomponenten worden aangeboden aan de patiënt, waardoor deze beter wordt voorbereid op re-integratie. Een voorbeeld daarvan is het trainen van vaardigheden die nodig zijn om te kunnen werken, waarbij de nadruk ligt op de cognitieve vaardigheden. Daarnaast kunnen behandeling en begeleiding gericht zijn op de *acceptatie* van de ziekte, het (leren) hanteren van een *actieve copingstijl*, het vervangen van irrationele gedachten of verwachtingen, het aanleren van probleemoplossende vaardigheden en het verhogen van belastbaarheid (zie ook ▶ H. 11 en 12). Diverse revalidatie-instellingen in Nederland bieden arbeidsgerichte medische zorg aan als onderdeel van hun behandelingen (Van Velzen et al. 2017). Huisartsen, bedrijfsartsen en medisch specialisten kunnen daarnaar verwijzen.

Begeleiding op de werkplek zelf

Vaak blijkt pas op de werkplek zelf wat de werkelijke mogelijkheden en beperkingen zijn met betrekking tot het uitvoeren van het oorspronkelijke of aangepaste werk. Doordat routines mogelijk ingesleten zijn en het geheugen voor die routines nog intact is, kan het zijn dat iemand met THL beter functioneert dan op basis van bevindingen tijdens de revalidatiebehandeling verwacht werd. Aan de andere kant worden onzichtbare beperkingen vaak pas zichtbaar tijdens het werk. Begeleiding op de werkplek is een essentieel onderdeel van het re-integratietraject. De bedrijfsarts kan begeleiding op afstand bieden. Als ook begeleiding op de werkplek nodig is, kan een *jobcoach* worden ingezet, die de werknemer met NAH in zijn eigen werkcontext aan het werk ziet en kan bepalen waar beperkingen en mogelijkheden liggen. Indien nodig kunnen veranderingen in taken, uren en werkomstandigheden geadviseerd en uitgeprobeerd worden. De jobcoach ondersteunt eventueel ook de werkgever en collega's. De financiering vindt plaats via de werkgever, UWV of gemeente.

> **Box 14.2 Modellen van arbeidsgerichte revalidatie**
> Meerdere internationale literatuurstudies hebben uitgewezen dat interventies gericht op terugkeer naar werk effectief kunnen zijn bij mensen met NAH en THL, maar dat er te weinig bewijs is om een specifieke interventie te kunnen bestempelen wijzen als de beste interventie (Donker-Cools et al. 2016; Fadyl en McPherson 2009; Graham et al. 2016; Verhoef et al. 2020). Er zijn drie modellen voor arbeidsgerichte revalidatie bij THL beschreven: het *'case coordination'*, *'supported employment'* en *'program based'* model (Fadyl en McPherson 2009) (◘ fig. 14.2).
> Bij het *case coordination*-model wordt de voortgang van het individuele proces door een *casemanager* gemonitord en wordt arbeidsgerichte revalidatie geïntegreerd in het individuele revalidatieproces. Focus ligt op vroege interventie, continuïteit van zorg en overleg over arbeidsgerichte revalidatie met ketenpartners die, indien nodig, de begeleiding overnemen.
> Snelle plaatsing op het werk is het belangrijkste kenmerk van het *supported employment*-model. Training en begeleiding worden gegeven op de werkplek middels individuele *jobcoaching*, er vindt niet of nauwelijks training vooraf plaats.
> Kenmerkend voor het *program based*-model is een uit modules opgebouwd programma, gericht op het opdoen van aan arbeid gerelateerde vaardigheden. Het bestaat over het algemeen uit: (1) intensieve en individuele revalidatie gericht op arbeidsvaardigheden en interventies in een gestructureerde werkomgeving, (2) begeleide werkoefeningen en testsituaties, en (3) begeleide plaatsing in werk met een overgangsbegeleiding.

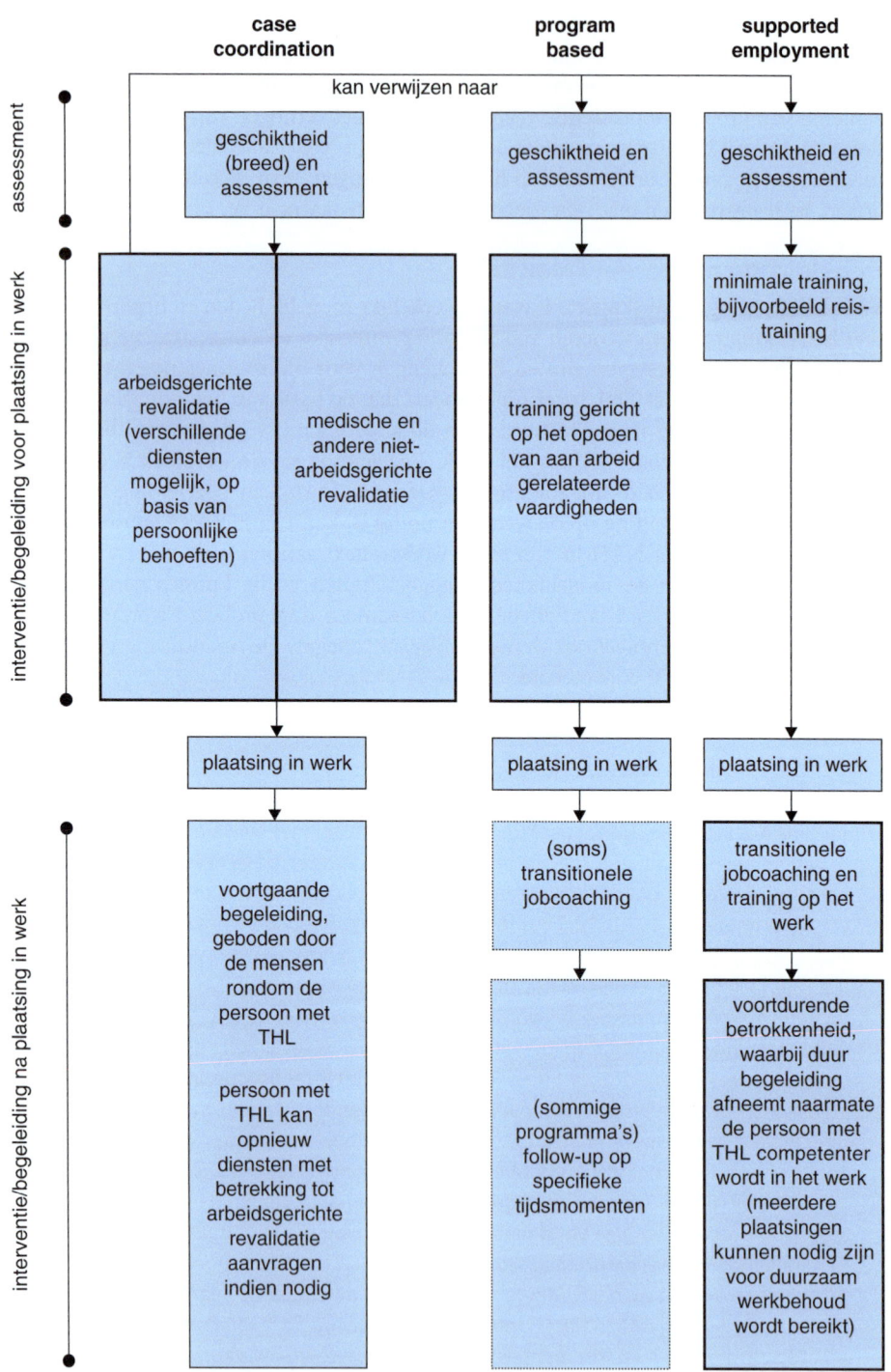

◘ **Figuur 14.2** Overzicht van modellen van arbeidsgerichte revalidatie voor patiënten met THL. (Bron: vertaalde versie van het overzicht uit Fadyl en McPherson 2009)

Alle drie modellen zijn bewezen effectief op arbeidsre-integratie, maar er is onvoldoende bewijs om één van deze modellen aan te wijzen als meest effectief. Elementen van effectieve werkgerichte interventies bij mensen met THL zijn werkgerelateerde componenten (zoals werkplekanalyse en aanpassingen in taken, uren of omgeving), educatie, *coaching*, en training van sociale, cognitieve en werkgerelateerde vaardigheden. Het is ook van belang de arbeidsgerichte zorgcomponenten vroeg na NAH te starten, het traject te individualiseren vanwege de mogelijke variatie in klachten, beperkingen en snelheid van herstel, en het traject goed af te stemmen met zowel de persoon met THL als de werkgever (Donker-Cools et al. 2016). Ook de zogenaamde *Individual Placement en Support* (IPS) methode is bewezen effectief gebleken bij ernstige psychische aandoeningen (Blonk et al. 2015; Michon et al. 2014). De IPS-methode houdt in dat voor mensen die geen betaalde baan (meer) hebben een reguliere baan wordt gezocht, pas daarna vindt begeleiding en coaching plaats. De hoofdbestanddelen van IPS zijn: regulier werk of opleiding met integratie van zorg; voorkeur van de werkzoekende staat voorop; snel zoeken en plaatsen met baan(kans) ontwikkeling en blijvende ondersteuning. Het geheel leidt tot de beste resultaten (Van Weeghel en Michon 2018). Recent is Nederlands onderzoek gestart naar de effecten van IPS bij mensen met NAH, maar de resultaten zijn nog niet bekend.

14.5.3 Aanpassingen in of op het werk

Naast verhoging van fysieke en mentale belastbaarheid, specifieke vaardigheidstrainingen of inzet van een jobcoach, kunnen aanpassingen in of op het werk de (re-)integratie ondersteunen (Miedema et al. 2019; Vooijs et al. 2016). Welke werkaanpassingen het meest adequaat zijn bij de individuele cliënt is natuurlijk sterk afhankelijk van de aard en ernst van de klachten en arbeidsbeperkingen en van de arbeidsomstandigheden. Een (pro)actieve begeleiding door de bedrijfsarts, vroegtijdige inzet van werkaanpassingen en coördinatie van de interventies met behulp van een re-integratieplan zijn aan te bevelen om de kans van slagen van de (re-)integratie-inspanningen te verhogen. Er zijn aanwijzingen dat een (pro)actieve houding van de cliënt, gericht op de identificatie en aanpak van werkgerelateerde problemen, en initiatie en uitvoering van overleg met werkgever of leidinggevende over re-integratie, ook resulteren in een grotere kans op re-integratie.

> **Box 14.3 Vormen van werkaanpassingen**
> Verschillende vormen van werkaanpassingen kunnen een meerwaarde hebben voor mensen met THL.
> - *Aanpassingen op de werkplek*. Dit kan een lagere fysieke en energetische belasting opleveren. Afhankelijk van de beperkingen die iemand met THL ondervindt, kunnen bij de meeste patiënten ergonomische maatregelen worden genomen of hulpmiddelen worden geïntroduceerd. Het creëren van een prikkelarme, rustige werkomgeving biedt vaak al grote winst. Ergonomen, arbeidsergotherapeuten, arbeidsfysiotherapeuten en arbeidsdeskundigen kunnen op dit gebied adviseren.

- *Aanpassing van werktijden.* Reductie van het aantal te werken uren maakt het mogelijk dat mensen met THL, die fulltime werk moeilijk vol kunnen houden, toch hun werk kunnen voortzetten. Een andere aanpassing van werktijden betreft het moment van werken. Sommige mensen met THL kunnen 's ochtends moeilijk op gang komen of de persoonlijke verzorging in de ochtend kan meer tijd vergen. In die gevallen kan een latere aanvangstijd van het werk uitkomst bieden. Anderzijds hebben mensen met THL vaak 's ochtends de meeste energie om te werken. Door afgenomen belastbaarheid is soms ook een urenbeperking nodig. Deze aspecten vragen een goede afweging met regelmatige bijstelling door de bedrijfsarts.
- *Verhoging van de autonomie in het werk.* Dit kan de arbeidsmogelijkheden bevorderen doordat een werkende met THL, op momenten dat er behoefte is aan een lagere of geen belasting, zelf kan kiezen voor een andere werktaak of een pauze. Naarmate er meer gelegenheid is om het werk en daarbinnen opgedragen taken zelf in te delen, zijn dit soort momenten gemakkelijker in te passen.
- *Goede sociale werkomstandigheden.* Deze zijn van groot belang voor het verkrijgen en ervaren van steun van de leidinggevende en collega's. De steun van een leidinggevende kan ook bestaan uit een soepele invoering van geadviseerde werkaanpassingen. Begrip voor de situatie van de werkende met THL, inclusief de mogelijke klachten en beperkingen in de herstel- en adaptatiefase, is van groot belang, vooral op momenten dat de belastbaarheid lager is en de resultaten daardoor tijdelijk onder druk staan en ziekteverzuim onvermijdelijk is. Het informeren van collega's over de ziekte en de gevolgen ervan kan resulteren in steun en in minder uitval. Naast begrip is de steun van collega's ook in praktische zin van belang voor het overnemen van belastende taken op momenten van verminderde belastbaarheid of bij herverdeling van taken. Het toebedelen van minder zwaar belastende taken aan de werkende met THL kan het continueren op eenzelfde werkplek vergemakkelijken.

14.6 Begeleiding op de langere termijn

Niet alleen is ondersteuning en begeleiding nodig om het (re-)integratieproces goed te laten verlopen, maar ook om mensen op langere termijn hun werk te laten behouden. Het is belangrijk om te beseffen dat ogenschijnlijk kleine veranderingen in het werk, de werksituatie of het privéleven grote consequenties kunnen hebben voor de arbeidsparticipatie van mensen met THL. Een nieuwe leidinggevende die op een andere manier instructies geeft, een nieuw computersysteem waarmee iemand moet leren werken of een verhuizing naar een andere werkplek zijn voorbeelden van veranderingen in werk of werksituatie waar mensen met THL relatief veel moeite mee kunnen hebben. De geboorte van een kind en het krijgen of juist verbreken van een relatie zijn voorbeelden van veranderingen in de privésituatie die de balans tussen belasting en belastbaarheid kunnen verstoren. Na zulke veranderingen moet weer een nieuw evenwicht worden gevonden.

Het kan gebeuren dat iemand na een geslaagde arbeidsre-integratie, soms pas jaren na het THL, alsnog klachten krijgt en het werk niet meer aankan. De klachten waarmee iemand zich meldt bij een huisarts, bedrijfsarts of andere zorgverlener worden niet altijd (h)erkend als een gevolg van THL, wanneer deze op de langere termijn optreden. Het kunnen vage, niet-specifieke klachten zijn, die lijken op *burn-out*. Het is belangrijk dat de oorzaak achterhaald wordt omdat een andere behandeling en begeleiding geïndiceerd is dan bij een *burn-out*. Belangrijke verschijnselen of symptomen van een (dreigende) uitval uit het werk waarbij eerder opgelopen THL mogelijk een rol speelt en waar alertheid geboden is, zijn: verminderd functioneren in de werksituatie tegelijkertijd met problemen in het functioneren thuis, onbegrepen moeheid, veranderingen in concentratievermogen en emotionele labiliteit, depressie en/of angst (Van Velzen et al. 2020). Een kleine aanpassing in het werk, de werksituatie of het privéleven kan ervoor zorgen dat de balans wordt hersteld en arbeidsparticipatie weer mogelijk is. Met name huisartsen en bedrijfsartsen spelen hierbij een belangrijke rol.

14.7 Arbocuratieve samenwerking

In het KNMG-visiedocument 'Zorg die werkt; naar een betere arbeidsgerichte medische zorg voor (potentieel) werkenden' wordt gesteld dat meer aandacht nodig is voor de factor arbeid in de huisartsgeneeskunde en de medisch-specialistische zorg (KNMG 2017). Arbeidsgerichte medische zorg, gericht op het verbeteren van gezondheid via participatie, moet toegankelijk worden voor alle (potentieel) werkenden. Daarnaast is betere samenwerking nodig tussen bedrijfs- en verzekeringsartsen enerzijds, en huisartsen en medisch specialisten anderzijds, die allen een rol hebben in de preventie van langdurig verzuim en arbeidsongeschiktheid.

Arbocuratieve samenwerking tussen bedrijfsarts en de curatieve zorgverleners is essentieel om de informatie van de bedrijfsarts aan te vullen over de diagnose, aanwezige klachten en beperkingen en prognose voor herstel. Zorgprofessionals kunnen tijdens de behandeling een belangrijke rol spelen bij het vaststellen van aanwezige belemmeringen voor het functioneren en het identificeren van arbeidsbeperkingen en -mogelijkheden. Bedrijfsartsen zijn bij uitstek getraind om alle relevante factoren te wegen en van daaruit te adviseren over de inzetbaarheid in bepaald werk. In geval van ziekteverzuim gaat de bedrijfsarts na welke factoren een rol spelen en of de werkhervatting mogelijk vertraagd is ten opzichte van wat van een bepaalde patiënt verwacht mag worden. Dit kan een lastig vraagstuk zijn, omdat er veel mogelijke risicofactoren zijn: in het werk, de privé-situatie, bij de persoon en in het ziektebeeld zelf. Het contact tussen bedrijfsarts en behandelaar kan ook meerwaarde opleveren in de behandeling, omdat de behandelaar beter rekening kan houden met het werk van de patiënt en de daaraan verbonden eisen. Voor het creëren van duurzame inzetbaarheid in zo goed mogelijk passend werk is daarom een nauw samenspel noodzakelijk van zorgprofessionals (zoals huisarts, betrokken medisch specialisten, paramedici, psychologen en andere GGZ-zorgverleners) en arboprofessionals (zoals bedrijfsarts, arbeidsdeskundige, ergonomisch geschoolde professionals en arbeids- en organisatiepsycholoog). Voor de gegevensuitwisseling tussen curatief werkende zorgverleners en bedrijfsartsen is wel toestemming van de cliënt vereist.

In de praktijk kent de samenwerking tussen bedrijfsartsen en curatieve zorgverleners nog veel belemmeringen. Niettemin er zijn al veel successen geboekt om het werk van een cliënt op het netvlies van de curatieve zorgverlener te krijgen en de samenwerking te bevorderen. De recent herziene richtlijn NAH en arbeidsparticipatie kan daartoe bijdragen (VRA 2021).

Verder lezen

KNMG-visiedocument 'Zorg die werkt. Naar een betere arbeidsgerichte medische zorg voor (potentieel) werkenden', Koninklijke Nederlandsche Maatschappij tot bevordering der Geneeskunst (KNMG), 2017; te raadplegen via: ▶ https://www.knmg.nl/advies-richtlijnen/dossiers/arbeidsgerichte-medische-zorg.htm.

Richtlijn 'NAH en arbeidsparticipatie', Nederlandse Vereniging van Revalidatieartsen (VRA), 2021; te raadplegen via: ▶ www.richtlijnendatabase.nl.

Literatuur

Blonk R, Van Twuijver M, Van de Ven H, Hazelzet A. Quickscan wetenschappelijke literatuur Gemeentelijke Uitvoeringspraktijk. Leiden: TNO; 2015.

Donker-Cools BH, Daams JG, Wind H, et al. Effective return-to-work interventions after acquired brain injury: a systematic review. Brain Inj. 2016;30(2):113–31.

Fadyl JK, McPherson KM. Approaches to vocational rehabilitation after traumatic brain injury: a review of the evidence. J Head Trauma Rehabil. 2009;24(3):195–212.

Fens M, Beusmans G, Van Heugten C, et al. SIGEB, signaleringsinstrument voor de lange termijn gevolgen van een beroerte. Utrecht: Kennisnetwerk CVA Nederland; 2013.

Graham CW, West MD, Bourdon JL, et al. Employment interventions for return to work in working aged adults following Traumatic Brain Injury (TBI): a systematic review. Campbell Syst Rev. 2016;6.

Huber M, Knottnerus AJ, Green L, et al. How should we define health? BMJ. 2011;343:d4163.

Koninklijke Nederlandsche Maatschappij tot bevordering der Geneeskunst (KNMG). KNMG-visiedocument 'Zorg die werkt. Naar een betere arbeidsgerichte medische zorg voor (potentieel) werkenden'. 2017. Te raadplegen via: ▶ https://www.knmg.nl/advies-richtlijnen/dossiers/arbeidsgerichte-medische-zorg.htm.

Michon H, Van Busschbach JT, Stant AD, et al. Effectiveness of Individual Placement and Support for people with severe mental illness in the Netherlands: A 30-month randomized controlled trial. Psychiatric Rehabil J. 2014;37(2):129–36.

Miedema HS, Engels J, Oomen S. Re-integratie. In: Heerkens Y, Bieleman A, Miedema H, et al. redactie. Handboek arbeid en gezondheid. Houten: Bohn, Stafleu, Van Loghum; 2019.

Nederlandse Vereniging van Revalidatieartsen (VRA). Richtlijn NAH en arbeidsparticipatie, 2021. Online beschikbaar via: ▶ www.richtlijnendatabase.nl.

Rijksinstituut voor Volksgezondheid en Milieu (RIVM). Overzicht hersenaandoeningen, 2018. Te raadplegen via: ▶ https://www.volksgezondheidenzorg.info/bestanden/documenten/overzichthersenaandoeningendefinitiefxlsx (geraadpleegd op 9-1-2021).

Saunders SL, Nedelec B. What work means to people with work disability: a scoping review. J Occup Rehabil. 2014;24(1):100–10.

Stiekema A, Winkens I, Ponds R, et al. Het hervinden van een balans in het leven. Zorgbehoeften van mensen met hersenletsel en hun partners. Maastricht: Maastricht University; 2018.

Van Bennekom CA, Wind H, Hulshof CT, et al. Werkhervatting na niet-aangeboren hersenletsel. Onzichtbare gevolgen bemoeilijken arbeidsparticipatie. Ned Tijdschr Geneeskd. 2016;160:A9608.

Van Echtelt P. Een baanloos bestaan. De betekenis van werk voor werklozen, arbeidsongeschikten en werkenden. Den Haag: Sociaal en Cultureel Planbureau; 2010.

Van Echtelt P, Sadiraj K, Ho S, et al. Eindevaluatie van de participatiewet. Den Haag: Sociaal en Cultureel Planbureau; 2019.

Van Velzen J, Beusmans G, Van Bennekom C. Niet-aangeboren hersenletsel en werk: Gevolgen op langere termijn. Tijdschr Bedrijfs- en Verzekeringsgeneeskd. 2020;28(10):6–9.

Van Velzen JM, Van Bennekom CA, Edelaar MJ, et al. How many people return to work after acquired brain injury?: a systematic review. Brain Inj. 2009;23:473–88.

Van Velzen JM, Van Bennekom CAM, Frings-Dresen MHW. Arbeidsgerichte revalidatie na niet-aangeboren hersenletsel: aanbod en praktijkvariatie binnen de medisch specialistische revalidatiepraktijk. Ned Tijdschr Revalidatiegeneeskd. 2017;39(4):149–55.

Van Weeghel J, Michon H, redactie. IPS werkt! Handboek werken en leren met Individuele Plaatsing en Steun. Bussum: Uitgeverij Coutinho; 2018.

Verhoef JAC, Bal MI, Roelofs PDDM, et al. Effectiveness and characteristics of interventions to improve work participation in adults with chronic physical conditions: A systematic review. Disabil Rehabil. 2020;20:1–16. Epub ahead of print.

Vooijs M, Van der Heide I, Leensen M, et al. Richtlijn chronisch zieken en werk. Amsterdam: Coronel Instituut, Academisch Medisch Centrum; 2016. Te raadplegen via: ▶ www.nvab-online.nl/sites/default/files/bestanden-webpaginas/Richtlijn_ChronischZiekenenWerk.pdf.

Winkens I, Ritzen WJM, Dijcks B, et al. Cognitieve, emotionele en gedragsmatige gevolgen van hersenletsel. Signaleringslijst voor zorgverleners. Handleiding. Hoensbroek: Vilans; 2008.

Juridische aspecten en letselschade

M. J. de Vries

Samenvatting

Na een ongeval waarbij een slachtoffer traumatisch hoofd-/hersenletsel (THL) oploopt, kan niet zelden bij een andere partij (letsel)schade worden geclaimd. Voor een letselschadeprocedure zijn meerdere zaken van belang: aansprakelijkheid, waarbij een onderscheid gemaakt wordt tussen risico- en schuldaansprakelijkheid, het causaal verband tussen het ongeval en het letsel, en het vaststellen van de geleden schade. Naast een financiële vergoeding, waaronder smartengeld, kan worden gekeken of (bijkomende) herstelgerichte maatregelen – denk hierbij aan bepaalde vormen van zorg – het slachtoffer kunnen helpen. Bij de juridische afwikkeling vraagt een letselschadeadvocaat namens het slachtoffer medische informatie op bij de behandelend arts. Deze gegevens worden vervolgens ter beoordeling en advisering aan een medische expert voorgelegd. Soms is er bij de behandeling van een ongevalsslachtoffer contact met politie en/of justitie, zoals bij onderzoek naar een mogelijk strafbaar feit. Het beroepsgeheim van de arts kan hierbij onder druk komen te staan.

- **Leeswijzer**

Dit hoofdstuk behandelt de belangrijkste onderwerpen die bij de juridische afwikkeling van een letselschadezaak na traumatisch hoofd-/hersenletsel (THL) aan de orde komen, onder meer aansprakelijkheid en causaal verband. Een lopende letselschadeprocedure kan ook invloed hebben op het herstel van een patiënt (zie hiervoor ▶ H. 3). Mogelijke klachten en restverschijnselen na THL worden besproken in ▶ H. 11 en 12.

© Bohn Stafleu van Loghum is een imprint van Springer Media B.V., onderdeel van Springer Nature 2022
J. van der Naalt en B. Jacobs (Red.), *Handboek traumatisch hersenletsel*,
https://doi.org/10.1007/978-90-368-2659-4_15

15.1 Gevolgen van THL en aansprakelijkheid – 243

15.2 Juridische aspecten – 243
15.2.1 Aansprakelijkheid – 243
15.2.2 Causaal verband – 244
15.2.3 Schade – 245
15.2.4 Financiële vergoeding of herstelgerichte maatregelen – 246

15.3 Relevante medische aspecten – 246
15.3.1 Het belang van medische informatie – 247
15.3.2 Opsporing strafbare feiten – 248
15.3.3 Waarom duurt de afwikkeling van een letselschadezaak soms zo lang? – 248
15.3.4 Mededeling over smartengeld – 249

Verder lezen – 249

15.1 Gevolgen van THL en aansprakelijkheid

In de juridische wereld worden met enige regelmaat belangen behartigd van slachtoffers met traumatisch hoofd-/hersenletsel (THL). Het gaat hier bijvoorbeeld om slachtoffers door:
- een trap van een paard;
- een val van een steiger tijdens het werk;
- ongevallen tijdens sport en spel;
- een ongeval tussen een fietser en een auto; en
- geweldsmisdrijven.

Vaker dan eens is in deze gevallen een ander aansprakelijk. In die gevallen kan door het slachtoffer schadevergoeding worden geclaimd van de andere (rechts)persoon. Indien de (rechts)persoon verzekerd is, kan het slachtoffer zich in bepaalde gevallen ook rechtstreeks tot de verzekeraar richten om zijn schade vergoed te krijgen (Artikel 7:954 lid 1 van het Burgerlijk Wetboek. In bepaalde gevallen geldt ook artikel 6 WAM. Het gaat hier om een afgeleid recht.) Om te bepalen of iemand aansprakelijk is en hoeveel schade een slachtoffer vergoed kan krijgen, wordt gebruikgemaakt van het aansprakelijkheids- en schadevergoedingsrecht.

Er zijn diverse voorbeelden bekend waarin de gevolgen van het THL voor de slachtoffers groot zijn. Naast pijn en andere klachten (directe gevolgen), kennen de slachtoffers door het letsel beperkingen in hun dagelijks functioneren (indirecte gevolgen). Zo kunnen kinderen met THL regelmatig niet goed meer meekomen op school, hebben jongeren vaak geen goede aansluiting meer op de arbeidsmarkt en ervaren slachtoffers moeite met hun werkzaamheden in en om het huis en op het werk. Zij en hun ouders ervaren hiervan de financiële en sociale gevolgen.

Het belang van het letselschadeslachtoffer staat bij de belangenbehartiging centraal. Het is voor alle partijen van belang om dit in de gaten te blijven houden. Uiteraard staan gezondheid en herstel hierbij te allen tijde voorop. Op het moment dat betrokkenen goed samenwerken kan de juridische afwikkeling mogelijk ook zorgen voor enige financiële verlichting, of voor de gewenste herstelgerichte maatregelen. Door middel van dit hoofdstuk wordt geprobeerd om een inkijkje te geven in een aantal algemene en meer specifieke onderwerpen met betrekking tot de juridische afwikkeling van een letselschadezaak. Eerst zullen de juridische aspecten en vervolgens de medische aspecten van het afhandelen van schade na THL worden behandeld.

15.2 Juridische aspecten

15.2.1 Aansprakelijkheid

Een van de grondgedachten in ons Nederlands recht is dat eenieder in beginsel zijn eigen schade moet dragen. Helder is dat er diverse redenen zijn waardoor dit anders uit kan pakken. Zoals in het geval van de COVID-19-pandemie, waarbij in Nederland de economische schade door middel van een steunpakket (gedeeltelijk) door het kabinet wordt gedragen. De hoofdregel is echter nog steeds dat eenieder zijn eigen schade draagt, tenzij sprake is van uitzonderingen (Hartlief 1997). In de wet en rechtspraak is bepaald dat een verplichting tot vergoeding van schade door een ander kan ontstaan. Dit heeft alles te maken met het begrip aansprakelijkheid.

Aansprakelijkheid kan ontstaan vanuit een contract of overeenkomst. In zo'n geval wordt gesproken van een toerekenbare tekortkoming (artikel 6:74 van het Burgerlijk Wetboek), oftewel wanprestatie. Het gaat hier om een tekortkoming in de nakoming van de verplichtingen uit een overeenkomst. Gebeurtenissen, bijvoorbeeld een ongeval, kunnen daarnaast ook worden gekwalificeerd als een onrechtmatige daad (artikel 6:162 van het Burgerlijk Wetboek). Ook in geval van een onrechtmatige daad bestaat aansprakelijkheid.

In letselschadezaken is meestal de grondslag *onrechtmatige daad* aan de orde. Zoals in geval van een verkeersongeval, waarbij een automobilist een voorrangsfout maakt en vervolgens een fietser aanrijdt. Als ten gevolge van deze fout door de fietser schade wordt geleden, is de automobilist hiervoor aansprakelijk.

Bij onrechtmatige daad wordt ook wel onderscheid gemaakt tussen schuldaansprakelijkheid en risicoaansprakelijkheid. Bij schuldaansprakelijkheid moet er sprake zijn van enige verwijtbaarheid aan de zijde van de veroorzakende persoon. Er moet dus sprake zijn van 'schuld'. Bij risicoaansprakelijkheid speelt 'schuld' geen rol. In geval van risicoaansprakelijkheid kan worden gedacht aan aansprakelijkheid van de eigenaar van een dier. In het geval van een werkgeversaansprakelijkheid (arbeidsongeval) is formeel-juridisch geen sprake van een risicoaansprakelijkheid, maar de betreffende wetgeving en jurisprudentie schuurt er wel tegenaan.

De vereisten voor een onrechtmatige daad luiden:
1. Er is sprake van onrechtmatig handelen of nalaten van handelen.
2. Dit handelen of nalaten moet aan de dader toe te rekenen zijn.
3. Er is een causaal verband tussen de schadeveroorzakende gebeurtenis en de schade.
4. Er is schade.
5. De geschonden norm moet beschermen tegen de veroorzaakte schade (relativiteit).

Indien sprake is van een van deze grondslagen voor aansprakelijkheid, kan de veroorzaker aansprakelijk worden gesteld voor de door het slachtoffer geleden schade.

> Een voorbeeld van een kwestie met traumatisch hoofd-/hersenletsel betreft een zaak van een jonge HAVO-student (Marten). Marten werd op de fiets aangereden door een auto. Hij valt met zijn hoofd op de stoeprand, waarna hij na het ongeval middelzwaar THL overhoudt. Marten ervaart in zijn latere leven onder meer beperkingen ten aanzien van zijn studiemogelijkheden en zelfredzaamheid.

Hierna worden twee onderdelen van de onrechtmatige daad nader besproken.

15.2.2 Causaal verband

Het slachtoffer moet aannemelijk maken en, bij gemotiveerde betwisting, bewijzen dat sprake is van een verband tussen de schadeveroorzakende gebeurtenis, de fout en de schade. De bewijslast ligt dus bij het slachtoffer (zie bijvoorbeeld Hof Arnhem-Leeuwarden, 28 januari 2020, ECLI: NL: GHARL: 2020:749). Het causaal verband in deze fase, de vestigingsfase van de aansprakelijkheid, kan meestal aannemelijk worden gemaakt door het aanleveren van medische informatie, bijvoorbeeld van de spoedeisende hulp. Hiervoor is een redelijke mate van waarschijnlijkheid voldoende.

Hierbij geldt overigens ook dat, indien artsen bepaalde klachten medisch niet kunnen verklaren, nog wel voldaan kan worden aan hetgeen, juridisch gezien, vereist is voor dit causaal verband. Met andere woorden, ook zonder een organisch substraat kan juridisch gezien nog wel sprake zijn van dit causaal verband. Ook in zulke gevallen is het voor advocaten vaak van belang om meer informatie te verkrijgen – in dit geval over de voorgeschiedenis van het slachtoffer. Kortgezegd: wanneer er in het verleden geen klachten waren en na het ongeval wel, kan in bepaalde gevallen wel sprake zijn van het vereiste causaal verband. Oftewel, ook zonder een medisch objectieve verklaring voor de klachten, kan onder omstandigheden causaal verband tussen een ongeval en klachten worden aangenomen. In de literatuur wordt dit ook wel omschreven als de plausibiliteitstoets.

Soms is het zo dat bepaalde schadeposten ook zonder ongeval zouden zijn ontstaan. Zoals in het geval van iemand die al voor het ongeval slechte cijfers op school haalde. Het is dan maar de vraag of eventuele studievertraging toerekenbaar is. Een ander voorbeeld betreft een slachtoffer dat al diabetes mellitus heeft, waardoor het eigen risico van de zorgverzekeraar ook zonder ongeval verschuldigd zou zijn geweest. De omvang van de verbintenis tot schadevergoeding staat dan ter discussie.

15.2.3 Schade

De schade die op grond van een wettelijke verplichting tot schadevergoeding moet worden vergoed, bestaat volgens artikel 95 van boek 6 van het Burgerlijk Wetboek uit vermogensschade en ander nadeel. Naast vermogensschade behoort dus ook immateriële schade, oftewel smartengeld, te worden vergoed. Het laatste voor zover de wet op vergoeding daarvan recht geeft. Het gaat hier bijvoorbeeld om – in een notendop – kosten, verlies aan verdienvermogen en smartengeld.

Het uitgangspunt bij de berekening van de schade is dat het slachtoffer weer zoveel mogelijk in de financiële toestand moet worden gebracht als die van voor het incident. Het in kaart brengen van schade is niet eenvoudig, zeker niet in gevallen waar de schade nog lang zal voortduren (ook toekomstige schade valt onder de te vergoeden schadevergoeding, artikel 6:105 van het Burgerlijk Wetboek). Met andere woorden, toekomstige schade laat zich niet eenvoudig in een schadebedrag vaststellen (Hebly 2020). Desondanks kan van het slachtoffer niet het onredelijke worden verwacht (HR 15 mei 1998, *NJ* 1998/624 (Vehof/Helvetia), r.o. 3.5.1).

Om de schade te bepalen, dienen de situaties met en zonder ongeval met elkaar te worden vergeleken. Verschillende feiten en omstandigheden zijn daarbij relevant, waaronder de aard en de omvang van het letsel en de omvang van de beperkingen, alsook de mogelijkheid om de schade zelf (concreet of abstract) te bewijzen. In geval er sprake is van ernstiger traumatisch hersenletsel, is er vaak meer schade aan de hersenen. Dit is echter geen wetmatigheid, omdat er, zoals hiervoor al kort vermeld, veel meer omstandigheden van belang zijn. Zo zal in een geval van een jong slachtoffer, dat nog in de bloei van het leven staat, vaak meer inkomensschade worden geleden dan in geval van een slachtoffer op leeftijd.

Voor de bepaling van smartengeld zijn alle omstandigheden van het geval van belang. Om te bepalen welk bedrag billijk is, geldt dat de aard en de omvang van het letsel een belangrijke factor is. Hiervoor is het percentage blijvende invaliditeit (gebaseerd op de AMA guides 2008) vaak een belangrijke aanwijzing.

> Ten aanzien van het hiervoor aangehaalde dossier over Marten geldt dat geen discussie heeft bestaan over de vraag of sprake was van een onrechtmatige daad. Wel is met de verzekeraar gediscussieerd over de omvang van de schade. Zo werd ter discussie gesteld of Marten in de situatie zonder ongeval een HBO-opleiding zou zijn gaan volgen. Door gebruik te maken van de inzet van een arbeidskundige en met zijn eigen maximale inzet, heeft Marten uiteindelijk een MBO-opleiding afgerond. Marten is begeleid door een arbeidskundige, totdat hij een passende functie had gevonden. Vervolgens is de schade door een rekenbureau in kaart gebracht. De discussie over de HBO-opleiding is uiteindelijk in het voordeel van Marten beslecht, omdat hij zijn ambities tijdens zijn HAVO-periode aan een mentor had benoemd. Nadat deze verklaring was aangeleverd, heeft de verzekeraar ervoor gekozen in te stemmen met een berekening met als uitgangspunt dat Marten een HBO-opleiding zou hebben afgerond en een functie op dat niveau zou hebben gevonden.

15.2.4 Financiële vergoeding of herstelgerichte maatregelen

Een puur financiële vergoeding is echter niet altijd de oplossing, zeker niet in geval van – qua letsel – ernstige zaken. Tussen belangenbehartigers en verzekeraar wordt daarom dan ook steeds meer gesproken over het gebruikmaken van zogeheten herstelgerichte maatregelen. Dat betekent dat slachtoffers niet meer uitsluitend een financiële genoegdoening krijgen, maar dat meer wordt gekeken naar de zorg die het slachtoffer op dat moment daadwerkelijk nodig heeft. Op die manier kan een slachtoffer mogelijk worden ontzorgd. Uiteindelijk laat een dergelijke herstelgerichte oplossing zich natuurlijk ook vertalen in een financiële bijdrage, maar het uitgangspunt is anders.

Een voorbeeld hiervan is een zaak met ernstig THL waarin is gezorgd voor adequate huisvesting en passende zorg in plaats van dat alleen werd gekeken naar wat de vergoedingen zouden moeten zijn geweest voor wat iemand zelf niet meer zou kunnen. Mogelijk wordt het betreffende slachtoffer daarmee uiteindelijk daadwerkelijk weer meer teruggebracht in zijn situatie als van voor het ongeval. Op deze manier kan een slachtoffer ook meer de regie over zijn eigen leven houden.

> Ondanks dat de verzekeraar openstond voor verschillende soorten regelingen, heeft Marten gekozen voor een volledig financiële afwikkeling. Daartoe was hij in staat en hij wilde de kwestie graag afronden. Marten heeft ook een vergoeding gekregen voor advieskosten. Op die manier kon hij zich goed laten adviseren op financieel gebied.

15.3 Relevante medische aspecten

Bij de behandeling van letselschadezaken komen diverse medische aspecten voor. Een aantal van deze aspecten wordt in deze paragraaf besproken.

15.3.1 Het belang van medische informatie

Letselschadeadvocaten sturen een verzoek om meer medische informatie te verkrijgen namens het slachtoffer aan de betreffende (hoofd)behandelaar. Voorbeeldvragen zijn de volgende:
- Wat is de aard en de ernst van het letsel?
- Bestaat er volgens u verband tussen de klachten enerzijds en het ongeval/incident anderzijds?
- Is er volgens u sprake van een maximaal medisch herstel (of medische eindtoestand)?
- Welke beperkingen zijn volgens u het gevolg van het ongeval?
- Wat is het percentage blijvende invaliditeit?
- Wat is de prognose?

De antwoorden op deze vragen worden door letselschadeadvocaten doorgestuurd aan een medisch adviseur. Deze licht de medische informatie vervolgens toe aan de letselschadeadvocaat en adviseert over de vervolgroute. Zo kan de medische adviseur aanraden over de vraag of een (medische) expertise van een onafhankelijk arts noodzakelijk kan zijn. Een medisch adviseur adviseert ook over de vraag of een dossier kan worden afgewikkeld of dat er mogelijk een voorbehoud in een eventuele regeling moet worden opgenomen. Zo wordt bijvoorbeeld in het geval van mogelijke toekomstige artrose (bij traumatisch letsel aan een arm en/of been) vaak een artrosevoorbehoud opgenomen. Dit betekent dat, in geval van verwezenlijking van de betreffende artrose, het slachtoffer alsnog schade door het ontstaan ervan, voor zover toerekenbaar aan het ongeval, bij de aansprakelijke partij in rekening kan brengen.

De betreffende medische informatie is van belang voor het goed kunnen onderbouwen van de aard en de ernst van het letsel. Met de medische informatie kan daardoor vervolgens de omvang van de schade beter in kaart worden gebracht. Ook kan bijvoorbeeld worden gekeken of eventuele herstelgerichte maatregelen of een bepaalde re-integratie voor het slachtoffer wenselijk c.q. passend zouden kunnen zijn.

> **Box 15.1 Wilsonbekwaamheid**
> In geval van wilsonbekwaamheid kan een patiënt niet zelf rechtstreeks aan een arts toestemming verschaffen. In dat geval dient de arts na te gaan of sprake is van een vertegenwoordiger. Er zijn verschillende mogelijke vertegenwoordigers, bijvoorbeeld een door de kantonrechter aangestelde curator of mentor. Daarnaast kan het zijn dat iemand in een eerder stadium een schriftelijke volmacht heeft afgegeven. Deze machtiging dient dan wel te worden gecontroleerd. Als er geen machtiging is, kan een partner of familielid optreden als vertegenwoordiger op grond van de WGBO. Een arts moet in aanwezigheid van een vertegenwoordiger de gevraagde (medische) informatie in beginsel wel aan de vertegenwoordiger van de wilsonbekwame patiënt verschaffen. Hierbij dient de arts rekening te houden met zijn verplichting om op te treden als goed hulpverlener. Oftewel, het verstrekken van het dossier moet het belang van een patiënt wel dienen. Als dat niet aan de orde is, hoeft de arts het dossier niet te verschaffen. Van deze laatste situatie is overigens niet snel sprake.

15.3.2 Opsporing strafbare feiten

Indien, buiten wanprestatie of een onrechtmatige daad, tevens sprake is van een strafbaar feit, komt – uitzonderingen daargelaten – ook het straffen van de dader in beeld. Een in de letselschadezaak veelvoorkomende bepaling is artikel 6 Wegenverkeerswet. Dit artikel luidt:

> » Het is een ieder die aan het verkeer deelneemt verboden zich zodanig te gedragen dat een aan zijn schuld te wijten verkeersongeval plaatsvindt waardoor een ander wordt gedood of waardoor een ander zwaar lichamelijk letsel wordt toegebracht of zodanig lichamelijk letsel dat daaruit tijdelijke ziekte of verhindering in de uitoefening van de normale bezigheden ontstaat.

Een voorbeeld is de situatie waarbij sprake is van rijden onder invloed van te veel alcohol. In dat geval kan het voor de politie belangrijk zijn, ook in het kader van het opsporen van deze feiten, dat een patiënt aan een alcoholtest wordt onderworpen. Een hulpverlener in het ziekenhuis kan dus ook te maken krijgen met de opsporing van strafbare feiten. Het kan hier bijvoorbeeld gaan om het horen van een patiënt als verdachte. Het spreekt voor zich dat hier ook weleens conflicten ontstaan. De belangen van de hulpverlener en de politie kunnen immers uiteenlopen. Interessant is de KNMG 'Handreiking beroepsgeheim en politie/justitie' (KNMG 2012/2018). Hierin wordt een handleiding gegeven voor wanneer medici hun beroepsgeheim kunnen doorbreken, ook jegens politie of justitie. Zo kan het beroepsgeheim bijvoorbeeld worden doorbroken wanneer er sprake is van toestemming van een patiënt; met die toestemming kunnen medische gegevens worden verstrekt ten behoeve van een letselverklaring. Het verstrekken van dergelijke informatie kan voor een slachtoffer van belang zijn, bijvoorbeeld om te kunnen bewijzen dat bepaald letsel door een incident is ontstaan.

Er zijn ook andere uitzonderingen op het beroepsgeheim. Zo mag een arts als er acuut gevaar dreigt voor anderen, zowel volwassenen als kinderen, contact opnemen met de politie. Dit wordt ook wel een conflict van plichten genoemd.

Vanzelfsprekend zijn er andere mogelijke situaties, waarbij de politie in beeld komt in het ziekenhuis. Zo zou de politie in het kader van opsporingsonderzoek kunnen verschijnen op de spoedeisende hulp (SEH) om een patiënt als getuige te horen. Indien de patiënt toestemming verleent of indien de (hulp)Officier van Justitie de politie hiertoe machtigt, dan kan de politie de SEH betreden. De politie mag *publieke* ruimtes overigens ook zonder toestemming betreden.

Voor het horen van een patiënt als verdachte is geen toestemming vereist. Ook aanhouding mag overal en in alle gevallen plaatsvinden. Als ernstige medische bezwaren bestaan, zou de politie pas na de medische behandeling tot aanhouding moeten overgaan (KNMG 2012/2018).

15.3.3 Waarom duurt de afwikkeling van een letselschadezaak soms zo lang?

Een veel gestelde vraag is waarom het afwikkelen van een letselschadezaak soms zo lang duurt. Een van de antwoorden op deze vraag is dat veel letselschadezaken pas kunnen worden afgewikkeld, nadat er sprake is van een maximaal medisch herstel. Zonder een medisch stabiele situatie is het in veel zaken niet verstandig om deze af te wikkelen. Dat is in dat geval niet in het belang van het slachtoffer.

Ook wordt in sommige zaken gewacht met afwikkeling totdat meer bekend is over de ontwikkeling van een slachtoffer op school- of werkgebied, zoals bijvoorbeeld de re-integratie in het arbeidsproces. Vooral ten aanzien van (jonge) kinderen met THL geldt dat het heel erg moeilijk is om in te schatten hoe het kind zich gaat ontwikkelen. Afwikkeling van een dergelijke zaak is niet mogelijk zolang niet helder is hoe het kind zich gaat ontwikkelen.

Er zijn ook andere factoren die veel tijd kosten. Zo duurt het inschakelen van medische experts vaak lang. Interessant in dit kader is een recent onderzoek over langlopende letselschadezaken (Rijnhout et al. 2020). In dit onderzoek is ten aanzien van een aantal langlopende letselschadezaken onderzocht waarom deze zo lang duurden. Sommige medische studies laten zien dat een voortdurende letselschadeprocedure een instandhoudende factor kan zijn voor persisterende posttraumatische klachten (zie ook ▶ box 3.2).

Helder is dat een zaak voor een letselschadeslachtoffer met voortvarendheid moet worden behandeld. Ook hier geldt dat de betrokken partijen bereid moeten zijn om creatief te denken en te luisteren naar het slachtoffer. Het is in sommige zaken bijvoorbeeld niet nodig om te wachten op een medisch stabiele situatie; denk hierbij aan volwassenen op latere leeftijd c.q. ouderen.

15.3.4 Mededeling over smartengeld

Het recht op smartengeld is een hoogstpersoonlijk recht. Op het moment dat iemand immateriële schadevergoeding wil ontvangen, moet hij dat aan de wederpartij hebben medegedeeld. In geval van een mogelijk aanstaand overlijden, vraagt dit enige aandacht. Op het moment dat niet voor een overlijden kenbaar is gemaakt dat aanspraak wordt gemaakt op vergoeding van immateriële schadevergoeding, komt het recht op deze immateriële schadevergoeding te vervallen. Wanneer wel een mededeling is gedaan, kan het vorderingsrecht overgaan onder algemene titel. Oftewel, dan erven de nabestaanden het recht op smartengeld. Er bestaat begrijpelijke kritiek op deze bepaling en ten aanzien van uitzonderlijke situaties zijn in de jurisprudentie ook wel uitzonderingen aanvaard.

Verder lezen

Koninklijke Nederlandsche Maatschappij tot bevordering der Geneeskunst (KNMG), 'Handreiking beroepsgeheim en politie/ justitie', 2012 – revisie 2018: ▶ https://www.knmg.nl/advies-richtlijnen/dossiers/politie-en-justitie-beroepsgeheim.htm (geraadpleegd d.d. 20-01-2021).

Literatuur

AMA guides, 6e editie, 2008: ▶ https://www.ama-assn.org/delivering-care/ama-guides (geraadpleegd 20-01-2021).
Hartlief T. Ieder draagt zijn eigen schade (oratie). Deventer: Kluwer; 1997.
Hebly M. Begroting van personenschade: welke lessen zijn er nog te leren? In: Verheij AJ, Hebly MR, Wijne RP, et al. LSA Revisited: Welke lessen zijn er nog te leren? Den Haag: Boom; 2020, p. 152 e.v.

Koninklijke Nederlandsche Maatschappij tot bevordering der Geneeskunst (KNMG), 'Handreiking beroepsgeheim en politie/ justitie', 2012 – revisie 2018, pag. 30–32. ▶ https://www.knmg.nl/advies-richtlijnen/dossiers/politie-en-justitie-beroepsgeheim.htm (geraadpleegd d.d. 20-01-2021).

Rijnhout R, van Dongen EGD, van Maurik DW, et al. Langlopende letselschadezaken – Een empirisch-juridisch onderzoek naar kenmerken van letselschadezaken die niet binnen twee jaar zijn afgesloten. 2020. Te raadplegen via: ▶ https://deletselschaderaad.nl/wp-content/uploads/Langlopende-letsel-schadezaken-rapport.pdf (geraadpleegd d.d. 20-01-2021).

Bijlagen

Bijlage I Anatomie en fysiologie – enkele begrippen – 252

Bijlage II Patiëntenwijzer – 259

Register – 261

© Bohn Stafleu van Loghum is een imprint van Springer Media B.V., onderdeel van Springer Nature 2022
J. van der Naalt en B. Jacobs (Red.), *Handboek traumatisch hersenletsel*,
https://doi.org/10.1007/978-90-368-2659-4

Bijlage I Anatomie en fysiologie – enkele begrippen

Gebruikte termen en begrippen

Dit hoofdstuk is geschreven voor wie de gebruikte medische termen uit de neuroanatomie en -fysiologie niet dagelijks gebruikt. De benamingen en begrippen die in de tekst van dit boek voorkomen en die van belang zijn bij traumatisch hoofd-/hersenletsel (THL) worden hier uitgelegd.

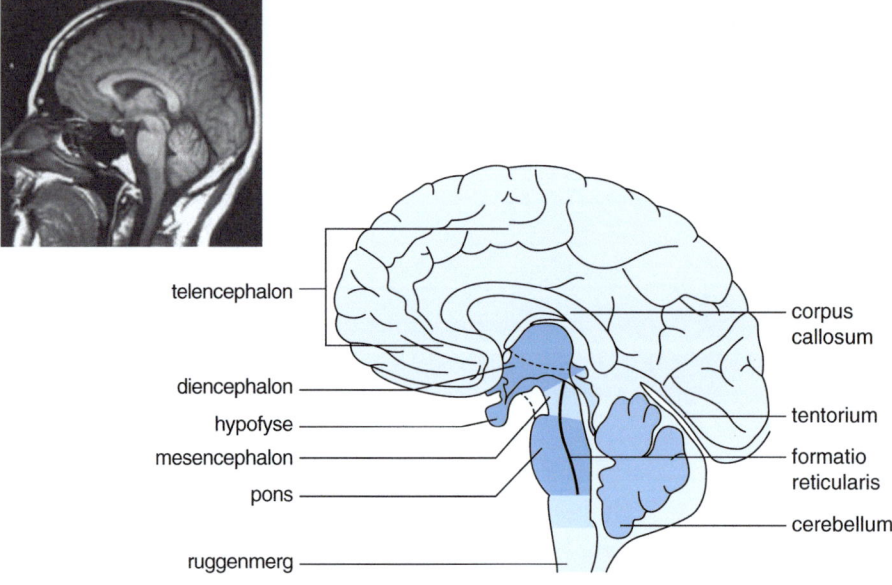

◘ **Figuur B1**   Met MRI gemaakte sagittale doorsnede van hoofd en hersenen (inzet) met benoeming van enkele basale onderdelen

De hersenen bestaan uit de hersenstam, die een anatomische en functionele voortzetting is van het ruggenmerg, de kleine hersenen (cerebellum) en de grote hersenen (telencephalon).

In de hersenstam liggen centra die van direct levensbelang zijn voor de ademhaling, beïnvloeding van bloedvaten (vasomotoriek), voor regeling van de lichaamstemperatuur en het bewustzijn (waaronder het slaap-waakpatroon).

De hersenstam wordt anatomisch verdeeld in het verlengde merg (medulla oblongata), dat een directe voortzetting is van het ruggenmerg en via het achterhoofdsgat de schedel binnenkomt, de pons (een verdikking van de hersenstam omdat daar de verbinding met de kleine hersenen gemaakt wordt), het mesencephalon (of middenhersenen; waar onder andere de basis ligt van het bewustzijn) en gaat vervolgens over in het diencephalon (onderverdeeld in thalamus, subthalamus en hypothalamus). De thalamus is een belangrijk schakelstation voor zintuigelijke informatie naar de grote hersenen. De hypothalamus stuurt de functie van vele organen aan via afgescheiden hormonen (zoals het antidiuretisch hormoon dat invloed heeft op de urineproductie) uit het 'hersenaanhangsel' (hypofyse). De hersenstam is onmisbaar voor de instandhouding van het lichaam (homeostase), terwijl voor de communicatie met de omgeving (zintuiginformatie en motoriek) in de hersenstam alleen de basismechanismen aanwezig zijn. De formatio reticularis, die loopt van medulla oblongata tot het mesencephalon, zorgt ervoor dat door prikkeling een waaktoestand ontstaat. Voor bewust handelen en omgaan met informatie zijn de grote hersenen noodzakelijk. De kleine hersenen (cerebellum) hebben een belangrijke functie in de coördinatie en fijne sturing van bewegingen en worden gescheiden van de grote hersenen door het tentorium.

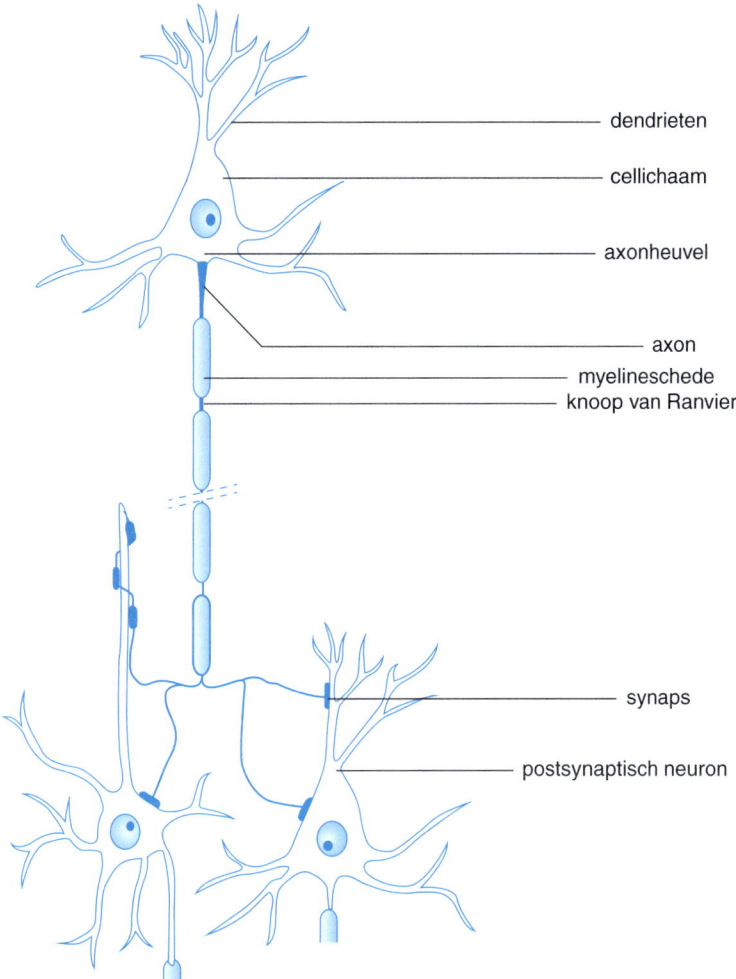

◘ **Figuur B2** Een grote zenuwcel in de hersenschors, met uitlopers en contacten met twee andere zenuwcellen. Axon: uitvoerende (lange) zenuwuitloper; myelineschede: isolerend (vetachtig) omhulsel van zenuwvezels

De kleinste onderdelen van de hersenen zijn de zenuwcellen (neuronen) die in netwerken met elkaar verbonden zijn en de steuncellen (gliacellen). De verbindingen tussen cellen vinden plaats via chemische prikkels die door de zogenoemde neurotransmitters worden overgebracht via synapsen. Er zijn verschillende neurotransmitters in de hersenen werkzaam. Bekend zijn dopamine, serotonine, acetylcholine, aspartaat en glutamaat. De twee laatste, de zogenoemde excitotoxische aminozuren, spelen een grote rol bij het proces van de secundaire beschadiging van de hersenen na een trauma. Door het vrijkomen van grote hoeveelheden in de hersenen ontstaat een cascade aan biochemische reacties met een calcium-influx in de cellen, waardoor cellulaire en axonale schade kan ontstaan. Hierbij komen ook diverse biomarkers van celschade vrij zoals S100-B (gliacellen), GFAP (gliacellen), en NFL (axonen).

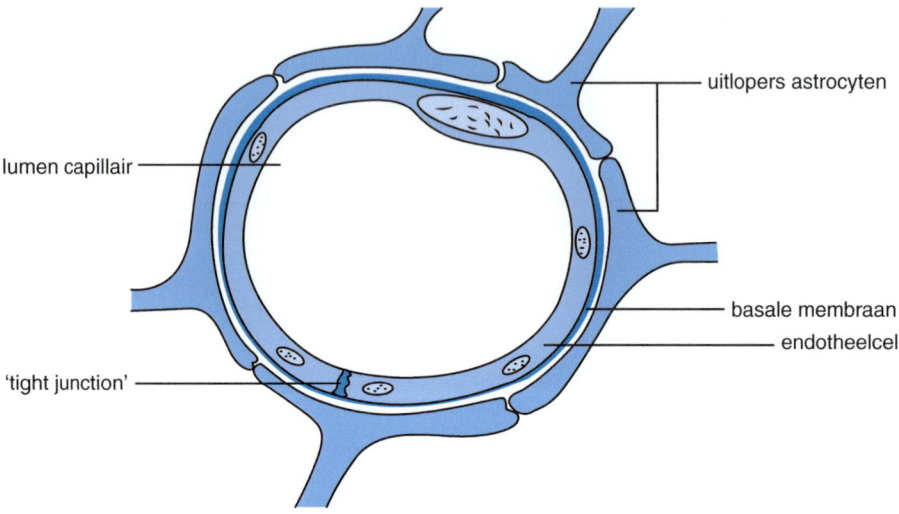

Figuur B3 Schematisch overzicht van de bloed-hersenbarrière

Het steunweefsel is er niet alleen om stevigheid te geven aan het netwerk van axonen, maar ook voor specifieke functies zoals het transport van voedingsstoffen als zuurstof en eiwitten. Met name astrocyten maken deel uit van de bloed-hersenbarrière: ze grenzen de hersenen af van de rest van het lichaam door middel van een selectieve doorlaatbaarheid. Dat wil zeggen dat alleen bepaalde aminozuren worden doorgelaten afhankelijk van de grootte van de moleculen, en dat daarnaast het doorlaten van overige stoffen, waaronder glucose, afhankelijk is van actieve transportmechanismen over de celmembranen.

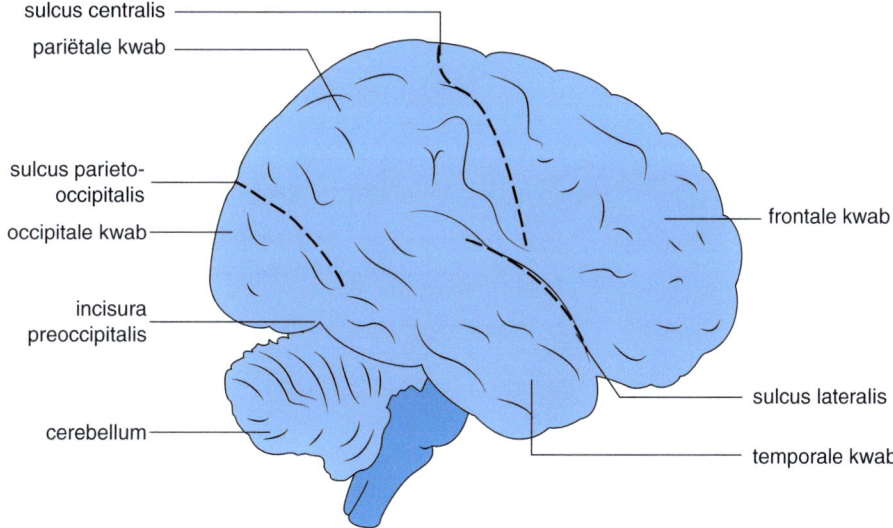

◘ **Figuur B4** Zijaanzicht van de hersenen. Aangegeven zijn de vier hersenkwabben en hun begrenzingen

De hersenschors wordt vooral op anatomische, maar ook op functionele basis verdeeld in een frontale, pariëtale, occipitale en temporale kwab. De verbinding tussen de beide hemisferen wordt gevormd door het corpus callosum (◘ fig. B1). De onderste delen van de frontale en temporale hersendelen vormen tezamen met delen van de hypothalamus het zogenoemde limbische systeem, dat vooral emotionele functies en functies die te maken hebben met geheugen en gedrag beheerst. Deze gebieden zijn relatief vaak beschadigd omdat er door direct contact met de (benige) schedelbasis lokale beschadigingen aan de onderzijde van de frontale kwabben (orbitofrontale hersenschors of prefrontale hersenschors) en de temporale hersenschors ontstaan, maar ook aan de verbindingen van deze gebieden met de thalamus en hypothalamus.

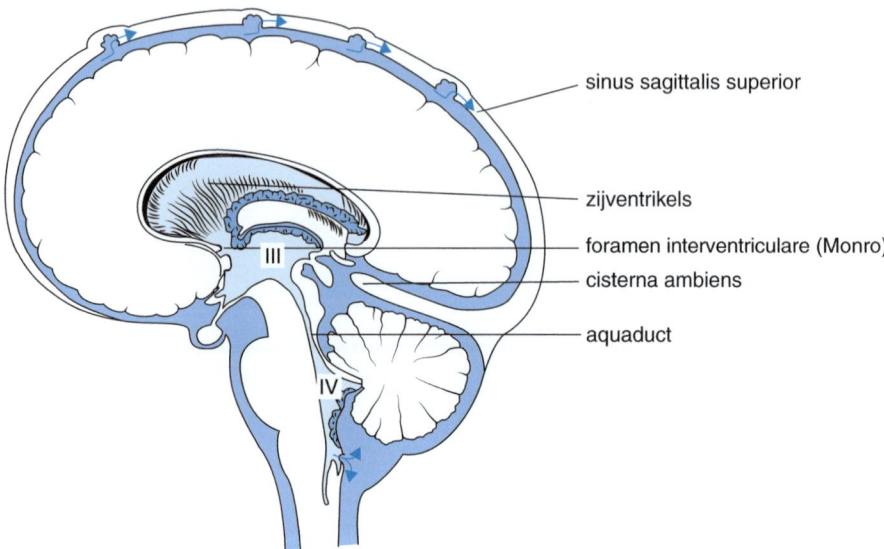

◼ **Figuur B5** De liquorruimten en veneuze sinussen in de hersenen in het midsagittale vlak. In blauw weergegeven het hersenvocht (liquor); III 3^e Ventrikel, IV 4^e Ventrikel

Centraal in de hersenen bevinden zich holtes (ventrikels) die in de hersenstam verbonden zijn door een aquaduct. Deze holtes zijn gevuld met hersenvocht (de 'liquor (cerebrospinalis)'), die geproduceerd wordt in een kluwen van bloedvaten, de 'arterioveneuze plexus', in de zijventrikels. De liquor stroomt vanuit de zijventrikels naar de oppervlakte van de hersenen, waar op sommige plekken aan de buitenkant van de hersenen ruimten gevuld met liquor aanwezig zijn (cisternae). De liquor wordt weer opgenomen in veneuze sinussen en wordt via de halsaders (vena jugularis) afgevoerd. De belangrijkste functies van deze liquorcirculatie zijn bescherming van de hersenen tegen (mechanische) beschadigingen (samen met hersenvliezen) en afvoer van afvalstoffen van de hersenen. In feite is deze laatste functie te vergelijken met het lymfestelsel elders in het lichaam.

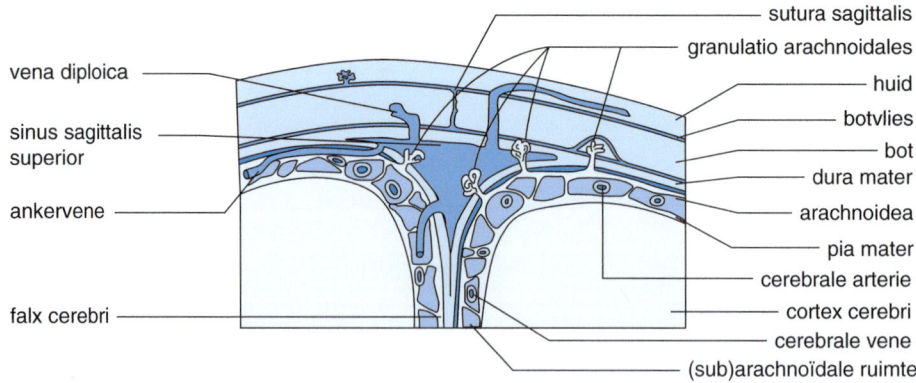

◼ **Figuur B6** Doorsnede van de top van de schedel, met de bovenste schedelnaad (sutura sagittalis) en de daaronder liggende sinus sagittalis superior, hersenvliezen en de hersenen

Bijlage I Anatomie en fysiologie – enkele begrippen

De hersenen liggen geheel binnen de omhulling van de schedel en zijn bekleed met de zogenoemde hersenvliezen. De hersenvliezen kunnen verdeeld worden in het harde hersenvlies (dura mater), daarbinnen het spinnenwebvlies (arachnoïdea), dat de smalle ruimte tussen hersenen en dura mater bekleedt (subarachnoïdale ruimte), en het zachte hersenvlies (pia mater), dat direct op de hersenschors ligt. Kleine en zeer kleine bloedvaten (capillairen) die in de hersenen lopen, zijn bekleed door de reeds genoemde bloed-hersenbarrière.

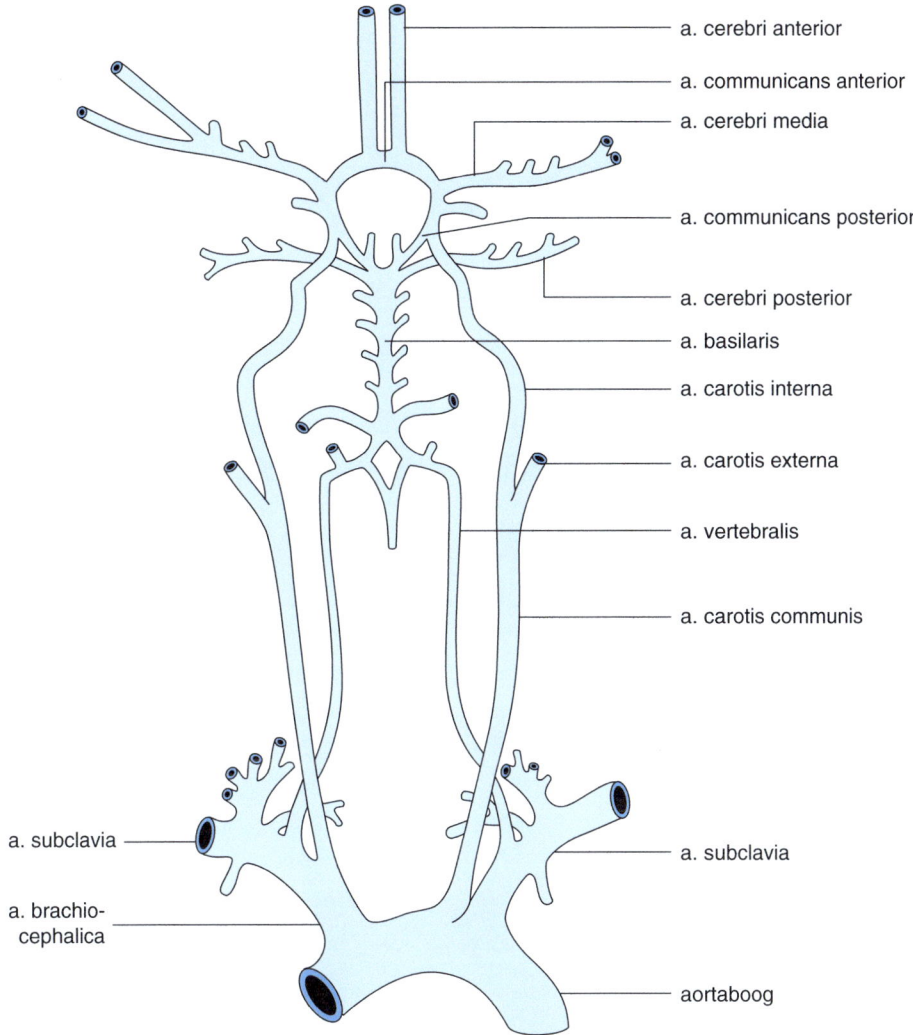

◘ **Figuur B7** Arteriële bloedvoorziening van de hersenen

De aanvoer van bloed naar de hersenen geschiedt voornamelijk door de halsslagaders links en rechts in de hals (arteria carotis) en aan beide zijden een arteria vertebralis, die langs de wervelkolom naar boven lopen en zich binnen de schedel verenigen tot de arteria basilaris, specifiek van belang voor de bloedvoorziening van de hersenstam en de kleine hersenen. De afvoer van bloed uit de hersenen gaat via aders die uitlopen in grote veneuze bloedvaten die aan de binnenkant van de schedel lopen (veneuze sinussen, zoals de sinus sagittalis superior) en uitlopen in grote aders (venae jugulares) beiderzijds in de hals. De arteria carotis splitst zich boven in de hals in een interne tak die bijdraagt tot de bloedvoorziening van de hersenen, en een arteria carotis externa, die de bloedvoorziening van het gelaat en de hersenvliezen verzorgt. De bloedvaten die de hersenstam en cerebrale hemisferen van bloed voorzien, komen samen in de cirkel van Willis.

Bijlage II Patiëntenwijzer

Breinlijn	▶ www.breinlijn.nl
Gratis landelijk loket voor mensen met (traumatisch) hersenletsel	
Hersenletsel.nl	▶ www.hersenletsel.nl
Vereniging voor patiënten met niet-aangeboren hersenletsel en hun naasten	
Hersenstichting	▶ www.hersenstichting.nl
Fondsenwervende organisatie, financiert wetenschappelijk onderzoek, brengt informatie voor patiënten (folders en brochures) en zorgprofessionals uit. Initiator 'Zorgstandaard traumatisch hersenletsel'	
Hersenz	▶ www.hersenz.nl
Behandelprogramma's voor mensen met niet-aangeboren hersenletsel	
MEE NL	▶ www.mee.nl
Ondersteuning bij maatschappelijke participatie voor mensen met een beperking, waaronder niet-aangeboren hersenletsel	
Stichting September	▶ www.stichtingseptember.nl
Verzorgt onder meer de uitgave van onafhankelijke patiënteninformatie, zoals het zorgboek 'Niet-aangeboren hersenletsel (NAH)'	

Podcasts

De Genezers (RTV Noord) aflevering 5 over traumatisch hoofd-/hersenletsel; 'De wereld op z'n kop', d.d. 30 april 2020
▶ https://kennisinzicht.umcg.nl/Paginas/Podcast-De-Genezers-aflevering-5.aspx
De Bovenverdieping ('Marvelous Mind', RUG-UMCG) aflevering 6 over traumatisch hersenletsel, d.d. 06 januari 2021
▶ https://podcastluisteren.nl/pod/De-Bovenverdieping, of
▶ https://open.spotify.com/episode/6PxaOyPNQgmpSYLBAh8mnm?si=-C-QQKcHSyqxS1VkE4JVZg

Apps

Hoofdletsel – Deze app is ontwikkeld door Veiligheid-NL met NOC-NCF, KNVB en de Hersenstichting voor het signaleren van traumatisch hoofd-/hersenletsel op het sportveld.

Video's

Leg de link met hersenletsel (video via YouTube®) – experts aan het woord over traumatisch hoofd-/hersenletsel
    ▶ https://legdelink.nl/ik-ben-neuroloog/
    ▶ https://legdelink.nl/video-interviews-experts/

Register

A

a. meningea media 81
– ruptuur 80
aandachtstoornissen 185
aangezichtsfractuur 150
– beeldvorming 150
aangezichtszenuw 70
aansprakelijkheid 243
– grondslagen voor 244
ABCDE-methode 19
abulie 206
acceleratie-deceleratie beweging 7, 131, 211
acceptance and commitment therapy (ACT) 184
acenocoumarol 28
acetylsalicylzuur 28, 59
achterste schedelgroeve 85
ACT. *Zie* acceptance and commitment therapy
activiteitenniveau 195
acute subdurale bloeding 146
acuut subduraal hematoom (ASDH) 82
Adams-gradering 8, 156, 157
ademhaling 20
ademhalingspatronen 11
adenohypofyse 71
adrexanet-alfa 29
advanced pediatric life support (APLS) 132
advanced trauma life support (ATLS) 19, 57, 95
agitatie 69, 205
agressie 69, 205
Airway (A) 20
akinetisch mutisme 166
ALARA-principe 134
alertheid 163
alfa-synucleïne 213, 219
alkalisch fosfatase 203
ALS. *Zie* amyotrofische laterale sclerose
Alzheimer, ziekte van 214, 219
Amantadine 170
– bij abulie 206
– bij agitatie/agressie 205
– bij LBS 170
amnesie 185
AMPLE 22
amyloïd 219
amyloïd-bèta 213

– als biomarker 217
amyotrofische laterale sclerose (ALS) 220
analgetica 136
aneurysmatische subarachnoïdale bloeding 148
angst 43, 180, 183, 186, 205, 226
ankervenen 82, 90, 256
– tractie 131
anosmie 70
anterograde amnesie 23
antidepressiva 205
anti-epileptica 27, 61
– antipsychotica 205
– bij agitatie/agressie 205
– bij kinderen 136
antitrombotica 28, 51, 91
– acuut subduraal hematoom (ASDH) 82
– herstarten 30
apathie 206
apixaban 29
apneu 106
ApoE4-allel 117, 218, 219
apolipoproteïne 4-allel. *Zie* ApoE4-allel
arachnoidea 146, 257
arbeidsbeperkingen 226
arbeidsdeskundige 229
arbeidsgerichte revalidatie 234
arbeidsongeschiktheid 225, 227
arbeidsongeschiktheidsuitkering 230
arbeidsparticipatie 226
arbeidsre-integratie 235
– bekostiging van 232
arbeidsvermogen 229
arbocuratieve samenwerking 237
arbodienst 231
arousal 163
arousalstoornis 167
arteria basilaris 257
arteria carotis 257
arteria carotis interna 152
arteria cerebri anterior 144
– pseudoaneurysma 152
arteria cerebri posterior 144
arteria vertebralis 257
arterieel EDH 81
arteriële zuurstofspanning (paO$_2$) 104
ASDH. *Zie* acuut subduraal hematoom
aspartaat 253
astrocytaire tangles 214
atactisch ademen 11

ATLS. *Zie* advanced trauma life support
ATLS-systematiek 19
autonome disregulatie 63
autonome stoornissen 120
autonomie in het werk 236
autorijden 207
axon 253
axonale schade. *Zie* diffuse traumatische axonale schade; traumatische axonale schade

B

baclofenpomp 201
BADS. *Zie* Behavioural Assessment of the Dysexecutive Syndrome
barbituraten 80, 102
barbituratencoma 102
barbiturateninfusie 102, 136
basale cisternen 66
Battle's sign 7, 23, 70, 87
bedrijfsarts 227, 231, 235
– arbocuratieve samenwerking 237
bedrust 47
beeldvormende diagnostiek 143
– acuut vs. chronisch 143
– bij aanhoudende klachten 157
– bij CTE 215
– MRI-technieken 155
beeldvormende technieken
– bij kinderen 133
– bij sport 118
Behavioural Assessment of the Dysexecutive Syndrome (BADS) 187
benigne paroxysmale positieduizeligheid (BPPD) 41
– posttraumatische 41
benzodiazepinen
– bij agitatie/agressie 205
– bij epileptische aanval 27
beroepsgeheim 248
beslisregels CT-scan 24
bèta-2-transferrine 27
bèta-antagonisten 202
bewustzijn 163
bewustzijnsstoornis
– langdurige 163
– reurorevalidatie 171
bewustzijnsverlies 37, 43
bifrontale craniëctomie 103
biomarkers

- celschade 254
- chronische traumatische encefalopathie (CTE) 215
- in prognostische modellen 68
- liquor 119, 217
- screening SEH 31
- serum 31, 119, 217
- sport 119
biomechanica 115
bloed-hersenbarriere 101, 114, 254
bloedafbraakproducten, signaalkarakteristieken 153
bloeding 21
- dateren MRI 153
- Duret- 144, 145
- epidurale 145
- extra-axiale 81, 145
- intracraniële 145
- intraparenchymateuze 148
- op CT 145
- ruimte-innemende werking 148
- subarachnoïdale 86, 147
- subdurale 146
bloedverlies 21
BNP. Zie brain natriuretic peptide
BPPD. Zie benigne paroxysmale positieduizeligheid
bradycardie 22
brain natriuretic peptide (BNP) 62
Brain Trauma Foundation (BTF) 78
Breathing (B) 20
brilhematoom 7, 23, 87
BTF. Zie Brain Trauma Foundation
burn-out 237
burst-suppressie-patroon 102

C

CACNA1A-gen 132
calcium 7, 211
Canadian C-spine Rule 20
Canadian CT Head Rule 24
carbamazepine 62
- bij agitatie/agressie 205
cardiac mimicry 96
case coordination-model 233
causaal verband 244
cavum septum pellucidum (CSP) 215
CCL11-eiwit 218
cefazoline 92
centrale herniatie 149
cerebellum 252
cerebral perfusion pressure (CPP) 95, 99, 136
- bij kinderen 135
- optimale 105

- verminderde 95
cerebral salt wasting (CSW) 62
cerebrale autoregulatie 78, 95, 96, 104
- PRx-waarde 106
cerebrale bloeddoorstroming 97
cerebrale contusiehaard 84
cerebrale inklemming 66, 77, 149
cerebrale perfusie 96
cerebrale perfusiedruk. Zie ook cerebral perfusion pressure (CPP)
- optimale 105
cerebrale perfusiestoornis 150
cerebrale schade. Zie hersenschade
cerebrale zuurstofspanning (PBTiO$_2$) 104
cervicale wervelkolom (CWK) 20, 44
CGT. Zie cognitieve gedragstherapie
Cheyne-Stokes-ademhaling 11, 78
CHIP-beslisregel 24
CHIP-studie 24
chronisch subduraal hematoom (cSDH) 51, 90
chronische subdurale bloeding 146
chronische traumatische encefalopathie (CTE) 51, 117, 211
- beeldvorming 158
- betrokken hersengebieden 216
- neuropathologie 214
- presentatie van kliniek 212
- stadia 215
Circulation (C) 21
classificatie naar ernst 4
clenched fist 202
clindamycine 92
CLOCC. Zie cytotoxic lesion of the corpus callosum
clonidine 27
clopidogrel 28
- trombocytentransfusie 29
cognitieve gedragstherapie (CGT) 183, 206
cognitieve klachten 118, 181
- na licht THL 182
cognitieve revalidatie 204
cognitieve stoornissen 181, 204
- bij CTE 212
- na licht THL 182
- na middelzwaar/ernstig THL 185
cognitive motor dissociation 169
coma 4, 60, 163, 167
Coma Recovery Scale-revised (CRS-R) 168
commotio cerebri 4, 37
compressie 66
conatie 166
confabulaties 205

contrecoupletsel 7, 70, 84, 148
contusiehaard 84, 148
contusio cerebri 4
coping 183
copingstijl 43, 179
- passieve 183
corpus callosum 64, 255
cortex 163
- prefrontale 187
corticaal traumatisch hersenletsel 41
cortical spreading depression 132
cortical vein sign 82
corticale contusie 143
corticosteroïden 92
counseling 47
coup-contrecoupeffect 8
coupletsel 7, 84, 148
CPP. Zie cerebral perfusion pressure
CPPopt 105
craniëctomie 103
- bifrontaal 103
- decompressieve 79, 83
craniële afwijking 24
- risicofactoren 25
craniotomie 81, 83, 102
- bij TICH 85
- suboccipitale 86
CRASH-modellen 67
CRS-R. Zie Coma Recovery Scale-revised
cSDH. Zie chronisch subduraal hematoom
CSP. Zie cavum septum pellucidum
CSW. Zie cerebral salt wasting
CT-angiografie (CTA) 143, 150
- primair aneurysmatische subarachnoïdale bloeding 148
CT-beslisregels 24
CT-scan 143, 153
- acute fase 66
- beoordelen van inklemming 149
- bij kindercontusie 132
- bij kinderen 133
- biomarkers 31
- hoofd/hersenen 24, 38
- schedelfracturen 87
- total body 25
- vs. klinische observatie 26
- vs. MRI-scan 155
CTA. Zie CT-angiografie
CTE. Zie chronische traumatische encefalopathie
Cushing-respons 11, 78, 99, 100
CWK. Zie cervicale wervelkolom
cytotoxic lesion of the corpus callosum (CLOCC) 65
cytotoxisch oedeem 64, 155

Register

D

dabigatran 29
dagstructuur 205, 206
DAI (diffuse axonal injury)-gradering. *Zie ook* Adams-gradering
DAI. *Zie* diffuse axonal injury
DC. *Zie* decompressieve craniëctomie
decerebratiehouding 201
decompressieve craniëctomie (DC) 61, 79, 83, 102
- bifrontale 103
- bij kinderen 136
- bij TICH 85
- fossa posterior 86
- primair 102
- secundaire 103
decompressieve hemicraniëctomie 63
decorticatiehouding 201
decubitus 200
definitie 111
delayed cerebral oedema. *Zie* kindercontusie
delayed TICH 84
delier 167
dementia pugilistica 117, 213
dementie, frontotemporale 219
depressie 43, 46, 183, 206, 212
desmopressine 62
DEX. *Zie* Dysexecutive Questionnaire
dexamethason 92
diabetes insipidus 62, 106
- behandeling op IC 98
di-encefale storm 201
diencephalon 252
diffuse axonal injury (DAI). *Zie ook* diffuse traumatische axonale schade
diffuse beschadiging 8
diffuse traumatische axonale schade 8, 58, 64, 130, 131, 143, 154–156, 211
diffusierestrictie 156
diffusion tensor imaging (DTI) 118, 155, 157, 216
- bij aanhoudende klachten 157
- bij CTE 216
- prognostische waarde 158
diffusion weighted imaging (DWI) 144, 154, 155
diffuus letsel 58
dipyridamol 28
directe orale anticoagulantia (DOAC) 28
- couperen 29
Disability (D) 22

disinhibitie 69
dissectie 59, 150, 152
dissectie-aneurysma 59
DOAC. *Zie* directe orale anticoagulantia
doll's eye 10
donorprocedure 107
draaiduizeligheid 41, 71
driewoordentest 113
drukbehandeling 136
drukmeter(s) 103
DTI. *Zie* diffusion tensor imaging
DTI-tractografie 157
dubbelzien 70
duizeligheid 39, 41
dura mater 27, 80, 145, 257
- scheur 130
durale penetratie 89
Duret-bloeding 144, 145
dysarthrie 85, 195, 200, 212
dysexecutief syndroom 69, 186, 187
Dysexecutive Questionnaire (DEX) 187
dysfagie 200
dyskinesie 206

E

EDH. *Zie* epiduraal hematoom
edoxaban 29
EEG. *Zie* elektro-encefalografie
eindtoestand 39, 63
eiwit 213, 217
- alfa-synucleïne 219
- amyloïd-bèta 218
- CCL11 218
- tau- 211, 218
ELD. *Zie* externe lumbale drain
elektro-encefalografie (EEG) 169
elektrolytstoornissen 62, 95
EMDR. *Zie* eye movement desensitization and reprocessing
emotieherkenning 185
EMV-score 4
encefalitis lethargica 213
encefalopathie 51, 60
- chronische posttraumatische 158
- chronische traumatische 211
- postanoxische 170
- (post)traumatische 60
- traumatische 213
endocriene stoornissen 42, 71
environment 22
epidemiologie
- kinderen 127
- sport 111

- volwassenen 3
epiduraal hematoom (EDH) 80, 81
- CT-scan 147
epidurale bloeding 145
epilepsie
- posttraumatische 61, 71, 200
epileptische aanval 27, 61
Epley-manoeuvre 42
ernstig THL 4, 57
ernstig THL -bij kinderen 135, 138
EVD. *Zie* externe ventrikeldrain
excitotoxische aminozuren 253
executief functioneren 187
executieve functies 185
- stoornissen 204
Exposure (E) 22
exposure therapie 50
externe lumbale drain (ELD) 87
externe ventrikeldrain (EVD) 79, 101, 103
extra-axiale bloedingen 146
extracranieel letsel 66
eye movement desensitization and reprocessing (EMDR) 184

F

FA. *Zie* fractional anisotropy
faciale parese 150
factor-Xa-remmers 29
false localizing sign 78
falx cerebri 149
FDG-PET 169, 217
fenprocoumon 28, 29
fenytoïne 28
- bij ernstig THL 61
- bij kinderen 136
fietshelm 128
fietsongeval 9, 128
FLAIR 155
flexie-extensietrauma CWK 44
flortaucipir 217
fMRI. *Zie* functionele MRI
focaal letsel 58
foraminale herniatie 149
formatio reticularis 253
fossa posterior 85
FOUR-schaal 168
fractional anisotropy (FA) 157, 158
frontaal syndroom 69, 186, 187
frontale contusiehaard 84
frontotemporale dementie (FTD) 219
FTD. *Zie* frontotemporale dementie
functietrainingen 188
functionele MRI (fMRI) 50, 118, 155
- bij CTE 215

fysieke klachten 182
fysieke problemen 200

G

gabapentine 202
gaswisseling 20
GCS. *Zie* Glasgow Coma schaal
GCS-score 43, 66
gedragsfarmacotherapie 206
gedragsobservatieschalen 168
gedragsregulatiestoornissen 40, 69, 200
– behandeling 204
– positieve vs. negatieve symptomen 205
gedragsstoornissen 40, 63
– bij CTE 211
gedragsveranderingen 186
geheugenstoornissen 6, 185, 215, 226
gehoorverlies 63, 71, 150
geïntegreerde zorgketens 199
gesloten schedelfractuur 86
gezondheid, positieve 225
GFAP. *Zie* glial fibrillary acidic protein
Glasgow Coma Schaal (GCS) 4, 127
– bij bewustzijnsstoornis 165
– bij kinderen 133
Glasgow Outcome Scale (GOS) 12, 14
Glasgow Outcome Scale Extended (GOSE) 14, 66
gliacellen 253
glial fibrillary acidic protein (GFAP) 31, 119
glucose 22, 67, 104, 211
glutamaat 7, 253
GOS. *Zie* Glasgow Outcome Scale
GOSE. *Zie* Glasgow Outcome Scale Extended
grijpreflex 166
grijze stof 148
groeiende schedelfractuur 130
groeihormoon 42
growing into deficit 138
growing skull fracture 130, 131

H

HADS. *Zie* Hospital Anxiety and Depression Scale
hallucinaties 205
halo-teken 87
head injury symptom checklist (HISC) 47
HeadHugger 20

hematoom 23
– bril- 23, 87
– chronisch subduraal 51
– epiduraal 80, 81, 145, 147
– intracerebraal 84
– retro-auriculair 23
– subduraal 51, 77, 145
hematoomevacuatie 82, 83
– bij kinderen 136
hemicraniëctomie 103
hemorragische contusie 148
hemorragische contusiehaard 147
herniatie. *Zie ook* inklemming 9, 81, 144, 149
– foraminale 149
– opwaartse 85
– subfalciene 145, 149
– tekenen van 30
– tonsillaire 78, 86
– transcraniële 149
– transtentoriële 70, 149
– uncale 70, 78, 99, 149
hersendood 106
– prealabele voorwaarden 107
hersendoodprocedure 107
hersenen
– anatomie 252
– bloedvoorziening 257
hersenkwabben 255
hersenletsel
– (beleving van) klachten 182
hersennetwerken 118, 216
hersenparenchym 149
– beeldvorming 153
– kneuzing 84
hersenschade 7
– primaire 7, 143
– secundaire 7, 144
– voorkomen van 61, 95
hersenschors 255
hersenschudding 4, 37
hersenstam 10, 11, 143, 163
– anatomie 252
– ARAS-systeem 163
– doorbloedingsstoornis 166
– Duret-bloeding 144
– inklemming 78, 149
– klinische onderzoeksmethoden 11
hersenstamdood 106
hersenstamonderzoek 9
hersenvliezen 257
hersenvocht 148
hersenweefsel 78
hersenzenuwuitval 69, 87, 150
hersenzwelling 80, 150
herstel 13, 15, 39, 63
herstelgerichte maatregelen 246

heterotope ossificatie 171, 202
hiatus tentorii 149
HISC. *Zie* head injury symptom checklist
homeostase 253
hoofdblessure 111
hoofdpijn 39
– bij sportletsel 120
hoofdtrauma 4, 37, 38, 112, 211
hoogenergetisch trauma 9, 150
Horner, syndroom van 59
Hospital Anxiety and Depression Scale (HADS) 47, 49
huisarts 37, 236
– arbocuratieve samenwerking 237
hydrocephalus 85, 171
– behandeling 86
– posttraumatische (PTH) 203
hygroom 147
hypergefosforyleerd tau 211, 213, 214, 218
hypernatriëmie 62
hyperosmolaire behandeling 30, 101
hyperpneu 11
hypertensie 78
hypertoon zout 30, 101
– bij cerebrale inklemming 77
– bij kinderen 136
– vs. mannitol 30
hyperventilatie 30, 101, 136
hypocapnie 101
hypofyse 62, 253
hypofyse-assen 71
hypofysedisfunctie 39, 42, 71
hypometabolisme 217
hyponatriëmie 39, 62
hyposmie 70
hypotensie 22, 57, 66
hypothalamus 62, 252
hypothermie 61, 102
– bij kinderen 136
hypovolemische shock 22
hypoxie 21, 57, 66
hypoxische schade 144

I

IC. *Zie* intensive care
ICF-model 195, 225
ICP. *Zie* intracranial pressure
ICP/CPP-monitoring 99
ICP-meter 78, 83, 85, 99
– verschillende typen 103
ICP-monitoring 105
idarucizumab 29
immobilisatie 20

Register

IMPACT-modellen 67
impressiefractuur 87, 112
- (chirurgische) behandeling 89
infauste prognose 105
inflammatoire respons 114
informatiefolder 47
informatieverwerking 185
initiatiefarmoede 206
injury severity score (ISS) 12
inklemming. *Zie ook* herniatie 9, 78, 144, 149
- tekenen van 30
Inkomensvoorziening Volledig Arbeidsongeschikten (IVA) 229
INR. *Zie* Intensieve Neurorevalidatie
integratieproces 236
Intensieve Neurorevalidatie (INR) 171
intensive care (IC) 95
- behandeling 97, 101
intracerebraal hematoom 84
intracerebrale bloeding 147
intracranial pressure (ICP). *Zie ook* intracraniële druk
- behandeling bij kinderen 136
intracranieel lucht 87
intracraniële afwijking 24
- risicofactoren 25
intracraniële bloedingen 145
intracraniële druk. *Zie ook* intracranial pressure (ICP) 30, 58, 77, 95, 135
- hyperventilatie 30
- refractaire 79, 102
- streefwaarde 99
- verhoogde 9, 78, 95, 99
intracraniële drukverhoging 30, 79
intracraniële hypertensie 78
intraparenchymateuze bloeding 148
intraparenchymateuze microsensor 79
intrathecale baclofenpomp 201
intraventriculaire katheter 79
intubatie 20, 98
ischemie 78, 143, 144
islands of memory 5
iso-elektrisch patroon 107
ISS. *Zie* injury severity score
IVA. *Zie* Inkomensvoorziening Volledig Arbeidsongeschikten

J

jobcoach 233
juveniele head trauma syndrome. *Zie* kindercontusie

K

katatonie 167
keratitis filamentosa 171
Kernohan's notch-fenomeen 78
kindercontusie 113, 131
- genetische afwijking 132
- wekadvies 26
kindermishandeling 130, 132
klinische observatie 26
Klüver-Bucy-syndroom 205
Kocher's point 79
koppen 117
kwaliteit van leven 206
kwantitatieve EEG (qEEG) 50

L

laagenergetisch trauma 9
Landelijke Traumaregistratie (LTR) 12
langdurige bewustzijnsstoornis (LBS) 163
- gedragsobservatie 169
- neurorevalidatie 171
- Rancho Los Amigos-Revised 198
langdurige intensieve neurorevalidatie (LIN) 171
LBS. *Zie* langdurige bewustzijnsstoornis
Le Fort-classificatie 150
leeftijd 43, 66, 116
leptomeningeale cyste 130
letselernst 66
- injury severity score (ISS) 12
- parameters 66
letselschadezaak 230, 246, 248
- grondslag 244
level 1-ziekenhuis 12, 77
levensverlengende behandeling 173
levetiracetam 28
- bij kinderen 136
Lewy bodies 219
licht THL 4, 37
limbisch systeem 255
LIN. *Zie* langdurige intensieve neurorevalidatie
lineaire acceleratie 115
lineaire schedelfractuur 87
- bij kinderen 130
liquor 96, 256
- biomarkers 119, 217
liquorcirculatie 256
liquordrainage 90, 101
- bij kinderen 136
liquoreiwitten 214
liquorhypotensiesyndroom 157

liquorlekkage 27, 87, 150
- beeldvorming 155, 158
liquorroe 27
- bij schedelfractuur 87
liquorruimten 256
liquorverlie 7
locked in-syndroom 166
lokale beschadiging 7
LTR. *Zie* Landelijke Traumaregistratie
luchtwegobstructie 20
lucide interval 80, 82, 83

M

magnetic resonance spectroscopy (MRS). *Zie* MR spectroscopie
malingering 47, 181
mannitol 30, 101
- bij cerebrale inklemming 77
- vs. hypertoon zout 30
MAP. *Zie* mean arterial blood pressure
Marshall CT-classificatie 67
mastoïdfractuur 23
MCS. *Zie* minimally conscious state
MCS-minus 164, 167
MCS-plus 164, 167
mean arterial blood pressure (MAP) 95
medisch adviseur 247
medisch mobiel team (MMT) 12
medische informatie 247
medulla oblongata 252
meningitis 27, 63, 150
- posttraumatische 62
mentale traagheid 185
mesencephalon 252
metabole mismatch 114
methylfenidaat 205
- bij abulie 206
microbloedingen 43, 64, 155, 157
- beeldvorming 155
- op MRI 156
microdialysekatheters 104
midazolam 27, 28, 98
middelzwaar THL 4, 57, 60, 68
middelzwaar THL - bij kinderen 135, 138
middenhersenen. *Zie ook* mesencephalon
midline shift 66, 83
migraine 113
mindfullness 184
minimaal bewuste toestand. *Zie ook* minimally conscious state (MCS) 164

- vs. niet-responsief waaksyndroom (NWS) 169
minimally conscious state (MCS) 60, 163, 164
Mini-Mental State Examination (MMSE) 181
MMSE. Zie Mini-Mental State Examination
MMT. Zie medisch mobiel team
MOCA. Zie Montreal Cognitive Assessment
monoclehematoom 23
Monro-Kellie-doctrine 78, 96
Montreal Cognitive Assessment (MOCA) 181
moreel beraad 173
Mount Fuji sign 87
MR-angiografie (MRA) 143
MR-spectroscopie 114, 119, 155
MRA. Zie MR-angiografie
MRI-scan 24, 45, 143
- beoordelen van inklemming 149
- functionele 50
- microbloedingen 156
- prognostische waarde 158
- signaalkarakteristieken van bloedafbraakproducten 153
- technieken en sequenties 153
- vs. CT-scan 155
MRS. Zie magnetic resonance spectroscopy
multifragmentaire fractuur 151
myelineschede 253

N

near infrared spectroscopy (NIRS) 104
negatieve symptomen 205
neglect 204
nekklachten 121
nekkraag 20
nekpijn 43, 112
nervus abducens 70, 87
nervus facialis 70, 87
nervus oculomotorius 9, 70, 78
nervus olfactorius 70, 87
nervus opticus 9, 70, 103, 150
nervus trochlearis 70
nervus vestibulocochlearis 11, 71, 87
neuroanatomie 252
neurochirurgie 77
- bij kinderen 136
neurochirurgische interventie 39
neurodegeneratie 119, 158
neurodegeneratieve aandoening 218
neuro-endocriene stoornissen 71

neurofeedback 50
neurofibrillaire tangles (NFT) 211, 214, 215, 219
neurofilament light (NFL) 119, 120
neurogeen longoedeem 96
neurogene shock 22
neurohypofyse 62, 71
neurologische controles 26
neuromusculaire blokkade 101
neuronen 253
neuronspecifiek enolase (NSE) 31
neuro-oftalmologisch onderzoek 23
neuroprotectie 61
neuropsychologisch onderzoek (NPO) 46, 179
neuropsychologische behandeling 189
neuropsychologische revalidatie 188
neurorevalidatie 171, 193
neurotransmitters 7, 253
New Orleans Criteria 24
NEXUS-criteria 20
NFL. Zie neurofilament light
NFT. Zie neurofibrillaire tangles
Niet-accidenteel THL. Zie toegebracht THL
niet-responsief waaksyndroom (NWS) 60, 163
- diagnostische criteria 163
- prevalentie 170
- prognose 170
- vs. minimally conscious state (MCS) 169
NIRS. Zie near infrared spectroscopy
non-hemorragische traumatische axonale schade 155
- beeldvorming 156
normocapnie 21, 100
normothermie 100
NPO. Zie neuropsychologisch onderzoek
NSE. Zie neuronspecifiek enolase
NWS. Zie niet-responsief waaksyndroom

O

obstructiehydrocephalus 85
- behandeling 86
obstructieve triventriculaire hydrocephalus 85
occipitale contusiehaard 84
OCR. Zie oculocefale respons
oculocefale respons (OCR) 10
oculovestibulaire respons (OVR) 10
oestrogeen 219

olanzapine 27
onderpresteren 181
- bij neuropsychologisch onderzoek 183
onrechtmatige daad 244
- vereisten 244
onrust 27, 60, 78
ontslagcriteria 26
oogzenuw 70
open fontanel 130
open impressiefracturen 89
open schedelfractuur 86
opleidingsniveau 43
opnamecriteria 25
opwaartse herniatie 85
orale anticoagulantia 28, 91
- hervatten 29
orale antistolling 28, 29
osmolaliteit 30
ossificatie, heterotope 202
otorroe 27, 87
overbruggende venen 146
OVR. Zie oculovestibulaire respons
oxidatieve stress 211

P

PAE. Zie postanoxische encefalopathie
PALOC-s. Zie post acute level of consciousness score
paO$_2$. Zie arteriële zuurstofspanning
Parkinson, ziekte van 219
parkinsonisme 213
paroxysmale sympathische hyperactiviteit (PSH) 63, 171, 201
participatie 195, 207, 225
Participatiewet 229
passieve copingstijl 43, 183
pathofysiologie 7, 78, 114, 211
Patiëntenwijzer 259
patiëntgerelateerde factoren 44
PBTiO$_2$. Zie cerebrale zuurstofspanning
PCS. Zie postcommotioneel syndroom
penetrerend traumatisch hoofd-/hersenletsel 89
persoonlijkheidsveranderingen 185
perspectiefname 186
PET. Zie positronemissietomografie
pia mater 257
pijnstilling 27
- behandeling op IC 98
plasma-osmolariteit 101
plausibiliteitstoets 245
pneumencefalie 87, 89

polsslag 21
pons 252
poppenogenfenomeen 10
positieve gezondheid 225
positieve symptomen 205
positronemissietomografie (PET) 217
post acute level of consciousness score (PALOC-s) 168
postanoxische encefalopathie (PAE) 170
postcommotioneel syndroom (PCS) 37, 40, 116
posttraumatisch insult 61
posttraumatisch (pan)hypopituïtarisme (PTHP) 71
posttraumatische amnesie (PTA) 4, 5, 23, 26, 43, 127, 197
- bij licht THL 37
- bij sport 113
posttraumatische BPPD 42
posttraumatische encefalopathie 60
posttraumatische epilepsie (PTE) 61, 71, 200
posttraumatische hoofdpijn 39
posttraumatische hydrocephalus (PTH) 203
posttraumatische klachten 39, 43, 115, 137
- aanvullend onderzoek 45
- behandeling 47, 183
posttraumatische meningitis 63
posttraumatische nekpijn 43
posttraumatische neurodegeneratie 158
posttraumatische stemmingsklachten 43
posttraumatische stress (PTSS) 183
- eye movement desensitization and reprocessing (EMDR) 184
prealabele voorwaarden 107
prefrontale cortex 187
prefrontale hersenschors 255
prehospitale zorg 12
Pressure Reactivity Index (PRx) 106
prikkelarme omgeving 205
primaire hersenschade 7, 143
- bij kinderen 129
primary survey 20
progesteron 219
prognose 42, 63, 105, 137
prognostische modellen 45, 66
program based-model 233
propofol 28, 98, 136
propofol-infusiesyndroom 136
PRx. *Zie* Pressure Reactivity Index
PSH. *Zie* paroxysmale sympathische hyperactiviteit

psychische klachten 182
psychische stress 183
psycho-educatie 47
psychofarmacotherapie 206
psychotherapie 183
psychotische symptomen 205
PTA. *Zie* posttraumatische amnesie
- meetinstrumenten 23
PTE. *Zie* posttraumatische epilepsie
pterion 80
PTH. *Zie* posttraumatische hydrocephalus
PTHP. *Zie* posttraumatisch (pan) hypopituïtarisme
PTSS. *Zie* posttraumatische stress
punch drunk syndrome 213
pupilreacties 9

Q

qEEG. *Zie* kwantitatieve EEG

R

raccoon eyes 23, 87
Rancho Los Amigos-Revised meetschaal 197
re-integratie 227
- verschillende mogelijkheden 231
re-integratieproces 236
- bekostiging van 230, 232
recidiverend THL 117, 211–213, 217, 218
refractair verhoogde ICP 79, 102
refractaire ICP 102
relatieproblemen 69
responsiviteit 166
- model van 165
restverschijnselen 138
retinabloedingen 130
retro-auriculaire ecchymose 87
retrograde amnesie 5, 23
reukverlies 70
revalidatie 196
- arbeidsgerichte 233
- cognitieve 204
- medisch specialistische 197
- neuropsychologische 188
revalidatiecentrum 199
revalidatiegeneeskunde 195
revalidatieproces 196
- chronische fase 196
- (sub)acute fase 196
- tijdsfasen 200
revised trauma score (RTS) 12
rinorroe 27, 87

risicoaansprakelijkheid 244
risicofactoren -intracraniele afwijkingen 25
risperidon 27
rivaroxaban 29
Rivermead post-concussion symptoms questionnaire 47
rocuronium 98
rotatiekrachten 115
rotsbeen 70
- fractuur 150
RTS. *Zie* revised trauma score

S

S-100B 31, 119, 217
saturatiedaling 104
SCAT-5. *Zie* Sport Concussion Assessment Tool, versie 5
schade 245
schadevergoeding 243
schedel - kinderen 129, 130
schedelbasisfractuur 63, 87
- beeldvorming 150
- behandeling 89
schedelfoto 24
schedelfractuur 80, 86
- beeldvorming 150
- groeiende 130
- lineaire 87
schedelgroeve 81
- achterste 85
schedelnaden 130
schuldaansprakelijkheid 244
screeningsinstrumenten 181
SDH. *Zie* subduraal hematoom
second-impact syndrome 113, 114
secondary survey 22
secundaire decompressieve craniëctomie 102
secundaire hersenschade 7, 77, 129, 143
- voorkomen van 61, 95
sedatie 27, 100
- behandeling op IC 98
Sensory Modality Assessment and Rehabilitation Technique (SMART) 168
serumbiomarkers 119, 217
shaken baby-syndroom 131
shearing injury 64
shock 22
SIADH. *Zie* syndrome of inappropriate ADH secretion
SjvO$_2$. *Zie* veneuze zuurstofsaturatie
slaap-waakritme 163

sliktraining 200
smaakverlies 70
SMART. *Zie* Sensory Modality Assessment and Rehabilitation Technique
SMART-schaal 168
smartengeld 245
– bepaling bedrag 245
– recht op 249
sociale cognitie 186, 187
spasticiteit 196, 200
spierverslapping 98, 101
spinale shock 22
spinnenwebsvlies 146
spits-varusvoet 202
splenium 65
Sport Concussion Assessment Tool, versie 5 (SCAT-5) 113
sport related concussion (SRC) 111
sporthervatting 120
sportletsel 120
– behandeling 120
SPUTOVAMO-formulier 132
SRC. *Zie* sport related concussion
status epilepticus 27
stemmingsklachten 181
stemmingswisselingen 205
– bij CTE 211
steunweefsel 254
stollingsstoornissen 59
stoorfactoren 181
stoornisniveau 195
strafbaar feit 248
stralingsbelasting 133, 143
– bij kinderen 153
strategietraining 188
stress 183
– oxidatieve 211
subarachnoïdale bloeding 64, 66, 147, 148
subconcussive impacts 112, 115, 117
subduraal hematoom (SDH) 51, 77, 145
– acuut 82
– bij kinderen 130
– chronisch 51, 90, 146
– CT-scan 147
subduraal hematoom 66
subduraal hygroom 147
subdurale bloeding 146
subfalciene herniatie 145, 149
suboccipitale craniotomie 86
supported employment-model 233
susceptible weighted imaging (SWI) 155, 156
– prognostische waarde 157, 158
sutura sagittalis 256

SVT. *Zie* symptoomvaliditeitstest
SWI. *Zie* susceptible weighted imaging
– prognose 157
swirl sign 145
symptoomvaliditeit 183
symptoomvaliditeitstest (SVT) 46, 179, 181
synapsen 253
syndrome of inappropriate ADH secretion (SIADH) 39, 62
syndroom, cerebral salt wasting (CSW) 62
syndroom van Horner 59

T

T2*-GRE 155, 156
taalstoornissen 186, 200
tachycardie 22
TAI. *Zie* traumatic axonal injury
tangles 213
– neurofibrillaire 219
TAR DNA-binding eiwit 43 (TDP-43) 213
tau 119
– hypergefosforyleerd 211, 213, 217, 218
tau-eiwit 119, 211, 217, 218
tau-tracers 217
TCD. *Zie* transcraniële doppler
TDP-43. *Zie* TAR DNA-binding eiwit 43
telefonische counseling 47
telencephalon 252
temporale contusiehaard 84
tentorium 149, 253
tertiary survey 23
thalamus 252
thiopental 28
THL. *Zie* traumatisch hoofd-/hersenletsel
ticagrelor 28
TICH. *Zie* traumatisch intracerebraal hematoom
tinnitus 71
TND. *Zie* transient neurological deficit
toegebracht THL 130, 152
tonsillaire herniatie 78, 86
tracheostoma 60
tranexaminezuur 38, 59
transcranieel Doppleronderzoek (TCD) 107
transcraniële doppler (TCD) 104
transcraniële herniatie 149
transient neurological deficit (TND) 91
transtentoriële herniatie 70, 149

trauma capitis 4, 37
traumacentrum 12
traumaregio 12
traumatic axonal injury (TAI). *Zie ook* traumatische axonale schade
traumatisch hoofd-/hersenletsel (THL)
  oorzaken 3
– bij kinderen 127
– bij sport 111
– classificatie naar ernst 127
– definitie 4
– ernstig 57, 60
– licht 37
– middelzwaar 57, 60
– neuropsychologische gevolgen 179
– niet-accidenteel/toegebracht 128, 130
– recidiverend 117, 211
traumatisch intracerebraal hematoom (TICH) 84
traumatisch subarchnoidaal bloed 147
traumatische axonale schade 8, 64, 143, 148, 155, 184, 254
– Adams-gradering 157
– beeldvorming 155
traumatische bloedingen 145
– op MRI 156
traumatische dissectie 59
traumatische encefalopathie 213
traumatische subarachnoïdale bloeding (tSAB) 37, 58, 67, 77, 86, 147
trepanatie 77
trepanatiedefect 149
triage 196, 199
triagering 197, 199
trombocytenaggregatieremmer 28, 59, 91
– couperen 29
– hervatten 29
trombocytentransfusie 29
tromboseprofylaxe 98
tSAB. *Zie* traumatische subarachnoidale bloeding

U

ubiquitin C-terminal hydrolase-L1 (UCH-L1) 31, 119
UCH-L1. *Zie* ubiquitin C-terminal hydrolase-L1
uitkomst 13, 14, 63
Uitvoeringsinstituut Werknemers Verzekeringen (UWV) 227
– beoordeling door 229
uncale herniatie 70, 78, 81, 99, 149

unilaterale hemicraniëctomie 103
UWV. *Zie* Uitvoeringsinstituut Werknemers Verzekeringen

V

vaardigheidstraining 188
vaatletsel 59, 150
vaatwanddissectie 59
valproïnezuur 28
– bij agitatie/agressie 205
vancomycine 92
vasculair letsel 143
vasomotoriek 252
vegetatieve storm 201
vegetatieve toestand 163
– diagnostische criteria 163
veneus EDH 81
veneuze zuurstofsaturatie (SjvO$_2$) 104
ventilatie 98
ventriculaire katheters 103
ventriculo-peritoneale (VP)-drain 204
ventrikelcompressie 66
ventrikeldilatatie 204
ventrikeldrain 79
verdiencapaciteit 229
verhoogde intracraniële druk 30, 62, 66, 130
– fontanel 130
– klinische presentatie 78
verlaat TICH 84
verslikken 200
vertegenwoordiger 247
vertigo 41, 71
verzekeringsarts 227, 229, 232
verzuimspreekuur 231
vestibulo-oculaire symptomen 120
vetemboliesyndroom 39, 144
vigilantie 163
VIN. *Zie* vroege intensieve neurorevalidatie
visuele problemen 201
vitale functies 11
– controles 26
vitamine K-antagonisten 28, 29
vochttoediening 98
voetbal 117
voetballersmigraine 113
voorste schedelbasisfractuur 23
vragenlijsten 181
vrijwilligerswerk 225
vroege intensieve neurorevalidatie (VIN) 138, 171, 199

W

WAD. *Zie* whiplash associated disorder
wanen 205
weanen 60
wekadvies 26, 38, 135
werk 225
werkaanpassingen 235
werkgever 230, 231
werkgeversaansprakelijkheid 244
werkhervatting 39, 57, 227
Werkhervatting Gedeeltelijk Arbeidsgeschikten (WGA) 229
werkomstandigheden 236
werkplek 235
werktaken 226
werktijden 236
Wet Verbetering Poortwachter (WVP) 227, 232
Wet Werk en Inkomen naar Arbeidsvermogen (WIA) 229
WGA. *Zie* Werkhervatting Gedeeltelijk Arbeidsgeschikten
whiplash 44
whiplash associated disorder (WAD) 44
WHO-pijnladder 27
WIA. *Zie* Wet Werk en Inkomen naar Arbeidsvermogen
wilsonbekwaamheid 247
witte stof 8, 147, 154, 155
– beeldvorming 159
– DTI 155, 157
WVP. *Zie* Wet Verbetering Poortwachter

Z

zelfstandig werkenden 230
ziekte-inzicht 186
ziekte van Alzheimer 213, 219
ziekte van Parkinson 219
ziekteverzuim 227
– rol bedrijfsarts 237
Ziektewet (ZW) 227
zuurstofextractie 104
zuurstofsaturatie 21
zuurstofspanning 104
ZW. *Zie* Ziektewet
zwelling hersenweefsel 78

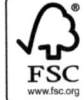

If you have any concerns about our products,
you can contact us on
ProductSafety@springernature.com

In case Publisher is established outside the EU,
the EU authorized representative is:
**Springer Nature Customer Service Center GmbH
Europaplatz 3, 69115 Heidelberg, Germany**

Printed by Libri Plureos GmbH
in Hamburg, Germany